はじめの一歩の
病態・疾患学

病態生理から治療までわかる

編／林 洋

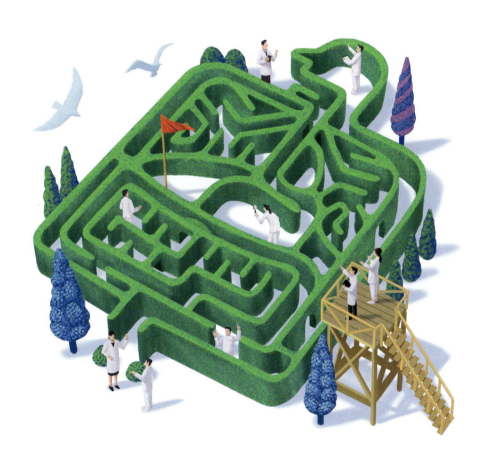

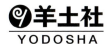

謹告

　本書に記載されている診断法・治療法に関しては，発行時点における最新の情報に基づき，正確を期するよう，著者ならびに出版社はそれぞれ最善の努力を払っております．しかし，医学，医療の進歩により，記載された内容が正確かつ完全ではなくなる場合もございます．

　したがって，実際の診断法・治療法で，熟知していない，あるいは汎用されていない新薬をはじめとする医薬品の使用，検査の実施および判読にあたっては，まず医薬品添付文書や機器および試薬の説明書で確認され，また診療技術に関しては十分考慮されたうえで，常に細心の注意を払われるようお願いいたします．

　本書記載の診断法・治療法・医薬品・検査法・疾患への適応などが，その後の医学研究ならびに医療の進歩により本書発行後に変更された場合，その診断法・治療法・医薬品・検査法・疾患への適応などによる不測の事故に対して，著者ならびに出版社はその責を負いかねますのでご了承ください．

はじめに

　看護学は，大学では4年間，専門学校では3年間で履修し，看護師国家試験を受験する．医師等を除くほかの医療職をめざす学生においても，ほぼ同様である．日進月歩の医学，医療の世界においては，必要とされる情報量は指数関数的に増加している．こうした情報を学ぶには，この履修期間ではあまりにも短すぎることは学生のみならず，教員も痛切に自覚している．この困難な状況を打開するための1つの手段は，学ぶべきことを合理的かつ正確に学修していくことである．そのためには，良質な教科書が必須である．この「はじめの一歩」シリーズは，正にそのために企画されたものである．

　看護学，医学のみならず，高等教育において教授される学問が，難しくないわけがない．しかし，その難しいことを理解してはじめて先へ進むことができる．最初が理解できなければ，その先へ進むことは不可能であり，また誤って理解すると迷路のなかに入ってしまう．本書では，難しいことをやさしく教えることを目標としている．あたかも目の前に患者がいるかのように病態を丁寧に説明し，一方で難しい医学用語の解説を増やし，病名一覧表なども用意した．やさしく教えることによって，ぜひとも病態・疾患学を理解し，学修していただきたいのである．

　基礎医学を学修した後にはじまる分野が，臨床医学である．すなわち，人間の正常な状態を学んだ後，患者を対象とした学問に進む．医療専門職へ進む道を歩みはじめるのである．その第一歩として学ぶものが，この病態・疾患学である．病態・疾患学とは病気によって引き起こされた人体の構造と機能の変化における法則性（病態学）を修得し，それによって病気の原因を明らかにし治療，看護する学問（疾患学）である．本書は，病態学と疾患学が有機的に関連するよう編集し，また構成されている．病態・疾患学を正確に，そして合理的に学修することは，この後に続く専門科目を学修するうえで，絶対に欠くべからざることである．

　本書の執筆者は，いずれも優秀な臨床医にして，かつ医学者である．臨床医は，看護師をはじめとする多くの医療職とチームを組んで医療に当たる．各執筆者は，患者に良質な医療を提供するためには，医療職としてどのような資質をもつべきか，そのためには，どのような学修をこれまでに，そしてこれからも行うべきかについて，豊富な経験に基づいた見識をもっており，それをもとに本書を執筆している．さらに，医学者として十分な学識に基づいて，難しいことをいかに平易に教えるかの術をもっている．

　本書によって，学生諸君が病態・疾患学をわがものにされんことを願って止まない．

　終わりに，本書の編集にご尽力いただいた羊土社編集部の方々，なかでも，関家麻奈未氏，伊藤駿氏のご努力に深甚の謝意を表したい．

2017年10月

　　　　　　　　　　　　　　　　　　　　　　　　　　　　　林　洋

はじめの一歩の 病態・疾患学
病態生理から治療までわかる

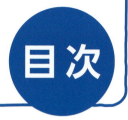
目次

はじめに ………………………………………………………………… 林　洋

病名索引 ………………………………………………………………… 9

1章　病態・疾患学とは　　　　　　　　　　　　　　　林　洋　16

1. 病態とは …………………………………………………………… 17
   病態の重要性／病態学／病態と病名
2. 症状と徴候 ………………………………………………………… 18
   病態の診断／医療面接
3. フィジカルアセスメントと臨床検査 …………………………… 19
   フィジカルアセスメント／臨床検査／バイタルサインの測定と評価
4. 疾患 ………………………………………………………………… 21
5. 治療 ………………………………………………………………… 22

2章　循環器疾患　　　　　　　　　　　　　　　　　笹野哲郎　23

1. 病態の総論 ………………………………………………………… 24
   正常な心臓の働き／正常な血管の働き／心血管疾患の病因の考え方―遺伝的要因と後天的要因／心血管疾患に共通して出現する病態
2. フィジカルアセスメントと臨床検査 …………………………… 30
   心電図／心エコー／心臓カテーテル検査
3. 疾患 ………………………………………………………………… 31
   先天性心疾患／心内膜炎と弁膜疾患／虚血性心疾患／心筋症／不整脈／動脈疾患／高血圧症／静脈疾患
4. 治療 ………………………………………………………………… 44
   治療手技／薬物療法／その他の治療

Contents

3章　呼吸器疾患
市岡正彦　48

1. 病態と症候 ……… 49
呼吸器の機能と病態／呼吸不全／CO_2 ナルコーシス／主な症候

2. フィジカルアセスメントと臨床検査 ……… 56
フィジカルアセスメント／臨床検査

3. 疾患 ……… 62
気道・肺の炎症／気道閉塞をきたす疾患／腫瘍性疾患／間質性肺炎／胸膜の疾患／肺循環障害／換気障害

4. 治療 ……… 75
治療手技／薬物療法

4章　消化管疾患
小野澤祐輔　80

1. 病態と症候 ……… 81
咀嚼・嚥下機能障害（嚥下困難）／消化管機能障害／腹痛，急性腹症／悪心・嘔吐／吐血・下血／下痢・便秘／腹部膨満・腹水

2. フィジカルアセスメントと臨床検査 ……… 89
視診／聴打診／触診／直腸診／消化管造影検査（上部消化管造影検査・下部消化管造影検査）／内視鏡検査（上部消化管内視鏡・下部消化管内視鏡・内視鏡的逆行性胆管膵管造影）

3. 疾患 ……… 91
胃食道逆流症（GERD），逆流性食道炎／食道胃静脈瘤／食道がん／急性胃炎・慢性胃炎／急性胃粘膜病変／機能性胃腸症／胃・十二指腸潰瘍／胃がん／胃切除後症候群（ダンピング症候群）／感染性腸炎／腸閉塞（イレウス）／虚血性腸炎／潰瘍性大腸炎／クローン病（Crohn's disease）／過敏性腸症候群（IBS）／虫垂炎／大腸ポリープ・消化管ポリポーシス／大腸がん

5章　肝・胆・膵疾患
前田正人　112

1. 病態と症候 ……… 113
黄疸／門脈圧亢進症／浮腫・腹水／肝性脳症／肝不全

2. フィジカルアセスメントと臨床検査 ……… 121
フィジカルアセスメント／臨床検査

3. 肝疾患 ……… 125
びまん性肝疾患／局在性肝疾患

4. 胆道膵疾患 ……… 129

5. 治療 ……… 133
治療手技／薬物療法

6章　腎臓・尿路疾患

堀川和裕　138

1. 病態と症候 ……………… 139
尿量の異常／浮腫・むくみ／電解質異常／酸塩基平衡の異常

2. フィジカルアセスメントと臨床検査 ……………… 142
フィジカルアセスメント／尿の臨床検査／血液の臨床検査／薬剤を使うなどの特殊な臨床検査／画像検査による臨床検査／内視鏡による臨床検査／腎生検による臨床検査／尿流動態検査による臨床検査

3. 疾患 ……………… 146
糸球体腎炎とネフローゼ症候群／腎不全／慢性腎臓病／腫瘍／感染症／尿の通過障害／排尿障害

4. 治療 ……………… 151
食事と運動／薬物療法／腎代替療法（血液浄化療法）／腎臓・尿路系の外科手術

7章　内分泌疾患

川村光信　157

1. 病態と症候 ……………… 159
機能低下症／機能亢進症

2. フィジカルアセスメントと臨床検査 ……………… 161
フィジカルアセスメント／臨床検査

3. 疾患 ……………… 164
下垂体前葉の疾患／下垂体後葉の疾患／甲状腺の疾患／副甲状腺の疾患／副腎の疾患／多発性内分泌腺腫症（multiple endocrine neoplasia：MEN）

4. 治療 ……………… 186
手術手技／薬物療法

8章　代謝疾患

山田佳彦　188

1. 病態と症候 ……………… 189
代謝／栄養素と代謝疾患／肥満とやせ

2. フィジカルアセスメントと臨床検査 ……………… 191
身体計測／血液検査／血糖値／ブドウ糖負荷試験／HbA1c

3. 疾患 ……………… 193
糖尿病／脂質異常症／高尿酸血症と痛風／肥満症／メタボリックシンドローム／ビタミン欠乏症，過剰症／骨粗鬆症／必須栄養素とエネルギーの不足による疾患

4. 治療 ……………… 207
生活指導／薬物治療

Contents

9章　自己免疫・アレルギー疾患
岩井秀之　211

1. 病態と症候 ……………………………………………………… 212
膠原病／アレルギー性疾患／免疫不全症

2. フィジカルアセスメントと臨床検査 ……………………………… 216
医療面接／フィジカルアセスメント／臨床検査とその他の検査

3. 疾患と治療 ……………………………………………………… 218
膠原病／アレルギー性疾患／免疫不全

10章　血液疾患
吉永治彦　232

1. 病態と症候 ……………………………………………………… 233
血液の細胞成分の異常／血液の液性成分の異常

2. フィジカルアセスメントと臨床検査 ……………………………… 245
フィジカルアセスメント／臨床検査

3. 疾患 …………………………………………………………… 247
貧血／造血器腫瘍／血小板減少症／血液凝固系の異常

4. 治療 …………………………………………………………… 260
薬物治療／造血幹細胞移植

11章　神経・筋疾患
入岡　隆　264

1. 病態と症候 ……………………………………………………… 265
意識障害／頭蓋内圧亢進に伴う症状／頭痛／運動の異常／感覚（皮膚の感覚）の異常／脳神経の機能と特殊感覚の障害／言語機能障害／高次脳機能障害／睡眠障害

2. フィジカルアセスメントと臨床検査 ……………………………… 274
意識レベルの評価／脳波検査／腰椎穿刺・脳脊髄液検査／運動系の観察と評価／脳卒中の重症度評価－NIHSS／画像診断

3. 疾患 …………………………………………………………… 277
脳血管障害・脳卒中／神経変性疾患と認知症／中枢神経系感染症と炎症性疾患／脱髄性疾患－多発性硬化症（MS）／脳腫瘍／頭部と脊髄の外傷／末梢神経，骨格筋，神経筋接合部を障害する疾患

4. 治療 …………………………………………………………… 285
脳梗塞の治療／神経疾患の（外科的）治療手技／神経疾患に対する主な薬物治療

12章　臨床検査値異常
清島 満　291

1. 試料 ……………………………………… 291
   血液／尿／便
2. 臨床検査値 ……………………………… 292
   基準値／パニック値
3. 臨床検査値異常からわかる病態および疾患 …… 294
   血球検査／血液生化学検査／血清検査／凝固検査／ホルモン／腫瘍マーカー／血液ガス／尿検査／便検査

索引 ……………………………………… 304

Column

見る，視る，診る，看る …… 22	アクロメガリー様顔貌 …… 163
オーダーメイド医療 …… 47	その他の特徴的な疾患 …… 185
タバコが止められないのは薬物依存症！ …… 79	持続血糖測定器（continuous glucose monitoring：CGM）…… 210
カプセル内視鏡 …… 90	
ポノサンフマル酸塩 …… 111	人間ドックでRFが陽性〜RAなの？ …… 231
HBVの再活性化 …… 126	特殊な意識障害—せん妄 …… 266
胃痛 …… 130	パーキンソン病とパーキンソン症候群，ことばの違いは？ …… 279
塩分制限は難しい …… 145	
日本の腎代替療法は血液透析 …… 156	血管迷走神経反射 …… 293
内分泌疾患の指定難病 …… 160	血清と血漿は何が違う？ …… 303
内分泌疾患のクリーゼ …… 161	

○正誤表・更新情報

https://www.yodosha.co.jp/textbook/book/5239/index.html

本書発行後に変更，更新，追加された情報や，訂正箇所のある場合は，上記のページ中ほどの「正誤表・更新情報」からご確認いただけます．

○お問い合わせ

https://www.yodosha.co.jp/textbook/inquiry/index.html

本書に関するご意見・ご感想や，弊社の教科書に関するお問い合わせは上記のリンク先からお願いします．

病名索引

*太字は見出し語の頁，下線は主要頁を示す.

疾患名	英語フルスペル	該当ページ
ACTH非依存性クッシング症候群	ACTH-independent Cushing's syndrome	179
A型肝炎	hepatitis A	125
B型肝炎	hepatitis B	125
B型急性肝炎	acute hepatitis B	136
B型慢性肝炎	chronic hepatitis B	136
C型肝炎	hepatitis C	126
C型慢性肝炎	chronic hepatitis C	136
E型肝炎	hepatitis E	125
IgG4関連疾患	IgG4-related disease	132, 212
亜急性肝炎	subacute hepatitis	119, 120, **128**
亜急性甲状腺炎	subacute thyroiditis	**174**
亜急性連合性脊髄変性症	subacute combined degeneration of spinal cord	269, <u>280</u>
悪性関節リウマチ	malignant rheumatoid arthritis	219
悪性高血圧	malignant hypertension	222
悪性貧血	pernicious anemia	**247**
悪性リンパ腫	malignant lymphoma	121, 175, **176**, 226, 238, 246, **253**, **283**
アジソン病	Addison's disease	**183**
アスピリン喘息	aspirin-induced asthma	67
アダムス・ストークス症候群	Adams-Stokes syndrome	39
アテローム血栓性脳梗塞	atherothrombotic cerebral infarction	**278**, 286
アナフィラキシー	anaphylaxis	**229**
アナフィラキシーショック	anaphylaxis shock	29
アルコール性肝障害	alcoholic liver disease	**128**
アルツハイマー病	Alzheimer's disease	272, 273, 280, 283
アレルギー性疾患	allergic disease	**214**
アレルギー性紫斑病	anaphylactoid purpura	239
アレルギー性鼻炎	allergic rhinitis	**227**
安定狭心症	stable angina	35
胃潰瘍	gastric ulcer	97
異型狭心症	atypical angina	35
胃がん	gastric cancer	**98**
胃・十二指腸潰瘍	gastroduodenal ulcer	**97**
萎縮性胃炎	atrophic gastritis	<u>95</u>, 248
異常ヘモグロビン血症	hemoglobinopathy	57
胃静脈瘤	gastric varix	92
胃食道逆流症	gastroesophageal reflux disease	**91**

疾患名	英語フルスペル	該当ページ
異所性ACTH産生腫瘍	ectopic ACTH-producing tumor	166, 167
胃切除後症候群	postgastrectomy syndrome	**100**
一過性脳虚血発作	transient ischemic attack	**278**
遺伝性球状赤血球症	hereditary spherocytosis	235
遺伝性楕円赤血球症	hereditary elliptocytosis	235
イレウス	ileus	**103**
インスリノーマ	insulinoma	<u>132</u>, 203
咽頭炎	pharyngitis	62
院内肺炎	hospital-acquired pneumonia	63
インフルエンザ	influenza	**62**
ウイルス肝炎	viral hepatitis	**125**
ウェルマー症候群	Wermer's syndrome	184
右心不全	right-sided heart failure	**28**, 115, 128
うっ血性心不全	congestive heart failure	27
運動誘発喘息	exercise-induced asthma	67
延髄外側症候群	lateral medullary syndrome	270
横紋筋融解症	rhabdomyolysis	297
オスラー病	Osler's disease	239
潰瘍性大腸炎	ulcerative colitis	57, 103, **105**, 110
過活動膀胱	overactive bladder	**151**
過換気症候群	hyperventilation syndrome	**73**, 141
拡張型心筋症	dilated cardiomyopathy	**37**
下肢静脈瘤	varicose vein	140
下肢深部静脈血栓症	deep vein thrombosis	72
下肢閉塞性動脈硬化症	arteriosclerosis obliterans	198
下垂体性クッシング症候群	pituitary Cushing's syndrome	166, 167
下垂体性巨人症	pituitary gigantism	**164**
下垂体腺腫	pituitary adenoma	<u>167</u>, **282**
下垂体前葉機能低下症	hypopituitarism	**168**
家族性Ⅲ型高脂血症	familial type Ⅲ hyperlipidemia	202
家族性高コレステロール血症	familial hypercholesteremia	**202**
家族性甲状腺髄様がん	familial medullary thyroid carcinoma	184
家族性大腸腺腫症	familial adenomatous polyposis coli	109, 110
家族性低Ca尿性高Ca血症	familial hypocalciuric hypercalcemia	177
褐色細胞腫	pheochromocytoma	176, **184**, 197

病名索引　9

病名索引

疾患名	英語フルスペル	該当ページ
ガードナー症候群	Gardner's syndrome	109
過敏性腸症候群	irritable bowel syndrome	96, **107**
花粉症	hay fever / pollinosis	214, **227**
肝炎	hepatitis	296
肝硬変	Liver cirrhosis	57, 92, 114, 118, 122, 123, **127**, 129, 134, 140, 237, 239, 295
肝細胞がん	hepatocellular carcinoma	123, **129**, 134
間質性肺炎	interstitial pneumonia	54, 58, 59, **71**, 225, 226
肝腎症候群	hepatorenal syndrome	128, 136
肝性脳症	hepatic encephalopathy	**119**, 136
がん性腹膜炎	carcinomatous peritonitis	132
関節リウマチ	rheumatoid arthritis	212, 217, **218**, 260
感染性心内膜炎	infectious endocarditis	**34**, 57
感染性腸炎	infectious enteritis	**101**, 105, 129
乾燥症候群	sicca syndrome	226
肝膿瘍	liver abscess	21, **129**
肝不全	hepatic failure, liver failure	**120**
感冒症候群（急性上気道炎）	common cold (acute upper respiratory infection)	**62**
顔面神経麻痺（ベル麻痺）	facial palsy (Bell's palsy)	271
冠攣縮性狭心症	vasospastic angina	35
気管支拡張症	bronchiectasis	54, 58
気管支喘息	bronchial asthma	54, 55, 57, 61, **66**, 214
気胸	pneumothorax	53, **71**
偽性副甲状腺機能低下症	pseudohypoparathyroidism	178, 203
機能性胃腸症	functional dyspepsia	91, **96**
偽膜性腸炎	pseudomembranous colitis	102
逆流性食道炎	reflux esophagitis	54, **91**, 222
急性胃炎	acute gastritis	**95**
急性胃粘膜病変	acute gastric mucosal lesion	**96**
急性化膿性甲状腺炎	acute pyogenic thyroiditis	174
急性冠症候群	acute coronary syndrome	36
急性気管支炎	acute bronchitis	**62**
急性呼吸促迫症候群	acute respiratory distress syndrome	73

疾患名	英語フルスペル	該当ページ
急性骨髄性白血病	acute myeloid leukemia	249
急性糸球体腎炎	acute glomerulonephritis	**146**
急性腎盂腎炎	acute pyelonephritis	142, 143, **149**
急性心筋梗塞	acute myocardial infarction	**36**
急性腎不全	acute renal failure	141, **147**, 153, 222
急性膵炎	acute pancreatitis	**131**
急性胆嚢炎	acute cholecystitis	133
急性妊娠脂肪肝	acute fatty liver of pregnancy	120
急性白血病	acute leukemia	238, **249**
急性膀胱炎	acute cystitis	**149**
急性リンパ性白血病	acute lymphocytic leukemia	238, <u>250</u>
急速進行性腎炎症候群	rapidly progressive nephritic syndrome	**148**, 152
狭心症	angina pectoris	**35**, 198
胸膜炎	pleurisy, pleuritis	54, **72**
胸膜中皮腫	pleural mesothelioma	**70**, 77
強直性脊椎炎	ankylosing spondylitis	212
虚血性心疾患	ischemic heart disease	34
虚血性腸炎	ischemic colitis	**104**
巨細胞性動脈炎	giant cell arteritis	212
巨赤芽球性貧血	megaloblastic anemia	235, 245, **247**
ギラン・バレー症候群	Guillain-Barré syndrome	282, **284**
起立性低血圧	orthostatic hypotension	235
筋萎縮性側索硬化症	amyotrophic lateral sclerosis	**279**
筋ジストロフィー	muscular dystrophy	284
緊張性気胸	tension pneumothorax	71
クッシング症候群	Cushing's syndrome	**179**, 197, 203
クッシング病	Cushing's disease	**166**
クモ膜下出血	subarachnoid hemorrhage	268, **277**, 283
グリオーマ	glioma	282
クリグラー・ナジャール症候群	Crigler–Najjar syndrome	114
グルカゴノーマ	glucagonoma	132
クローン病	Crohn's disease	57, 103, **106**, 110, 260
憩室炎	diverticulitis	118
頸動脈狭窄症	carotid stenosis	287
劇症肝炎	fulminant hepatitis	119, 120, **128**, 296
結核	tuberculosis	123
血胸	hemothorax	72
血小板無力症	thrombasthenia	240

10　はじめの一歩の病態・疾患学

疾患名	英語フルスペル	該当ページ
結節性多発動脈炎	polyarteritis nodosa	212, **225**
血栓性血小板減少性紫斑病	thrombotic thrombocyto-topenic purpura	103, 239, **259**
血友病	hemophilia	243, <u>259</u>
原発性アルドステロン症	primary aldosteronism	42, 141, **180**
原発性硬化性胆管炎	primary sclerosing cholangitis	106
原発性骨髄線維症	primary myelofibrosis	253
原発性胆汁性肝硬変	primary biliary cirrhosis	114, <u>127</u>
原発性肺がん	primary lung cancer	**68**, 77
顕微鏡的多発血管炎	microscopic polyangiitis	212
高血圧症	hypertension	20, **42**, 152, 165, 166, 286
膠原病	collagen disease	21, 152, **212**
好酸球増多症候群	hypereosinophilic syndrome	238
好酸球性多発血管炎性肉芽腫症	eosinophilic granulomatosis with polyangiitis	212
高脂血症	hyperlipidemia	200
甲状腺がん	thyroid cancer	175
甲状腺機能亢進症	hyperthyroidism	20, 171
甲状腺機能低下症	hypothyroidism	20, **174**, 203, 280, 284
甲状腺腫瘍	thyroid tumor	**175**
甲状腺中毒症	thyrotoxicosis	161
甲状腺未分化がん	anaplastic thyroid carcinoma	174
後天性免疫不全症候群	acquired immune deficiency syndrome	216, **230**, 299
喉頭炎	laryngitis	62
高尿酸血症	hyperuricemia	**203**, 207, 298
硬膜外血腫	epidural hematoma	283
硬膜下血腫	subdural hematoma	283
抗利尿ホルモン分泌異常症候群	syndrome of inappropriate secretion of antidiuretic hormone	170
抗リン脂質抗体症候群	antiphospholipid syndrome	212
骨髄異形成症候群	myelodysplastic syndrome	**253**
骨粗鬆症	osteoporosis	**206**, 220
混合性結合組織病	mixed connective tissue disease	212
細菌性心内膜炎	bacterial endocarditis	121
再生不良性貧血	aplastic anemia	234, 237, 239, 246, **248**
左心不全	left-sided heart failure	**28**, 73
サブクリニカルクッシング症候群	subclinical Cushing's syndrome	179

疾患名	英語フルスペル	該当ページ
サラセミア	thalassemia	235, 245
サルコイドーシス	sarcoidosis	114, 123, 177, 216
シェーグレン症候群	Sjögren's syndrome	127, 217, 218, **226**
糸球体腎炎	glomerulonephritis	42, 142, **146**
自己免疫性肝炎	autoimmune hepatitis	**127**
自己免疫性膵炎	autoimmune pancreatitis	**132**
自己免疫性溶血性貧血	autoimmune hemolytic anemia	215, 235
脂質異常症	dyslipidemia	**200**, 207, 286
視神経脊髄炎	neuromyelitis optica	282
自然気胸	spontaneous pneumothorax	54, 71
市中肺炎	community-acquired pneumonia	63
シップル症候群	Sipple's syndrome	184
シーハン症候群	Sheehan's syndrome	168
脂肪肝	fatty liver	123
縦隔腫瘍	mediastinal tumor	55
周期性四肢麻痺	periodic paralysis	171
重症筋無力症	myasthenia gravis	**285**
十二指腸潰瘍	duodenal ulcer	97
上大静脈症候群	superior vena cava syndrome	69
消化管ポリポーシス	gastrointestinal polyposis	**109**
静脈血栓症	phlebothrombosis	**43**
静脈瘤	varicose vein	**43**
食道胃静脈瘤	gastroesophageal varices	**92**
食道がん	esophageal cancer	**93**
食道静脈瘤	esophageal varix	<u>92</u>, 133
徐脈性不整脈	bradyarrhythmia	38
ジルベール症候群	Gilbert's syndrome	114
腎盂腎炎	pyelonephritis	143
心筋梗塞	myocardial infarction	198, 296
心筋症	cardiomyopathy	**36**
神経因性膀胱	neurogenic bladder	146, **151**
神経膠腫	glioma	282
神経梅毒	neurosyphilis	280
腎結核	nephrophthisis	149, **150**
心原性脳塞栓症	cardiogenic cerebral embolism	**278**, 286
腎硬化症	nephrosclerosis	148
腎細胞がん	renal cell carcinoma	149
心室中隔欠損症	ventricular septal defect	**32**

病名索引

疾患名	英語フルスペル	該当ページ
真性多血症	polycythemia vera	236
腎性尿崩症	nephrogenic diabetes insipidus	170
心タンポナーデ	cardiac tamponade	41
心内膜炎	endocarditis	**32**
深部静脈血栓症	deep vein thrombosis	44, 140
心不全	heart failure	**26**, 54, 55, 140, 223
腎不全	renal failure	140, 141, **147**
心房中隔欠損症	atrial septal defect	**32**
蕁麻疹	urticaria	214, **229**
膵炎	pancreatitis	118
水腎症	hydronephrosis	150
膵臓がん	pancreatic cancer	123, **132**
膵胆管合流異常	malfusion of pancreati-cobiliary ducts	130, 131
水頭症	hydrocephalus	288
髄膜炎	meningitis	21, 56, 265, 268, <u>280</u>
髄膜腫	meningioma	**282**
睡眠時無呼吸症候群	sleep apnea syndrome	42, **74**, 165, 236
頭蓋咽頭腫	craniopharyngioma	203
正常圧水頭症	normal pressure hydro-cephalus	280
成人呼吸窮迫症候群	adult respiratory distress syndrome	53
成人スチル病	adult-onset Still's dis-ease	212
成長ホルモン分泌不全性低身長症	growth hormone defi-ciency dwarfism	**170**
脊髄小脳変性症	spinocerebellar degener-ation	**279**
脊髄損傷	spinal cord injury	151, 283
咳喘息	cough variant asthma	67
石綿肺	asbestosis	61
接触性皮膚炎	contact dermatitis	**229**
全身性エリテマトーデス	systemic lupus erythe-matosus	147, 212, 215, 217, 218, **221**
全身性強皮症	systemic scleroderma	212, 217, 218, **222**
先端巨大症	acromegaly	**164**, 197
先天性血管拡張症	hereditary hemorrhagic telangiectasia	239
先天性心疾患	congenital heart disease	**31**
先天性胆道拡張症	congenital biliary dilata-tion	130, 131
前立腺がん	prostatic carcinoma	149, 152

疾患名	英語フルスペル	該当ページ
前立腺肥大	prostatic hyperplasia	62, 139, 150, 155
総胆管結石	choledocholithiasis	123, <u>130</u>, 134
僧帽弁狭窄	mitral stenosis	**33**
僧帽弁閉鎖不全	mitral insufficiency	**33**
ソマトスタチノーマ	somatostatinoma	132
ゾリンジャーエリソン症候群	Zollinger‐Ellison syn-drome	132
代償性肝硬変	compensated cirrhosis	136
大腸がん	colon cancer / colorectal cancer	**110**
大腸ポリープ	colon polyp	**109**
大動脈解離	aortic dissection	34, **41**
大動脈弁狭窄	aortic stenosis	20, **34**
大動脈閉鎖不全	aortic insufficiency	20, **34**
大動脈瘤	aortic aneurysm	**42**, 55
高安動脈炎	Takayasu's arteritis	212
多系統萎縮症	multiple system atrophy	279
多発血管炎性肉芽腫症	granulomatosis with polyangiitis	212
多発性筋炎	polymyositis	**223**, 284, 297
多発性筋炎 / 皮膚筋炎	polymyositis/dermato-myositis	212, 217, 218
多発性硬化症	multiple sclerosis	**281**
多発性骨髄腫	multiple myeloma	**255**, 295
多発性内分泌腺腫症	multiple endocrine neo-plasia	132, 176, **184**
多発嚢胞腎	polycystic kidney dis-ease	148
胆管炎	cholangitis	129, 130, 133
胆管がん	cholangiocarcinoma	123, <u>130</u>, 133, 296
胆管結石	bile duct stone	**130**
胆管細胞がん	cholangioma	123
胆石症	cholelithiasis	**130**, 131
胆嚢炎	cholecystitis	118, 130
胆嚢がん	gallbladder cancer	**131**
胆嚢結石	cholecystolithiasis	**130**
ダンピング症候群	dumping syndrome	**100**
虫垂炎	appendicitis	**108**, 118, 127
中枢性尿崩症	central diabetes insip-idus	**170**
腸チフス	typhoid fever	21
腸閉塞	ileus	**103**
痛風	gout	143, **203**
定型的肺炎	typical pneumonia	63
鉄欠乏性貧血	iron-deficiency anemia	235, 245, **247**, 294

疾患名	英語フルスペル	該当ページ
デュビン・ジョンソン症候群	Dubin-Johnson syndrome	114
転移性脳腫瘍	metastatic brain tumor	**283**
転移性肺がん	metastatic lung cancer	77, 123, 132
てんかん	epilepsy	<u>266</u>, 274
伝染性単核（球）症	infectious mononucleosis	121, 238
糖尿病	diabetes mellitus	139, 143, 147, 165, 166, 192, **193**, 207, 221, 298
特発性間質性肺炎	idiopathic interstitial pneumonia	**71**
特発性血小板減少性紫斑病	idiopathic thrombocytopenic purpura	215, 239, **258**
特発性細菌性腹膜炎	spontaneous bacterial peritonitis	127
特発性心筋症	idiopathic cardiomyopathy	36
特発性肺線維症	idiopathic pulmonary fibrosis	**71**, 77
内分泌腫瘍	endocrinoma	**132**
日本住血吸虫症	schistosomiasis japonica	114
尿管結石	ureteral stone	142, 144, <u>150</u>
尿細管性アシドーシス	renal tubular acidosis	226
尿毒症	uremia	20
尿崩症	diabetes insipidus	139, 141
尿路感染症	urinary tract infection	143
尿路結石	urinary stone	<u>143</u>, 177
妊娠糖尿病	gestational diabetes	**197**
認知症	dementia	**279**
ネフローゼ症候群	nephrotic syndrome	118, 140, **146**, 152, 296, 302
脳炎	encephalitis	56, 280
膿胸	pleural empyema, thoracic empyema	72
脳血管障害	cerebrovascular disease	**277**
脳血管性認知症	vascular dementia	280
脳梗塞	cerebral infarction	198, 202, 276, **277**, 285
脳出血	cerebral hemorrhage	**277**
脳腫瘍	brain tumor	56, **282**
脳卒中	cerebral ischemic stroke	201, 265, 268, 271, **277**, 285
肺炎	pneumonia	21, 58, **63**
肺がん	lung cancer	54, 55, 57
肺気腫	emphysema	58, <u>68</u>
肺結核	pulmonary tuberculosis	53, 54, **64**

疾患名	英語フルスペル	該当ページ
敗血症	sepsis	21
肺血栓塞栓症	pulmonary thromboembolism	44, 50, 53, 54, **72**
肺高血圧症	pulmonary hypertension	222
肺梗塞	pulmonary infarction	50, 54, **72**
肺水腫	pulmonary edema	53, 58, **73**, 78
肺性肥大性骨関節症	pulmonary hypertrophic osteoarthropathy	57
肺線維症	pulmonary fibrosis	53, 58, 59, 222
肺胞低換気症候群	alveolar hypoventilation syndrome	53
肺リンパ脈管筋腫症	pulmonary lymphangioleiomyomatosis	77
破壊性甲状腺炎	destructive thyroiditis	160
破壊性甲状腺中毒症	destructive thyrotoxicosis	171
パーキンソン病	Parkinson's disease	151, 269, 271, 273, **279**
橋本病	Hashimoto's disease	174, 176, 226
播種性血管内凝固	disseminated intravascular coagulation	243
バセドウ病	Basedow's disease	**171**, 175
白血病	leukemia	234, 246, 248, **249**
バッド・キアリ症候群	Budd-Chiari syndrome	115, 128
バルデー・ビードル症候群	Bardet‐Biedl syndrome	203
反回神経麻痺	recurrent nerve paralysis	55
パンコースト肺がん	Pancoast type lung cancer	69
バンチ症候群	Banti's syndrome	239
非アルコール性脂肪性肝炎	non-alcoholic steatohepatitis	**129**
鼻炎	rhinitis	62
肥大型心筋症	hypertrophic cardiomyopathy	**36**
非代償性肝硬変	decompensated cirrhosis	119
非定型肺炎	atypical pneumonia	54, <u>63</u>
皮膚筋炎	dermatomyositis	**223**, 284
肥満症	obesity	**203**
頻脈性不整脈	tachyarrhythmia	**39**
不安定狭心症	unstable angina	35
フォンビルブランド病	von Willebrand disease	243
副甲状腺機能亢進症	hyperparathyroidism	132, **177**
副甲状腺機能低下症	hypoparathyroidism	**178**
副腎遺残腫瘍	adrenal rest tumor	183
副腎結核	adrenal gland tuberculosis	183

病名索引

疾患名	英語フルスペル	該当ページ
副腎性器症候群	adrenogenital syndrome	**182**
副腎腺腫	adrenal adenoma	166
副腎皮質腺腫	adrenocortical adenoma	179
副腎不全	adrenal insufficiency	220
副鼻腔炎	sinusitis	62
腹膜硬化症	peritoneal sclerosis	154
プラダー・ウィリー症候群	Prader-Willi syndrome	203
フレーリッヒ症候群	Froehlich's syndrome	203
ベーチェット病	Behçet's disease	212
ヘモジデローシス	hemosiderosis	247
扁桃炎	angina / tonsillitis	62
膀胱炎	cystitis	143
膀胱がん	bladder cancer	149
膀胱腫瘍	bladder tumor	145
ホジキンリンパ腫	Hodgkin lymphoma	253
発作性夜間ヘモグロビン尿症	paroxysmal nocturnal hemoglobinuria	235, <u>248</u>
本態性血小板血症	essential thrombocythemia	241, <u>253</u>
末端肥大症	acromegaly	164
マラリア	malaria	21
マルファン症候群	Marfan syndrome	34
慢性胃炎	chronic gastritis	**95**
慢性骨髄性白血病	chronic myeloid leukemia	**251**
慢性リンパ性白血病	chronic lymphocytic leukemia	238, **252**
慢性肝炎	chronic hepatitis	122, **127**, 129, 134
慢性気管支炎	chronic bronchitis	54, <u>68</u>
慢性甲状腺炎	chronic thyroiditis	127, 173, 174
慢性硬膜下血腫	chronic subdural hematoma	284, 288

疾患名	英語フルスペル	該当ページ
慢性糸球体腎炎	chronic glomerulonephritis	**146**
慢性腎臓病	chronic kidney disease	**149**
慢性腎不全	chronic renal failure	141, **148**, 149, 153
慢性膵炎	chronic pancreatitis	**132**
慢性胆嚢炎	chronic cholecystitis	131
慢性肺血栓塞栓症	chronic pulmonary thromboembolism	53
慢性閉塞性肺疾患	chronic obstructive pulmonary disease	53, 54, 55, 58, 59, **68**
無気肺	atelectasis	53
無痛性甲状腺炎	painless thyroiditis / silent thyroiditis	**173**
メタボリックシンドローム	metabolic syndrome	**204**
免疫不全症	immunodeficiency	**216**
もやもや病	moyamoya disease	287
門脈圧亢進症	portal hypertension	93
薬剤性肝障害	drug-induced liver injury	**128**
溶血性尿毒症症候群	hemolytic uremic syndrome	103, <u>259</u>
溶血性貧血	hemolytic anemia	121, 296
ラクナ梗塞	lacunar infarct	**278**, 286
リウマチ性多発筋痛症	polymyalgia rheumatica	212
リウマチ熱	rheumatic fever	33, <u>212</u>
緑内障	glaucoma	62
リンチ症候群	Lynch syndrome	110
ループス腎炎	lupus nephritis	221
レビー小体型認知症	Dementia with Lewy bodies	273, 280
レンメル症候群	Lemmel's syndrome	130
労作性狭心症	effort angina	35
ワレンベルグ症候群	Wallenberg's syndrome	270

はじめの一歩の

病態・疾患学
病態生理から治療までわかる

1章	病態・疾患学とは
2章	循環器疾患
3章	呼吸器疾患
4章	消化管疾患
5章	肝・胆・膵疾患
6章	腎臓・尿路疾患
7章	内分泌疾患
8章	代謝疾患
9章	自己免疫・アレルギー疾患
10章	血液疾患
11章	神経・筋疾患
12章	臨床検査値異常

1章 病態・疾患学とは

患者が目の前に来たとき，その病名がまだわからないことは，むしろ普通である．この場合，医師は直ちに診察を開始し診断をつけようとするが，それ以外の医療職，例えば看護師は診断がつくまでの間，何もしないでみているだけでよいのであろうか？　あるいは診断がすでについている患者で，いつもと異なることが起こったときにも，看護師は医師の指示を待つだけで何もしないでよいのであろうか？　このような場合，当然のことながら何もしないことは間違いである．病気の診断や指示の有無にかかわらず，看護は常時，患者に対して行われなければならない．それでは，一体何を基準にして看護は行われるのであろうか？

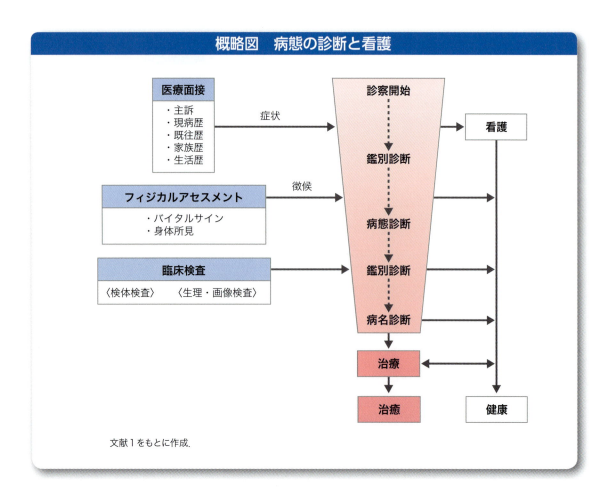

文献1をもとに作成．

1 病態とは

1 病態の重要性

　病態とは，病気によって引き起こされた人体の構造と機能の変化を総称したものである．看護は，患者の病態を基準にして行われる．患者の病態が把握できれば，看護は直ちに開始できる．逆に，病態が把握できなければ，看護も含めて医療は全く行えないのである．すべての看護，そして医療は病態の把握からはじまるといっても過言ではない．病態を把握することによって，体の中でどの臓器が異常なのか（複数の場合もある），あるいは何が原因で病気が起こったのかがわかり，そこから看護を含む医療を開始できるのである．

2 病態学

　人間が病気になったとき，自覚症状や体の異常はでたらめに起こるわけではない．例えば，どの臓器の具合が悪くなったかによって，出現する症状はそれぞれ相当の違いがある．逆に，同じ臓器の異常であれば，かなり似通った症状を引き起こす．また，**病因**（病気の原因）が同じであれば症状の類似性が現れ，逆に病因が全く異なれば病因相互の違いが症状の差となって現れる．

　このように，病気という異常な現象であっても，そこに出現する事象（病態）にはある種の法則性が存在する．過去から現在にいたるまで，医療に携わる者は常にその法則性を見出そうとし，その経験を科学的にまとめ，それを**病態学**としてわれわれに継承してきた．なぜ病態学が重要なのかといえば，病態を把握できない限り医療ははじまらないからであり，病態学は病態を把握するための中心的な学問体系だからである．

3 病態と病名

　病態あるいは病態名と，**病名**（病気の名称）は，同じときもあれば異なるときもある（図1）．病名は通常，病因が単一のものとして明らかになった場合につけられる（病気が診断される）．一方，病因は異なっても臓器に起こった異常は同じで，その結果，症状もほとんど同じという場合も少なからず存在する．その場合，真の病因を区別するためには精密検査のためにさらに時間が必要であるが，そうした検査を行う前の患者の状態は病態（名）で表現できる．つまり病態は看護を含む医療を開始するに当たっての，最大公約数ともいうべき診断単位であり，このような場合，病態の診断さえできれば真の病因がどれであろうとも，最初は全く同じ医療そして看護を開始できることが通常である．異なる病因の病気が含まれているにしても，看護上，当面の差異はないからである．そして，医師による病名の診断が進むに応じて，必要があれば看護の中身を微調整していけばよいのである．

　病態とは，病気の診断名ではない．患者に起こっている異常を，一言で言いあらわしたものである．もちろん，一言で言いあらわすことが難しい場合もある．その場合には，その複数の病態を統合した別の病態が存在する可能性があり，それがじつは正しい病態であることもしばしばである．一方，1つの病態のなかには，原因となる病気が複数含まれていることが普通であり，その病気ごとに最終的な治療法が異なるのであれば，医師は当然，最終的な

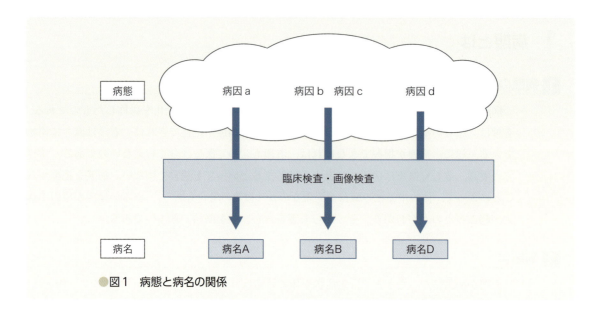

●図1　病態と病名の関係

病因にいたるまで診断を進めていかねばならない．

　病気の診断は医師が行う．しかし，病態の診断は医師以外の医療職，特に看護師もできなければならない．もし病態の診断ができなければ，看護をはじめることができないからである．

2 症状と徴候

1 病態の診断

　病態は，患者の**自覚症状**（**症状**）と**他覚的所見**（**徴候**）から診断する．逆の言い方をすれば，臨床検査やX線検査をしなければわからないような患者の状態は，通常，病態とはよばない．症状と徴候（併せて**症候**という）で診断できる範囲内のものを病態とよぶ．

　会話ができる状態の患者，すなわち意識が正常（意識清明）の患者では，症状の聴取が最も大事である．症状の聴取は以前より**問診**とよばれてきたが，患者の協力なしでは成立しないため，最近では**医療面接**（あるいは面接）とよぶようになった．しかし，よび方が変わろうともその目的が病態，さらには病気の診断であることに変わりはない．

2 医療面接

　医療面接は通常，主訴の聴取にはじまり，その後，現病歴，既往歴，家族歴，生活歴（社会歴）を聴取する．病態の診断が目的であるから，常に病態の診断を意識した質問を行い，面接が進むにしたがって診断の範囲が狭まっていくようにしなければならない．このように，病態や病名の診断において，可能性のある診断名を想起してそのうちのどれが最も可能性が高いかを絞り込んでいく思考法，あるいはそのための診察手技を**鑑別診断**とよぶ．

　病態が診断できると，次にその病態を引き起こす病気の診断になる．主な病態ごとにその病態を起こしうる病名の一覧表はすでに明らかになっており，これを**鑑別診断表**とよぶ．

鑑別診断を行ううえで注意すべきことは，**先入観**による**誤診**である．異常な症状や徴候は陽性所見として目立つため，陽性所見のみに注目してしまうと，思い込みによる診断にいたってしまう危険性がある．それを防ぐためには，正常の所見（陰性所見）を必ず確認して，常に客観的な判断を心がける必要がある．

3 フィジカルアセスメントと臨床検査

1 フィジカルアセスメント

医療面接によって鑑別診断を行い，可能性のある病態をいくつかに絞り込んだ時点で，**フィジカルアセスメント**（**身体診察**）によって病態を確定する作業に入る．想定している病態ごとに，重点的に行うフィジカルアセスメントの対象も異なる．フィジカルアセスメントでは，異常な所見（徴候）を探しつつ正常所見も確認する．

フィジカルアセスメントは丁寧に行う必要がある一方で，その間，患者は苦痛を我慢している場合もあり，テキパキと行う必要がある．また思い込みによる誤診を防ぐためには，最低限の全身の診察を行い，陰性所見を確認する必要がある．要するに，フィジカルアセスメントでは合理的で，迅速かつ正確な診察を行うことが肝要である．

2 臨床検査

看護を開始するために把握すべき病態は，医療面接とフィジカルアセスメントが終了した段階で診断されなければならない．しかし，この段階では必ずしも病名の診断が確定しているわけではない．なぜなら通常，同一の病態を呈する疾患が複数存在するからである．その疾患ごとに最終的な治療法が異なるのであれば，病態の診断で終了せず，疾患の診断（病名の確定）まで診察を進める必要がある．このときに利用される診察法が臨床検査とX線検査などの画像検査である．

臨床検査は血液や尿などの検体を用いた検体検査と，全身を対象とした生理機能検査に分けられる．また，全身を対象とした**画像検査**には，X線検査だけではなく臨床検査として行われるものもある．どの臨床検査を実施するかについては，診断された病態によって，自ずと決定される．

3 バイタルサインの測定と評価

病態の診断は通常，医療面接を実施後，フィジカルアセスメントを経て行われるが，例外的にフィジカルアセスメントを主にして行われることがある．1つは意識障害があるため，医療面接が不可能な場合であり，もう1つは重症の場合である．このようなときには，どの程度生命に危険が迫っているかをいち早く評価する目的で，血圧，脈拍，呼吸，体温の4項目を，優先的に診察する．この4項目を**バイタルサイン**（**生命徴候**）とよぶ．

1）血圧

血圧は通常，動脈の血管内圧を指す．心臓の収縮期で最高血圧（収縮期血圧）となり，拡張期で最低血圧（拡張期血圧）となる．循環不全があるとき，血圧は低下する．また，急激

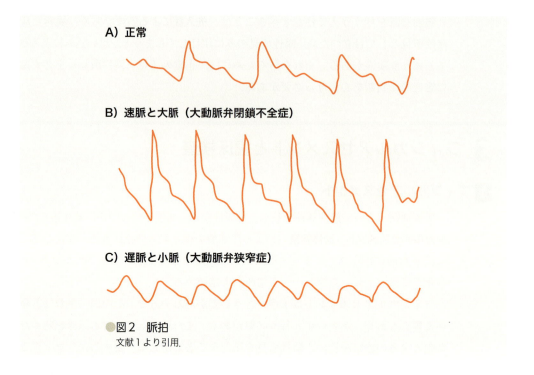

●図2　脈拍
文献1より引用.

に血圧が低下する状態を**ショック**とよぶ．一方，急激に血圧が高くなると出血が起こることがあり，また慢性に血圧が高い高血圧症では，動脈硬化をはじめとする臓器障害を起こす．

2）脈拍

脈拍とは，心臓の収縮によって生じる末梢動脈の拍動をいう．心臓の活動のみならず，循環動態の異常全体を迅速かつ簡便に把握できる．脈拍数が毎分100以上を**頻脈**，60以下を**徐脈**という．頻脈は運動直後の他，大量出血，高度の貧血，甲状腺機能亢進症などで認められる．徐脈は甲状腺機能低下症，脳圧亢進で認められ，毎分40以下では脳虚血となり意識障害を起こす．

脈拍が急に大きくなった後，すぐに小さくなるものを**速脈**，逆にゆっくりと大きくなって，ゆっくりと小さくなるものを**遅脈**とよぶ．一方，脈拍の振幅が大きいものを**大脈**，小さいものを**小脈**とよぶ．速脈と大脈は，大動脈弁閉鎖不全症，甲状腺機能亢進症，貧血，発熱時に認められ，遅脈と小脈は大動脈弁狭窄症で認められる（図2）．

3）呼吸

重症疾患では呼吸リズムの異常が起こる．例えば重症心疾患，脳疾患，尿毒症では，呼吸期と無呼吸期をくり返す，**チェーン・ストークス**（Cheyne-Stokes）**呼吸**とよばれる異常が起こる．また，尿毒症や糖尿病性昏睡では，異常に深くて大きく呼吸回数も増えた呼吸となる，**クスマウル**（Kussmaul）**呼吸**が生じる（3章図5参照）．脳疾患や髄膜炎で脳圧亢進が起こったときには，不規則で速い呼吸の後，突然無呼吸となる**ビオー**（Biot）**呼吸**が起こる．

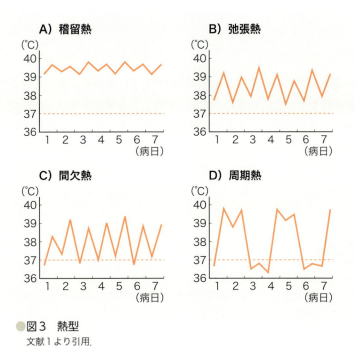

● 図3 熱型
文献1より引用．

4）体温

　毎日の体温をグラフに記録したものを**熱型**とよび，疾患によって特徴的なパターンを示す．日内変動が1℃以内の高熱が持続するものを**稽留熱**とよび，腸チフス，肺炎，髄膜炎などで認める．高熱が持続し，日内変動は1℃以上あるものの37℃未満の平熱にはならないものを**弛張熱**とよび，敗血症，肝膿瘍，膠原病などで認める．**間欠熱**は，日内変動が1℃以上あり，低いときは平熱まで体温が下がる発熱をいい，弛張熱を示す疾患で認められる．**周期熱**は，高熱期と平熱期をくり返す発熱をいい，マラリアなどで認められる（図3）．

4 疾患

　はじめての患者であっても，すでに病名の診断がなされていることもある．この場合，患者情報として，病名のみが与えられることも少なくない．このようなときは当然，その病気で起こる病態を知っていなければならない．また，同じ病名でも患者の性や年齢，その他の患者属性によって，病態の重症度に違いがある可能性もある．したがって，病気自体に対する知識も十分にもち合わせていないと看護はできないのである．
　また，治療の経過中に予期せぬ合併症が起こることは，臨床現場では日常茶飯事である．この場合，まず考えるべきは，それが本当に予期せぬことだったのかどうか，病態・病名から考えて起こりうることではなかったのかということである．次に考えるべきことは，本当に予期せぬことであったとすれば，その新しい病態は何なのかということである．このような場合に必要なことは，病態と疾患に対する深い知識である．

5 治療

　病態が診断できれば，直ちに看護は開始できる．その後，患者は病名の確定のために，さらに臨床検査などを受ける必要がある．どのような検査を受けるかについては，病態によって予測がつくことが多い．さらに，検査の結果によって病名が確定すれば，その病気に合ったより特異的な治療がはじまる．これについても病態の診断によって予測がつき，その後にさらに行われるであろう検査と治療の準備もできる．医師の指示を待つまでもなく，スムースに看護が展開できることは，一刻も早く患者の苦痛を取り除くうえで，きわめて重要なことである．

まとめ

□ 看護は，病態の把握からはじまる．
□ 病態とは，病気による人体の構造と機能の変化を総称したものである．
□ 病態にはある種の法則性が存在する．
□ 病態の鑑別診断は，医療面接とフィジカルアセスメントによって，患者の症状と徴候を把握することにより行う．
□ 各疾患で起こる病態を知っていなければならない．

<文献>
1）林洋：診断のための身体診察と検査，「栄養科学イラストレイテッド 臨床医学 疾病の成り立ち 改訂第2版」（田中明，他/編），pp14-39，羊土社，2015

Column

見る，視る，診る，看る

　すべて，「みる」である．一般の人が具合の悪い人（患者）をみるときは，見るである．医学の知識がなければ，ただ見るしかない．しかし，医療者は患者をケアしなければならない．すなわち，どこの具合が悪いのかをみなければならない．これが，視るである．つまり，症状と徴候を視ることによって，異常な部分を明らかにし，正常な部分を確認するのである．そして，患者を視ながら，頭のなかでは患者に何が起こったのかを常に考えるのである．つまり，患者を視ながら，病態の鑑別診断を行うのである．これを診るという．診た結果，病態が診断できれば，そこで，はじめて看護を開始できる．すなわち，患者を看ることができるのである．

22　はじめの一歩の病態・疾患学

2章 循環器疾患

　循環器系は，血液を循環させるシステムである心臓および血管からなる．心臓は血液を送るためのポンプであり，自律的な電気的興奮によってコントロールされている．電気的興奮は緻密に制御された刺激伝導系を介して心房から心室へと伝わり，興奮に引き続く筋肉の収縮によって血液を全身および肺へと送り出す．血管は心臓から組織に向かう動脈と，心臓へ還流する静脈に分けられ，スムーズな血流の維持に寄与している．循環器疾患は，心臓の電気的興奮の異常，心筋の収縮の異常，血管の閉塞や狭窄による血流の異常に大きく分けられ，さらにそれらの原因によって分類される．症状は全く無症状の高血圧から，心筋梗塞による激しい胸痛まで多彩であり，重篤なものは突然死をきたす．緊急対応が必要な病態が多いのが循環器疾患の特徴である．

概略図　心臓の解剖と刺激伝導系

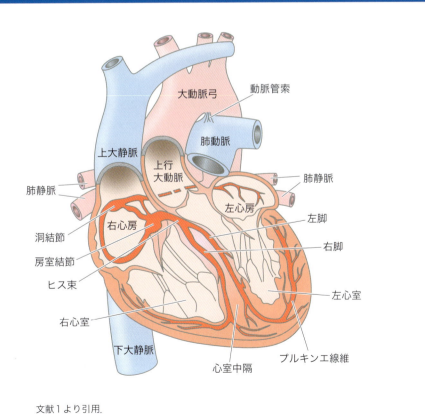

文献1より引用．

1 病態の総論

　循環器疾患とは，血液を動かすポンプ（心臓）の異常と，血液を流す管（血管）の異常であり，心臓の異常はさらにポンプの力（収縮）の異常と，リズムやタイミング（電気的興奮）の異常に分けられる．疾患の話に移る前に，心臓と血管の正常な働きをどう考えるか概説する．

1 正常な心臓の働き

　ヒトの心臓は2心房2心室であり，全身の静脈血が流入する**右心房**，肺へと血液を送る**右心室**，肺で酸素化された血液が還流する**左心房**，動脈を通して全身に血液を送る**左心室**に分けられる．心臓の体積の大部分は筋肉細胞であり，協調して収縮することにより，心房心室内の血液を効率よく押し出すことができる．

1）心筋細胞の働き

　心筋細胞の働きは，大きく2つのパートに分けられる．1つは電気的な興奮である．心筋細胞の細胞膜は，静止状態では分極[1]していて細胞内が−90 mVの電位差をもっている（膜電位）．細胞が刺激を受けると，細胞外から陽イオンが流入し，細胞膜内外の電位差が消失して分極状態ではなくなる．この現象を**脱分極**とよび，興奮＝脱分極である．また興奮に伴う心筋細胞の膜電位変化を**活動電位**とよび，心房筋・心室筋の活動電位はNa^+電流によってはじまる．つまり興奮に大きく関与するのはNa^+電流である．心筋細胞では，Na^+電流の流入の後にCa^{2+}がさらに細胞内に流入して脱分極状態が維持される．その後，K^+電流の流出によって興奮が終了してもとに戻る．再び細胞膜が分極状態に戻るので，**再分極**とよぶ．一方，洞結節・房室結節細胞に関しては，Na^+電流ではなくCa^{2+}電流によって脱分極がはじまることが特徴である（図1）．

　興奮に引き続いて生じる2つ目の働きが収縮である．電気的興奮によりCaチャネルを通って流入したCa^{2+}によって，筋小胞体[2]からリアノジン受容体[3]を介してCa^{2+}の流出が誘導される[4]．こうして放出された細胞質内のCa^{2+}はトロポミオシンに結合し，アクチンとミオシン線維を動かすことによって筋収縮を誘導する．このように，心筋細胞では必ず電気的興奮−力学的収縮がセットになるので，これを興奮−収縮連関[5]とよぶ．再分極の際には，細胞質内のCa^{2+}は筋小胞体にあるCaポンプ（SERCA[6]）によって再び筋小胞体内に回収される．すると心筋細胞は弛緩し，その結果心臓は拡張することになる（図1）．

---

[1]　絶縁体である細胞膜をはさんでプラスとマイナスの電荷が集積すること．このために薄細胞膜の内外には大きな電位差が形成される．電気回路におけるコンデンサーと同じだと考えるとよい．

[2]　小胞体は細胞内小器官の1つで，筋肉細胞には他の細胞とは異なった分化をした小胞体があり，特に筋小胞体とよぶ．筋小胞体はCa^{2+}を貯蔵しており，筋小胞体から細胞質内にCa^{2+}が放出されることで心筋の収縮が生じる．

[3]　リアノジン受容体は筋小胞体の膜に存在するタンパク質である．開口することにより筋小胞体内のCa^{2+}を細胞質内に放出する．

[4]　心筋細胞の細胞膜Caチャネルによって細胞質内に入ったCa^{2+}は，膜電位を変化させるには十分であるが，心筋を収縮させるには量が足りない．このため，Ca^{2+}が引き金となって筋小胞体からより多くのCa^{2+}を細胞質内に放出させるしくみができている．これをCa誘発性Ca放出とよぶ．

[5]　心筋の収縮は，必ず電気的な興奮による細胞内へのCa^{2+}流入によって引き起こされる．このため，細胞が興奮しないで収縮することはありえない．この関係を興奮−収縮連関とよぶ．

[6]　SERCAも筋小胞体の膜に存在するタンパク質である．細胞質内に出て行ったCa^{2+}を筋小胞体に取り込む働きがある．

24　　はじめの一歩の病態・疾患学

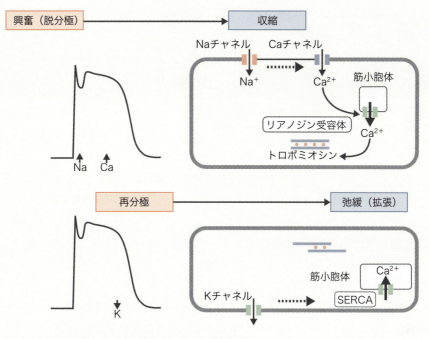

●図1 心筋細胞の興奮と収縮(興奮－収縮連関)

2)心臓の興奮

　心臓をさらに大きく臓器としてみると,心房と心室は協調して収縮し,効率よく血液を送り出している.この心房と心室の興奮のタイミングは,電気的なシステムによって精密に制御されている.心臓の興奮は,右心房にある洞結節からはじまって,心房→房室結節→心室へと伝えられるが,これらの刺激を伝えるための組織が**刺激伝導系**である.血液を効率よく拍出するためには,心房が興奮・収縮して心室に血液を送り込み,十分心室に血液が充満したところで心室興奮が生じる必要がある.この心房→心室の血液の移動にはある程度の時間が必要なため,心房興奮から一定時間を経て心室は興奮する.これを制御するのが房室結節であり,心房興奮の後は房室結節が心室への興奮伝導を遅らせて適切なタイミングをとっている.いったん心室に興奮が伝わると,心室は一気に収縮して血液を送り出す必要があるため,興奮は非常に速いスピードで伝えられる.これを担うのはヒス束・右脚・左脚・プルキンエ線維である(概略図).

2 正常な血管の働き

　血液を全身に送るのは血管であり,**動脈**と**静脈**に分けられる.血管は**内膜・中膜・外膜**の3層からなり,内膜の血液に接する部分には**内皮細胞**が分布している.中膜には血管平滑筋と弾性線維があり,外膜は膠原線維と線維芽細胞からなる.動脈・静脈ともに3層構造をとる点は同一であるが,静脈の中膜は薄く,弾性線維は非常に少ない.

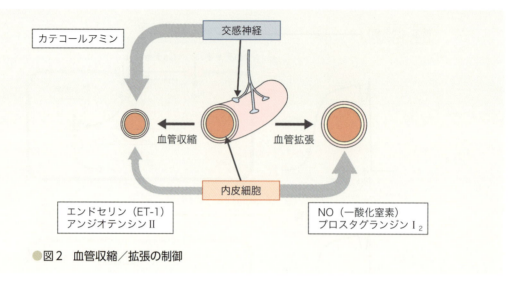

●図2　血管収縮／拡張の制御

　血管はただの管ではなく，さまざまな機能をもっている．内皮細胞は，中を流れる血液が凝固しないようにトロンボモジュリンなど抗血栓性の物質を産生している．また，血流の変化に応じてNO（一酸化窒素）などの血管拡張物質を産生したり，エンドセリンなどの血管収縮物質を産生する（図2）．中膜の弾性線維は，心臓の拍動に応じた血圧のダイナミックな変化を吸収する働きがある．また血管平滑筋は，内皮細胞からの血管収縮物質および血管に分布する交感神経の働きにより収縮し，血管を収縮させる．動脈硬化が生じると内膜下にLDLコレステロールが沈着して酸化LDLとなり，マクロファージなどを含む**粥状硬化巣**（プラーク）を形成し，血管は狭窄する．このとき，内皮細胞が正常であれば，血液は血栓を形成することなく流れ続けるが，内皮細胞の層に亀裂が生じてプラークと血液が直接接触すると，その場所で急激に血栓が形成され，血管が閉塞することになる（3-6-1）参照）．

3 心血管疾患の病因の考え方—遺伝的要因と後天的要因

　心血管疾患に限らないが，疾患の発症要因を大きく分けると遺伝的要因と後天的要因の2つがある．遺伝的要因は，いわゆる「高血圧の家系」などといわれるものであり，生まれもった要因といえる．後天的要因には，大気汚染などに代表される生活環境，喫煙などの嗜好品，肥満など生活習慣に関連する病態などが含まれる．個々の疾患によって，遺伝的要因と後天的要因の比率は異なり，例えば遺伝性の心筋症などでは遺伝的要因がほぼ100％であるが，高血圧や虚血性心疾患などでは後天的要因が大きくなる．

4 心血管疾患に共通して出現する病態

1）心不全

　心臓の機能とは，ポンプとして血液を拍出し，全身に十分な血液を供給することである．この機能が低下し，全身の組織代謝に必要な血液量を十分に駆出することができない状態が**心不全**（heart failure：HF）である．「ポンプ」の働きは，さらに①動脈系へ血液を送り出すこと，②静脈系から血液を吸い込むことの2点に分けられる（図3A）．動脈へ血液を送るの

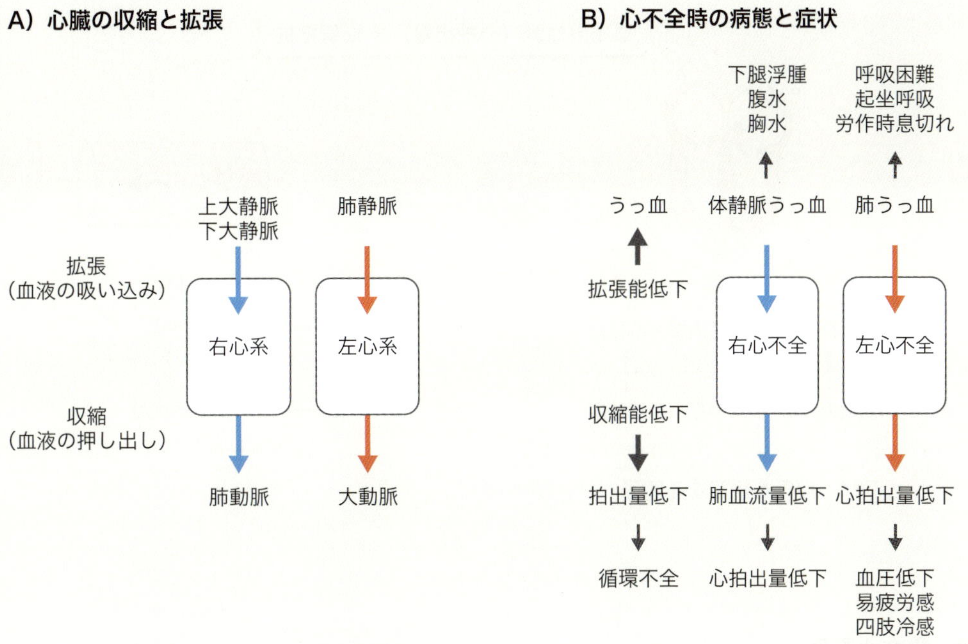

A) 心臓の収縮と拡張

下腿浮腫　　　呼吸困難
腹水　　　　　起坐呼吸
胸水　　　　　労作時息切れ

B) 心不全時の病態と症状

上大静脈　　　肺静脈
下大静脈

拡張
（血液の吸い込み）

右心系　　左心系

収縮
（血液の押し出し）

肺動脈　　　　大動脈

うっ血　　　体静脈うっ血　　肺うっ血

拡張能低下

右心不全　　左心不全

収縮能低下

拍出量低下　肺血流量低下　心拍出量低下

循環不全　　心拍出量低下　血圧低下
　　　　　　　　　　　　　易疲労感
　　　　　　　　　　　　　四肢冷感

●図3　心不全の病態：収縮能／拡張能低下と右心／左心不全

は心室の収縮であり，心内圧の上昇が血液を押し出して全身へ循環させる．一方，血液を吸い込む力は主として心室が拡張して陰圧をつくることによって生じる．この力が落ちると，心臓が吸い込みきれない血液が静脈系に滞留する．このため静脈は拡張するが，拡張しきれなくなると血管内から水分が血管外に出ていき，組織の水分貯留を引き起こす．この現象を**うっ血**とよび，心不全の大多数はうっ血を伴うことから，**うっ血性心不全**ともよばれる．

　心不全の原因として多いものは，成人では虚血性心疾患・心筋症・心臓弁膜症などに伴う心筋の収縮力低下である．十分な収縮がなければ十分な拡張も得られないため，心臓の収縮能の低下は必ず拡張能低下を伴い，循環不全とうっ血を合併した心不全となる．一方，高血圧性心疾患などのために心室の線維化が進み，心臓が硬くなった場合などでは，収縮能は保たれているのに拡張能が落ちて，うっ血が生じることがある．心収縮力評価に最もよく使われるのは心エコーによる**左室駆出率**（ejection fraction：EF）であり，EFが低下していなければ収縮力は保たれていると考える．そのため，拡張能障害による心不全は，駆出率の保たれた心不全（heart failure with preserved ejection fraction：HFpEF）とよばれる[7]．

　心不全が生じると，収縮能低下により血液の循環が妨げられる循環障害（輸送還流障害）や，拡張能低下により生じるうっ血によりそれぞれ異なった症状を呈する．また，心臓は左心系と右心系に分けられるため，それぞれの機能不全により異なった病態・症状を示す（図3B）．

---

[7]　ちなみに"へふぺふ"と読むことが多い．

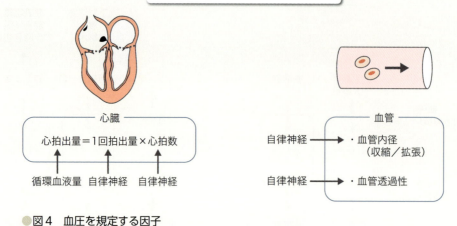

●図4　血圧を規定する因子

❶左心不全

　輸送還流障害により全身の血液の循環が落ちるため，血圧が低下したり，易疲労感を自覚する．四肢の冷感が生じるなどの自覚症状がみられる．一方，うっ血は左心房－肺静脈－肺に向かって生じるため，一般的に肺の毛細血管に生じ，呼吸によるガス交換が不全となることで呼吸困難や息切れを自覚する．このとき，臥床するとうっ血が肺全体に広がるのに対し，坐位では血液（水分）が重力によって肺底部に移動するため肺上部は相対的にうっ血が減り，ガス交換がしやすくなる．このため患者は坐位を好むようになり，この現象を起坐呼吸とよぶ．

❷右心不全

　輸送還流障害の症状としては，肺への循環不全が生じる．軽度であれば症状はあらわれないが，重篤になると全身の循環不全を生じる．うっ血は下大静脈－肝臓－下肢に向かって生じ，下腿浮腫・腹水・胸水やうっ血肝による肝不全を合併する．

2）ショック

❶血圧の調節因子

　ショックとは，血圧が低下して末梢の循環動態が維持できない状態をさし，生命の危険につながる全身状態である．ここで血圧を調節する因子について考えてみる．電気回路においてはオームの法則により，電圧＝電流×抵抗とあらわされる．血圧も全く同様に考えることができ，**血圧＝血流×血管抵抗**とあらわされる．血流とは時間あたりに心臓から流れてくる血液量なので，1分間あたりの血流＝心拍出量となる（図4）．さらに心拍出量は，1回の収縮で心臓が押し出す血液（1回拍出量）と心拍数の積としてあらわされる．心筋梗塞などで心筋の収縮がなくなると1回拍出量が減少する．また著明な徐脈では心拍数が減少するので心拍出量が減り，血圧が低下する．さらに，これに影響を与える重要な因子が**循環血液量**と**自律神経活動**である．多量の出血では循環血液量そのものが減るので，心臓自体に問題がなくても心拍出量（血流）は低下する．自律神経は，交感神経が1回心拍出量・心拍数ともに上昇させて心拍出量を上げる作用があり，副交感神経は基本的にその逆になる．

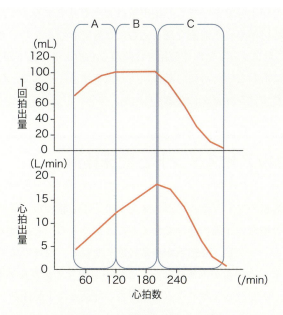

●図5　心拍数と心拍出量の関係の一例
実際の心拍出量と，拍出量がピークになる心拍数は人により異なる．

　一方，血管抵抗を決める要素は，**血管の内径**と**血管透過性**の2つが重要である．血管が拡張して内径が拡張すると血管抵抗が下がり，血管透過性が亢進すると漿液成分（水分）が血管外にでるため，血管抵抗は下がる（血管透過性の亢進は，循環血液量を減少させる作用もある）．

　心臓・血管の各要素のどれが障害されても血圧の低下をきたし，ショックを起こしうる．最も多い原因は，心臓の収縮能低下によって生じる**心原性ショック**である．しかし，心臓の収縮が保たれていても，出血や重症の熱傷では循環血液量が減少するためにショックとなり，**アナフィラキシーショック**ではヒスタミンなどの作用により血管拡張と血管透過性亢進が生じるために血圧が急激に低下する．

❷**心拍出量と心拍数の関係**

　ここで心拍出量と心拍数の関係について補足する．図4の式からは，心拍数が多くなればなるほど，比例して心拍出量が大きくなるようにみえるが，実際はそうではない．心拍数を制御するのは前述のように自律神経であり，交感神経活動亢進によって心拍数が増加する．交感神経刺激は同時に心筋の収縮力も上げるので，1回拍出量も増加し，心拍出量は相乗的に大きくなる（図5A）．その後，あるところで1回拍出量の増加はプラトーに達し，心拍数の増加によって心拍出量が増加する（図5B）．これが生理的な心拍数上昇の際にみられる現象である．しかし，頻脈性不整脈などによる非生理的な頻拍になると，1回拍出量はむしろ減少することになる（図5C）．これは，心室収縮による血液の拍出は短時間で完了するのに対し，心室拡張による血液の吸い込みは一定の時間が必要なためである．非生理的な頻拍により拡張期の時間が短くなると，十分に血液を吸い込まないうちに次の収縮がはじまり，仮

に心収縮力が十分であっても心拍出量は大きく減少する．また，心房と心室の協調性が損なわれると心房が心室へ血液を送り込むこともできなくなり，さらに心拍出量が低下することとなる．これにより，発作性頻拍では急激な心拍出量の低下が生じ，血管抵抗による調節（代償）が間にあわないために急激に血圧が低下する．そして，代償しきれないほどの心拍出量低下をきたすとショックになる．

2 フィジカルアセスメントと臨床検査

　循環器疾患のフィジカルアセスメントは，①心臓の電気的興奮と心拍の評価，②心臓の収縮と血液の循環の評価に分けて考えることができる．心拍は通常，心音あるいは脈拍によって評価する．しかし，心拍数が非常に速くなると，前述のように心拍出量が低下して血圧が低下し，脈拍の触知が困難になる．循環不全のフィジカルアセスメントは，**1 4 1)**で述べたように，四肢冷感などによる循環障害の評価と，下腿浮腫や腹水などによるうっ血の評価が中心となる．

　循環器疾患の診断でよく使われる臨床検査は心電図・心エコーなどがあり，さらに侵襲的な検査として心臓カテーテル検査がある．心臓カテーテル検査は，さらに冠動脈造影，電気生理学的検査に分けられる．これらも電気的興奮をみる検査（心電図），ポンプとしての収縮・拡張をみる検査（心エコー），血管をみる検査（冠動脈造影）などに分けて考えると理解しやすい．

1 心電図

　心筋細胞の興奮により生じる電位の変化を，四肢および胸部においた電極より記録する（図6A）．電気的興奮の異常を反映する疾患である不整脈に対しては，非常に有用かつ必須な検査である．また，心筋虚血になると心筋細胞の興奮パターン（活動電位）にも変化が生じるため，心筋梗塞や狭心症では特徴的な心電図波形の変化をみることで診断が可能である．**心電図**は簡便でありかつ多くの情報が得られる検査だが，虚血にしても不整脈にしても発作時の変化を捉えることが重要であり，発作が消失した後では診断がつかない．このため，24〜48時間程度の長時間心電図記録を行う**ホルター心電図**や，運動をしながら心電図記録を行う**運動負荷心電図**などの検査が行われる．

2 心エコー

　超音波ビームを当て，反射波を検出して画像化することにより心臓の形態と動きを評価する検査である．心臓の形態をみることで，心筋の肥大や弁の異常を評価することができるほか，心臓の腫瘍や先天奇形の診断が可能である．また，心筋壁の動きを評価することで心筋の収縮と拡張をそれぞれみることができる．**ドプラエコー**は，心臓内を流れる血流の方向と速さをみることができるため，例えば弁における血液の逆流を検出したり，心房中隔欠損や心室中隔欠損による異常血流を検出することができる（図6B）．

30　はじめの一歩の病態・疾患学

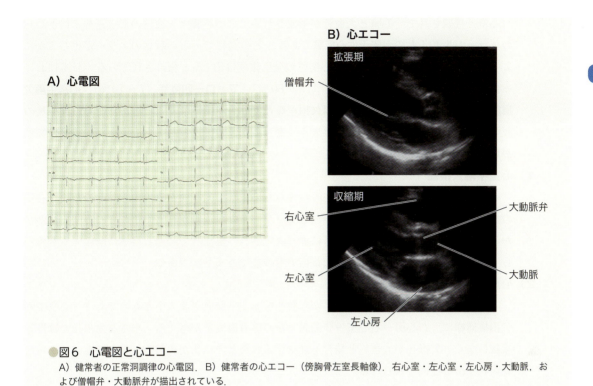

● 図6　心電図と心エコー
A）健常者の正常洞調律の心電図．B）健常者の心エコー（傍胸骨左室長軸像）．右心室・左心室・左心房・大動脈，および僧帽弁・大動脈弁が描出されている．

3 心臓カテーテル検査

末梢の動脈あるいは静脈に**カテーテル**とよぶ細い管を入れ，血管内を通して心臓まで挿入して行う検査である．

1）心血管造影（冠動脈造影）

中空のカテーテルを心臓まで挿入して行う検査である．冠動脈の入り口にカテーテルをおいて造影剤を注入すると，血管の狭窄や閉塞が明瞭にわかる．また，左心室内に造影剤を注入することで心室の収縮能や弁の閉鎖不全の評価ができるほか，カテーテルを通して心臓内の血圧を計測することもできる．

2）電気生理学的検査

心臓内の電気的興奮を計測するための電極を先端にもつカテーテルを心臓のなかに複数配置して，心臓内の電気的興奮の広がり（伝播）をみる検査である．不整脈の診断に用いる．

3 疾患

1 先天性心疾患

心臓は，1本の筋肉のチューブ（原始心筒）から発生して，心房・心室と2つの部屋に分かれ，その間には弁が形成される．さらに心房中隔・心室中隔で左右が仕切られ，2心房2心室の形が完成する．同時に大動脈・肺動脈も1本の動脈幹が中隔で仕切られ，それぞれ左心室・

右心室と接続されて，心臓と大血管が形成される．この心臓と大血管の形成過程で何かしら
のエラーが生じるものが**先天性心疾患**である．どの過程で，どの程度のエラーが生じるかに
よって多彩な病態を示す．先天性心疾患の発生頻度は約1％と報告されている．日本におけ
る代表的な疾患は，**心室中隔欠損症**（15～60％），**ファロー四徴症**（7～10％），**心房中隔欠
損症**（7～10％）である．心室中隔欠損症などでは自然閉鎖することもあるため，出生後の
どの時期での統計かによって数字は大きく変わるが，いずれにしても心室中隔欠損症の頻度
が最も高い．これら3つについて述べる．

1）心室中隔欠損症

心室中隔に欠損孔があるため，左心室から右心室へと動脈血が流入する．そのため，右室
の血流量が増大し，さらに肺動脈→左心房→左心室の血流量が増え，これらに容量負荷がか
かる．重症度は主に欠損孔のサイズにより決定され，無症状で経過し自然に閉鎖するものか
ら，乳児期に心不全をきたすような重症のものまでさまざまである．

2）心房中隔欠損症

心房中隔に欠損孔があり，左心房から右心房へと動脈血が流入するものである．心室中隔
欠損症同様に，右心房→右心室→肺動脈→左心房の血流量が増える．小さな欠損孔では自覚
症状はなく，欠損孔が大きいと発育不良や息切れなどの症状が生じる．成人になってから自
覚症状が出る症例もみられる．

3）ファロー四徴症

フランス人医師ファロー（Fallot）によって報告された，①心室中隔欠損，②肺動脈狭窄，
③右室肥大，④大動脈騎乗の4つの特徴をもつ疾患である．大動脈騎乗とは，通常は左心室
のみにつながっている大動脈が心室中隔にまたがって位置（心室中隔を馬の背と考えて乗っ
ている状態）し，右心室にも接続されている状態をいう．4つの特徴は偶然重なるわけでは
なく，心臓の発生の過程で大動脈と肺動脈を分ける動脈幹円錐中隔が心臓に対してずれてし
まうことが共通の原因である．右室の血液が肺動脈に流れずに大動脈へと流入して，静脈血
が動脈系に流れることが大きな特徴であり，このためにチアノーゼを呈する．

2 心内膜炎と弁膜疾患

体のなかで血液の流れは一方通行であり，左右それぞれの心房・心室の出口には流出した
血液が戻ってこないように弁がついている．つまり心臓には4つの弁があることになる（僧
帽弁，大動脈弁，三尖弁，肺動脈弁）．弁の働きは，本来流れるべき方向（心房→心室，心室
→動脈）にはスムーズに血液を通過させ，反対方向に血液が流れようとしたときには閉鎖す
ることである．したがって，弁の異常とは，①開くべきときに開かない，または②閉じるべ
きときに閉じないの2つということになり，前者を**狭窄**，後者を**閉鎖不全**（逆流）とよぶ．つ
まり，弁膜疾患は「弁の名前」×「狭窄／閉鎖不全」という病名であらわされる．弁が硬く
なり，半開きで全く動かない状態になれば，1つの弁に狭窄と閉鎖不全が共存することにな
るし，複数の弁に同時に異常が生じることもあり，その場合は病態は複合的になる．

弁の狭窄が生じると狭窄の手前で血液がうっ滞し，圧が上昇する（圧負荷）．一方，弁の閉
鎖不全が生じると，出て行った血液が一部戻ってくることになり，心腔内の血液の量が増え
ることになる（容量負荷）．圧負荷と容量負荷はそれぞれ心筋に与える影響が異なり，病態も

32　　はじめの一歩の病態・疾患学

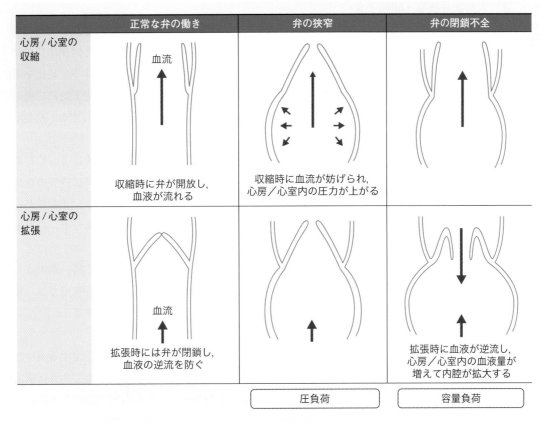

●図7 弁の狭窄および閉鎖不全と圧負荷・容量負荷の関係

異なったものになる（図7）．

1）僧帽弁狭窄・閉鎖不全

僧帽弁が硬くなり，十分に開かなくなる病態が**僧帽弁狭窄**である．左心房は圧負荷がかかることで拡大する．この圧負荷は高率に心房細動を合併し，さらに左心房内に血栓を形成して脳梗塞を合併することもある．僧帽弁狭窄は，**リウマチ熱**を原因とするものが多い．リウマチ熱はレンサ球菌感染を契機として生じる小児の全身性炎症性疾患であり，慢性的な炎症により僧帽弁やその周囲の組織が硬化する．しかし近年は，リウマチ熱に対する小児期の治療が進んだため，その頻度は激減している．

一方，僧帽弁を支える腱索の断裂や，心室の拡大に伴う弁輪拡大，僧帽弁自体が反転してしまう僧帽弁逸脱などにより，僧帽弁が十分に閉鎖できない病態が**僧帽弁閉鎖不全**である．左心室内の血液が，左心室の収縮の際に大動脈に出て行かずに左心房に逆流するために，左心房は拡大する．

僧帽弁狭窄・閉鎖不全のいずれも重症になると肺うっ血を生じて心不全を起こす．また，心不全によって左心室が拡大すると，僧帽弁輪の拡大を伴うためにさらに僧帽弁閉鎖不全が増悪することもある．

2）大動脈弁狭窄・閉鎖不全

　　大動脈弁の硬化によって開口が不十分になり，大動脈に出て行けない血液が左心室内に残って徐々に左心室内の血圧が上昇する病態が**大動脈狭窄**である．僧帽弁狭窄と同様にリウマチ熱を原因とするものもあるが，近年その頻度は減少し，加齢・動脈硬化に伴う弁硬化を原因とするものが増加している．また，大動脈弁は構造的に三尖からなるが，先天的に二尖のことがあり（二尖弁），このような症例では比較的若年から大動脈弁狭窄が進行する．左心室には圧負荷がかかり，このために心肥大が進行する．

　　大動脈弁閉鎖不全では，左心室から大動脈に送り出した血液の一部が逆流によって左心室内に戻り，左心室には容量負荷がかかる．このため左心室は壁の肥大と同時に内腔の拡大がみられる．大動脈閉鎖不全も加齢や動脈硬化を基礎に発症することが多いが，大動脈が拡大するような疾患（先天性疾患であるマルファン症候群や，後述の大動脈解離など）に合併することもある．

　　大動脈弁狭窄・閉鎖不全ともに左心室に負荷がかかるが，進行すると左心房→肺のうっ血を生じ，心不全を合併して，息切れや呼吸困難などの症状を伴う．大動脈弁狭窄では，重症になると胸痛を自覚するほか，失神発作を生じるなどの特徴的な症状を呈する．

3）感染性心内膜炎

　　心臓弁膜を中心とした心内膜に細菌の感染病巣を生じ，多彩な全身症状を呈する炎症性疾患である．菌血症などにより血液中に細菌が入り込んだ場合，心内膜が健常であれば細菌は心内膜に付着することができず，免疫系によって処理される．しかし弁膜症や先天性心疾患では，本来の血液の流れとは異なる逆流などの流れが生じるために心内膜を障害することがある．すると，障害された心内膜部位に細菌が付着して感染巣をつくる．ブドウ球菌などの化膿菌が病原菌となり数日〜数週間の経過をたどる**急性感染性心内膜炎**と，緑色レンサ球菌などの弱毒菌が病原菌となり数カ月といった慢性の経過をたどる**亜急性感染性心内膜炎**に分類される．菌血症に伴う，微熱・易疲労感などの全身の炎症性症状に加えて，付着した菌塊が遊離して他臓器の動脈につまり，脳梗塞や腎梗塞などを生じることもある．

　　感染の契機となる菌血症は，歯科治療，血管や尿道へのカテーテル留置，婦人科処置などにより生じる．特に口腔内には多くの菌がいるため，抜歯をはじめとする侵襲的な歯科治療は一過性の菌血症を伴う．弁膜症や先天性心疾患などの疾患をもっている患者が歯科治療を行う際は，感染性心内膜炎の予防に十分な抗生物質の予防的内服が必要である．

3 虚血性心疾患

　　心臓に限らず，あらゆる臓器は血流により酸素の供給を受けている．血液の供給が不足する状態が**虚血**であり，心臓における虚血を**心筋虚血**，それが原因の疾患を**虚血性心疾患**とよぶ．心臓における血液の供給は冠動脈によりなされるので，心筋虚血＝冠動脈の異常と考えてよい．

　　虚血性心疾患の病態は，単純に考えると，冠動脈からの血液供給と心筋の酸素需要のバランスで示される．通常，冠動脈の血液供給は心筋の酸素需要よりも十分に多い．例えば運動などの際には心拍数と心収縮力が上がるため心筋の酸素需要が増えるが，冠動脈血流はそれにも対応可能である．ところが，冠動脈の血管内皮下に酸化LDLコレステロールなどが沈着

34　はじめの一歩の病態・疾患学

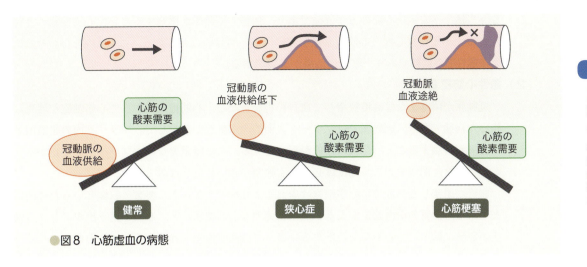

●図8　心筋虚血の病態

すると血管内腔がせまくなり（冠動脈狭窄），血流が低下する．すると，心筋の酸素需要に対して十分な血流が確保できず，労作時には酸素供給が不足して胸痛などの症状が出現する．これを**狭心症**とよび，さらに冠動脈の血流が完全に閉塞して心筋の一部が壊死するものを**心筋梗塞**とよぶ（図8）．

心筋虚血の典型的な症状は「突然はじまる，胸が押しつぶされるような」タイプの胸痛である．心臓の痛みには部位特異性はないため，痛い場所と病変部に関係はない．必ずしも心臓がある位置が痛いわけでもなく，みぞおちの痛みを訴えたり，肩に放散する痛みを訴えることもある．狭心症では痛みは一過性だが，心筋梗塞になると持続する痛みとなる．

1）狭心症

一過性の心筋虚血による胸部の疼痛もしくは不快感を主症状とする症候群である．虚血があっても自覚症状のない場合には狭心症とはよばず，無症候性心筋虚血とよばれる．

狭心症を起こす病態は大きく2つに分けられる．第一は冠動脈の動脈硬化による狭窄であり，加齢，脂質異常症，高血圧，糖尿病，肥満などが危険因子となる．安静時には「血流量＞心筋の酸素需要」であるが，身体的労作・精神的興奮・血圧上昇などにより心筋の酸素需要が増大すると，「冠血流量＜心筋の酸素需要」となり，胸痛などの自覚症状が起きる．労作性狭心症ともよばれる．

第二は冠動脈の血管平滑筋がけいれんしたように収縮し続ける（攣縮）ことで血流が障害される病態であり，冠攣縮性狭心症あるいは異型狭心症とよばれる．この血管平滑筋の攣縮は労作とは無関係であり，胸痛は安静時に生じる．夜間就寝中，特に明け方に胸痛発作を生じることが典型的な症状である．

また，狭心症は**安定狭心症・不安定狭心症**と分類されることもある．安定狭心症とは，例えば100 m歩いたときなど，胸痛が生じる状況が一定しており，安静にすれば症状が消失するような場合である．このような場合，冠動脈内のプラークは血管内皮で覆われており，狭窄はあるものの状態はそれなりに安定している．一方，不安定狭心症とは前日は大丈夫だった労作でも翌日は胸痛が出現したり，安静にしていても胸痛が出たりするような状態をいう．この場合，冠動脈内ではプラークが破綻して血栓ができかかっているような状態と考えられ

る．当然，不安定狭心症の方が危険であり，血栓で冠動脈が閉塞すると急性心筋梗塞へと移行する．不安定狭心症と心筋梗塞は明瞭に区別しづらいこともある．この2つを合わせた概念が**急性冠症候群**であり，緊急に治療が必要である．

2）急性心筋梗塞

　冠動脈が閉塞または高度狭窄して血行障害をきたし，心筋虚血によって心筋細胞が壊死に陥った病態である．冠動脈ではプラーク表面の内皮細胞が破綻して，プラーク内の組織因子と血液が接触することで急激に血栓が形成される．この時重要なのはプラークが安定か不安定かであり，閉塞を起こす部位は必ずしも狭窄が強い部位とは限らない．

　血管が閉塞した部位では心筋細胞は虚血により壊死していき，興奮・収縮といった機能は失われる．血管の虚血部位が大きい（＝広範囲な心筋梗塞）と，血液を送り出すポンプの機能が急激に低下し，心不全を合併する．ポンプ機能が血圧を維持するだけの力をもてなくなるとショックになる．また，虚血になった部位では異常興奮が生じやすく，健常部・虚血部の興奮の不均一性などから不整脈を合併することも多い．さらに，壊死した心筋は脆弱化し，血圧に耐えられず破れてしまうことがある．自由壁[※8]が破れると心破裂となり，心室中隔が破れると心室中隔穿孔となる．また僧帽弁を支える乳頭筋が壊死すると乳頭筋断裂により急性僧帽弁閉鎖不全をきたす．これらの合併症は，早期に適切な治療を受けなければ死亡する確率が高い危険な病態である．

4 心筋症

　心筋症は，「高血圧・冠動脈疾患・弁膜症などの明らかな原因を有さない，心臓の構造的・機能的異常を伴う心筋疾患」と定義される．他の疾患に合併して心臓の機能異常を伴うものは，例えば虚血性心疾患が原因なら**虚血性心筋症**，頻拍が原因なら**頻拍誘発性心筋症**などとよぶこともあり，それに対して明らかな原因を有さないものを**特発性心筋症**ともいう．

　特発性心筋症は，遺伝的な要因によるものと後天性のものに分類され，原因となる遺伝子変異も多く発見されている．主要な2つの特発性心筋症について述べる（図9）．

1）肥大型心筋症

　心筋，特に左心室筋の肥大がみられる疾患である．肥大に伴って内腔が狭くなることが多い．例えば，高血圧を原因とする心肥大では全体が均一に肥大する傾向にあるが，**肥大型心筋症**では特に心室中隔の肥大が目立つことが特徴である．心室中隔の肥大が高度になると，左心室から大動脈へと血液が出て行く箇所（左室流出路）が狭窄することがあり，これを特に**閉塞性肥大型心筋症**とよぶ．肥大型心筋症はそれほど稀な疾患ではなく，軽症で症状がないために診断されていない人を含めると約500人に1人の割合で存在すると報告されている．遺伝性が比較的高いことも特徴であり，原因遺伝子は10個以上報告されている．そのほとんどはミオシン・アクチン・トロポニンといった，心筋の収縮に寄与するタンパク質（サルコメアタンパク質）をコードする遺伝子群である．これらの遺伝子の変異が著明な心室筋の肥大を生じるメカニズムはまだ不明の部分が多い．

　肥大型心筋症では心筋の肥大に伴って心筋への血流が不足し，胸痛などを自覚することが

[※8] 心室は，左室と右室で共通している心室中隔と，左室・右室それぞれ単独の部分である左室自由壁・右室自由壁に分けられる．

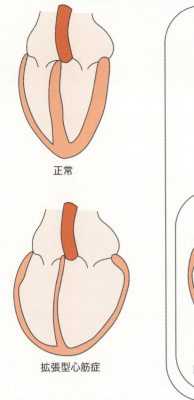
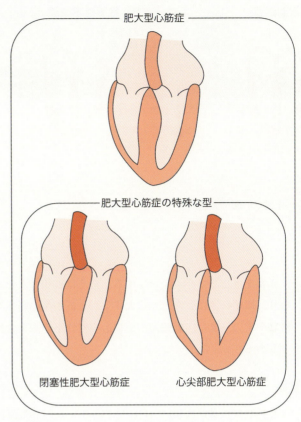

●図9　主な特発性心筋症

ある．最も問題になるのは**不整脈**であり，心室頻拍や心室細動といった心室性不整脈を合併して突然死することもある．特に運動中に不整脈発作を起こすことがあり，体育の授業などの運動中に失神発作を起こして肥大型心筋症と診断されることもある．

肥大型心筋症の亜型として，心室中隔には肥大はなく，心尖部にだけ肥大を認めるタイプもあり，これは**心尖部肥大型心筋症**という．心尖部肥大型心筋症にも重篤な心室性不整脈を合併することがあると報告されているが，頻度は比較的稀である．

2）拡張型心筋症

心室筋の壁が非薄化して収縮力が低下し，左室内腔が拡張することが特徴である．心室筋の非薄化は全周性に生じる．**拡張型心筋症**の20〜25％は家族性であり，遺伝的要因が主な原因と考えられる．原因遺伝子としては，サルコメアタンパク質をコードする遺伝子群の報告が多い．家族性の拡張型心筋症で最も頻度の高い遺伝子変異は，サルコメアタンパク質の1つであるタイチンで認められ，次いで核膜のタンパク質であるラミンA/Cで認められるほか，多くの報告がある．残りの75〜80％は家族性をもたないが，これらの拡張型心筋症の原因としては，コクサッキーウイルスやC型肝炎ウイルスなどによる心筋へのウイルス感染，および心筋への自己抗体が生じる自己免疫異常などが考えられている．

拡張型心筋症では，心筋収縮力が低下して心臓のポンプとしての働きが低下し，血行動態

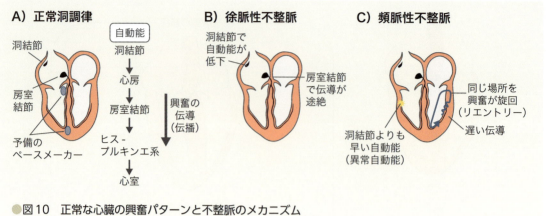

●図10　正常な心臓の興奮パターンと不整脈のメカニズム

に異常をきたして心不全を呈する．例えば風船に水をいれていくと，ゴムが伸びきって薄くなり，風船自体はどんどん拡大するが，拡張型心筋症もほぼ同様の状態であると考えると理解しやすい．また，拡張型心筋症も心室性不整脈を合併することがあり，突然死を起こすこともある．

5 不整脈

　心拍数の正常値は50～100/分であり，かつ心電図波形で正常調律パターンを呈するものを**正常洞調律**とよぶ．正常洞調律でないものはすべて**不整脈**とよばれる．不整脈は，正常洞調律よりも心拍数が遅くなる徐脈（徐拍）性不整脈と心拍数が速くなる頻脈（頻拍）性不整脈に大別されるが，心拍数が正常範囲内でも脈が不規則になれば不整脈である．

　不整脈をそのメカニズムの点から考えると，刺激伝導の異常と，刺激の発生（自動能）の異常の2点が大きな原因である（図10）．

　徐脈性不整脈は，房室結節や刺激伝導系において刺激伝導が途絶することによって生じるものと，洞結節における自動能の働きが低下することによって生じるものがあり，いずれの場合も心室興奮の頻度（＝心拍数）が低下する．

　頻脈性不整脈のメカニズムはやや複雑である．頻脈性不整脈の多くは**リエントリー**により生じる．心筋細胞は，一度興奮したらしばらくは次の刺激がきても興奮できなくなり，この期間を不応期とよぶ．通常，1回の洞結節からの刺激によって心筋細胞が興奮するのは一度だけであり，すべての心筋細胞が興奮を終えたら次の洞結節からの刺激を待つことになる．しかし興奮伝導が非常に遅い部分があった場合，遅い伝導を通り抜けた刺激は，すでに興奮し終えて不応期を過ぎた周辺の心筋細胞に到達して，もう一度心筋の興奮を起こす．この現象がリエントリーである．ここで重要なのは，リエントリーが生じるには，興奮伝導の遅い場所がどこかに存在する必要があるということである．リエントリーが生じた場合の興奮頻度はリエントリー回路に依存し，200/分以上の速い興奮を生じることも多い．リエントリーが持続する限りは頻脈性不整脈が持続することになる．この他に洞結節よりも早い自動能が心臓の他の部位で生じる（異常自動能）と，そこからの興奮が洞結節を上回って心臓全体に伝

導するため頻脈性不整脈の原因となる.

1）期外収縮

期外収縮とは，本来の心臓の興奮よりも早いタイミングで洞結節以外の部分が興奮する現象である．これは健常者でもよくみられるもので，例えばホルター心電図検査などを行うと，ほぼすべての人で期外収縮が観察される．期外収縮はその発生起源により心房期外収縮と心室期外収縮に分類される．自覚症状は個人差が大きく，1拍の乱れを正確に感じる人もいれば，全く自覚症状のない人もいる．基本的には1拍のみの異常であり，その後は再び洞調律に復帰する．特に治療を必要としないケースがほとんどであるが，頻度が高すぎる場合は治療対象となる.

2）徐脈性不整脈

前述のように，徐脈性不整脈は，①洞結節で刺激がでない（洞不全），②洞結節は正常だが房室結節で刺激が伝導しない（房室ブロック）の2つに大きく分けられる．これらの徐脈性不整脈の際に重要なのは，**補充収縮の有無**である．補充収縮とは，洞結節から生じた本来の興奮が心室へと伝導しなかった場合に作動する予備のペースメーカーによる収縮である．予備のペースメーカーは房室結節近傍と心室にそれぞれ存在し，上位からの興奮が来ないときに作動すると考えられている．しかし，この予備ペースメーカーが働かない人では，徐脈性不整脈による突然死のリスクがある.

❶洞不全

洞結節の興奮頻度が持続的に低い場合を**洞徐脈**，一過性に洞結節の興奮が停止する場合を**洞停止**とよぶ．いずれも高齢になるほど発症率が高くなる．軽症の場合，自覚症状はないことが多いが，著明な洞徐脈では運動時など心拍数を上げる必要があるときにも洞結節が対応できず，血液の供給が滞るために易疲労感や息切れが生じる．また3秒以上といった著明な洞停止は，失神発作を生じることがある．洞不全による失神発作をアダムス・ストークス症候群とよぶ.

❷房室ブロック

心臓の興奮において，心房と心室は電気的には完全に絶縁されている．両者を連絡しているのは房室結節だけであり，房室結節が心房興奮と心室興奮のタイミングを制御している．つまり房室結節が何らかの理由により働かなくなれば，洞結節→心房と進んだ興奮は心室に伝わることなく消滅する．これを**房室ブロック**とよぶ.

3）頻脈性不整脈

前述のように，頻脈性不整脈の多くはリエントリーによって生じる．リエントリーは，興奮が同じ場所をぐるぐると旋回するというものであり，その旋回する回路がどこにあり，回路が固定されているか不安定に移動するかによって，さまざまなタイプの頻脈性不整脈を示すことになる.

❶心房粗動

リエントリー回路が右心房内に形成され，安定して旋回する．ほとんどの症例ではリエントリー回路の方向は右心室側から見て反時計方向であり，心電図では鋸歯状波とよばれる特徴的な波形を示す.

❷ 心房細動

リエントリー回路は主として左心房にあり，複数のリエントリー回路が分裂や融合を行いながら不安定に移動する．心電図では心房興奮が全くランダムな波形として示される．心房筋はけいれんしているような状態となり，収縮力は失われる．このため，左心房内で血液がうっ滞して血栓を形成し，脳梗塞の原因となることがある．

❸ 発作性上室性頻拍

発作性上室性頻拍のメカニズムは大きく2つある．WPW症候群とよばれる心房と心室の間に心筋の束（副伝導路）が先天的に存在する疾患では，房室結節→心室→副伝導路→心房→房室結節というリエントリー回路が形成される．また，心房と房室結節をつなぐ心筋が2本存在することもあり，その場合は心房と房室結節の間の小さな領域でリエントリー回路が形成される．心室の興奮伝導は正常な房室結節から心室へと伝導するため，正常なQRS波形を呈することが多い．

❹ 心室頻拍

陳旧性心筋梗塞や心筋症など，心室筋に何らかの構造的な異常（器質的異常）がある場合，心室のなかで伝導遅延が生じてリエントリー回路が形成される．この場合，心室興奮は右脚・左脚といった正常な伝導系を通らないので，QRS波形は幅広くなる．このほかに，器質的異常をもたない特発性心室頻拍もある．

❺ 心室細動

リエントリー回路が心室内でランダムかつ不安定に生じるものである．心室はけいれんした状態となり，心収縮力は失われる．また心電図ではQRS波形は判別できない．突然死の大きな原因であり，すぐに電気的除細動による対応が必要である．

6 動脈疾患

1）動脈硬化症

動脈硬化症は，**粥状硬化**・中膜硬化・細動脈硬化に分類されるが，ここでは粥状硬化について述べる．粥状硬化は主として動脈の内膜に起こる変化であり，内皮細胞の直下にLDLコレステロールが進入し，酸化を受けて沈着する．この酸化LDLを処理するために血中から単球が進入してマクロファージとなり，酸化LDLを取り込んで泡沫細胞となる．泡沫細胞が集合して脂肪に富んだ塊（プラーク）を形成し，続いて泡沫細胞や内皮細胞が産生したサイトカインによって中膜から平滑筋細胞が遊走・増殖してプラーク被膜の線維化を進める（図11A）．このプラークの肥厚によって血管内腔は狭窄を起こす．プラーク内では組織因子が産生されるため，プラーク被膜が破れると，中の組織因子により急激に血栓が形成されて血管を閉塞することとなる．また一方，プラークは石灰沈着により硬化することがあり，さらに血管壁は動脈硬化によって弾力性をなくしてしまうため，急激な血圧の変化が生じた場合に圧力を吸収できず，硬化した血管壁が破れて出血を起こすことがある．

以上より，動脈硬化は血管の狭窄・閉塞および血管壁破綻による出血のどちらも合併することになる．動脈硬化を起こす危険因子には，遺伝的要因に加えて，脂質異常症，高血圧，肥満，糖尿病，喫煙，加齢などがある．

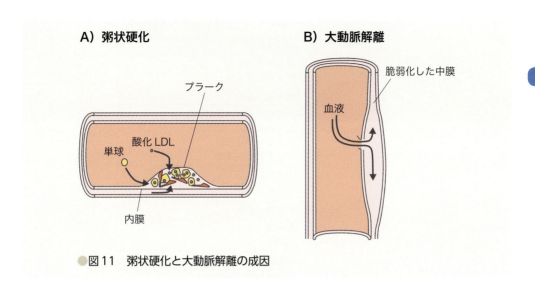

●図11　粥状硬化と大動脈解離の成因

2）大動脈解離

　大動脈の壁は内膜・中膜・外膜の3層から構成されている．中膜は弾性線維と血管平滑筋が主な構成成分であり，内側3分の2は大動脈内からの血液の拡散によって，外側3分の1は栄養血管から血液が供給される．栄養血管の血流が減少すると，中膜の壊死により脆弱化が生じる．血管内膜の一部が破れて大動脈内の血液が脆弱化した中膜に入り込むと，大動脈壁が中膜の中で裂けていく（図11B）．これを**大動脈解離**とよぶ．大動脈内の血圧は高いので，いったん解離がはじまると急速に大動脈長軸に沿って進んでいく．解離がはじまると，胸部～背部に急激な強い痛みを自覚する．痛みの場所は，解離の進行に伴って徐々に移動することもある．本来の血管内腔を真腔，解離によって生じた部分（もともとは血管壁の中膜であった部分）を解離腔あるいは偽腔とよぶが，腎動脈など大動脈から出る枝の起始部が解離腔により圧迫された場合は，枝への血流が不十分となり，臓器の虚血を合併することがある．

　血管壁外膜は線維成分でできており比較的強いため，解離腔に入り込んだ血液は外膜で食い止められることが多いが，外膜が破れると胸腔あるいは腹腔内に大出血し致死的である．一方，解離腔の血液が再び別の内膜の亀裂から真腔に戻ることがあり，この場合は大動脈腔が二重になったような状態である程度安定化することもある．

　大動脈解離においては，上行大動脈に解離が及ぶかどうかは重要な問題である．その理由は，①冠動脈の起始部まで解離が及び，冠動脈が圧迫されると心筋梗塞を合併する，②大動脈起始部が変形すると重症の大動脈閉鎖不全を合併する，③心膜腔に血液がしみ出して血液が貯留し，心臓を圧迫する病態である心タンポナーデ[※9]を合併するという重篤な病態につながる可能性があるからである．

※9　心臓を包む膜（心膜）と心臓の間の心膜腔に血液などが貯留し，心拍動が制限される状態である．心臓は外から圧迫され，拡張期に血液を吸い込むことができないために，心拍出量も著減する．

●表1　二次性高血圧の原因疾患

腎性高血圧
腎血管性高血圧 腎実質性高血圧
内分泌性高血圧
原発性アルドステロン症 褐色細胞腫 クッシング症候群 甲状腺機能亢進症
血管性高血圧
大動脈縮窄症
中枢性高血圧
脳出血 脳腫瘍
薬剤誘発性高血圧
睡眠時無呼吸症候群

3）大動脈瘤

　大動脈瘤とは，その名の通り大動脈にできた瘤であり，大動脈の全周性に生じることも，局所的に生じることもある．全周性に拡大する場合は，正常径の1.5倍を超える（胸部なら45 mm，腹部なら30 mm）と，**大動脈瘤**とよぶ．大動脈瘤は，その形態により真性・仮性，存在部位により胸部・腹部，原因により動脈硬化性・炎症性・外傷性などに分類される．急激に瘤径が増大している切迫破裂のような状態を除き，自覚症状はないことが多い．

7 高血圧症

　高血圧症は非常に多い疾患であり，本邦での患者数は約3,000万人とも推定されている．血圧を規定する因子は先述したとおりであるが，臨床的に高血圧症は，原因が明確にされない**本態性高血圧症**と，基礎疾患の明らかな**二次性高血圧症**に分類される．高血圧症の大多数は本態性高血圧症であり，二次性高血圧症は10％程度と考えられている．本態性高血圧症は，遺伝的要因に加えて，食塩過剰摂取・肥満・運動不足・精神的ストレスなどの環境因子が作用して発病すると考えられている．二次性高血圧症のなかでは，原発性アルドステロン症・睡眠時無呼吸症候群を原因とするものや，糸球体腎炎など腎実質疾患を原因とするものが多いと報告されている（表1）．

　血圧は常に一定ではなく，季節変動や日内変動が存在する．このため，病院受診時の血圧（診察室血圧）と自宅血圧に乖離があることは珍しくない．緊張や精神的ストレスによって診察室血圧だけが高値になるものを**白衣高血圧**とよぶ．一方，診察室血圧は正常範囲内だが自宅血圧をみると高値を示すものは**仮面高血圧**とよぶ．仮面高血圧は，白衣高血圧に比べると心筋梗塞や脳梗塞などの心血管イベントを合併する確率が高いと報告されており，自宅での継続的な血圧測定は非常に重要である．特に早朝に血圧が高くなるパターンが早朝高血圧であり，心血管イベントのリスクが高いことから注意が必要である．

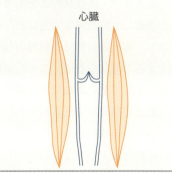

●図12 筋肉ポンプと静脈弁

8 静脈疾患

1）静脈瘤

　　静脈内の血液の流れは動脈と大きく異なる．動脈は心臓の収縮により拍動性の血流が生じるが，静脈内の血液は，①動脈から来る血液が静脈血を押し出す，②呼吸の際に胸腔内圧が低下して静脈血を吸い込む，③心臓の拡張により血液を吸い込む，④筋肉の収縮により静脈が押しつぶされて血液が動かされるなどの力により動く．重力は大きな要素であり，立位の場合，重力は上半身の静脈血を心臓に戻す力になるが，下肢では逆に血液を足にとどめる力となる．このことから，静脈の異常が上肢よりも下肢に生じやすいことがわかる．

　　下肢の静脈血を心臓に戻すうえで重要なのは，下肢の筋肉の収縮と静脈内にある弁である．筋肉が収縮したときに静脈血は押し出され，心臓方向に流れる．この作用を**筋肉ポンプ**という．筋収縮が終わると重力によって血液は足に戻ろうとする．このとき血液が逆流しないように弁が閉じることで，血液が下肢先端に戻ることを防ぐ（図12）．この筋肉ポンプ・静脈弁が機能しなくなると，下肢の静脈内に血液がうっ滞して静脈は拡張し，**静脈瘤**となる．静脈瘤は非常に多い疾患であり，特に女性に多く，妊娠は静脈瘤発症の危険因子となる．また遺伝や生活習慣（立ち仕事）も危険因子と考えられる．

2）静脈血栓症

　　静脈内で血液が凝固して血栓を形成する疾患が**静脈血栓症**である．静脈血栓が生じる機序は，血液凝固能の亢進と血流うっ滞の2つであり，血液凝固能は脱水・悪性腫瘍の合併・経口避妊薬内服・生活習慣病の合併など多くの状況で亢進する．また，前述のように下肢の静脈血流は筋肉の収縮によって生じるため，筋肉が収縮しないような状況（外傷治療における下肢の長期固定・長期臥床）では血流はうっ滞することになる．長時間飛行機に乗っていることにより生じる，いわゆるエコノミークラス症候群も長時間下肢筋肉を収縮させずに下肢をおろしているために血流うっ滞が生じることが原因である．

　　下肢における静脈血栓症は表在ではなく深部の静脈で生じることが多いため，深部静脈血

栓症ともよばれる．深部静脈血栓症が生じると，下腿の不快感や下腿腫脹・浮腫などを自覚することもあるが，無症状のことも多い．深部静脈血栓症の際に最も問題になるのは，生じた血栓が遊離して肺動脈まで運ばれ，肺動脈を閉塞することである．これを肺血栓塞栓症とよぶ．なお，肺組織自体は肺動脈の他に気管支動脈からの血液供給を受けているため，肺組織が壊死することは少ない．このため肺梗塞ではなく，肺血栓塞栓症と命名される．肺血栓塞栓症は，下肢で生じた血栓が遊離するときに生じやすいので，エコノミークラス症候群でいうと，飛行機を降りて歩き出したときに筋肉の収縮によって静脈が圧迫されたときなどに生じやすいという特徴がある．

　肺血栓塞栓症は，小さなものであれば無症状のことも多いが，大きな範囲で血流が途絶すると肺でのガス交換ができなくなって急激な呼吸困難を生じ，時として致死的となる．

4 治療

1 治療手技

　心疾患の多くは，心臓そのものへの酸素供給が不足するか，心臓の機能低下により全身への酸素供給が減少する．このため安静にして酸素吸入を行うことが多くの病態で行われる．これに加えて，以下のような治療手技がある．

1）カテーテル治療

　心臓カテーテル検査については 2 3 で述べたが，カテーテルを用いた治療も広く行われている．

❶冠動脈インターベンション（PCI）

　血管造影に引き続いて，冠動脈の中に細いガイドワイヤーを通した後，血管拡張用のバルーンを挿入して狭窄した血管を拡張させる治療である．急性心筋梗塞など血栓によって血管が閉塞している場合には血栓吸引を行うこともある．また，血管が狭窄した部位を無理矢理拡張させてもその後再狭窄が生じたり，拡張直後に急性閉塞を起こしたりすることがあるので，金属の筒（ステント）を留置する治療が多く行われている（図13）．

❷カテーテルアブレーション

　電気生理学検査によって不整脈の原因となる部分を同定した後，治療用の電極カテーテルを挿入して高周波通電を行い，その部位を焼灼する治療である．不整脈の根治療法として広く行われている．

2）植込み型デバイス治療

　徐脈性不整脈では，心臓内に留置したリード線を通して心臓を刺激するペースメーカーの植込みが広く行われている．また，心室細動などの頻脈性不整脈で突然死のリスクがある患者では，不整脈を検出して体内で自動的に電気的除細動を行う，植込み型除細動器の植込み手術を行う．

3）機械的補助循環装置

　心不全・急性心筋梗塞などで薬物療法でも十分な改善がみられないとき，大動脈内にバルーンを留置して拡張期にバルーンを拡張・収縮期に収縮させると，左心室が収縮する際の負荷

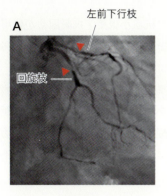
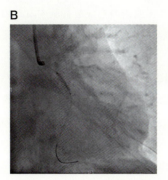
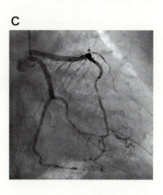

●図13 冠動脈インターベンション
A：左冠動脈前下行枝・回旋枝がともに高度狭窄している（▲）．B：回旋枝にガイドワイヤーを挿入し，さらにバルーンカテーテルを狭窄部に進めている．C：インターベンション後，左冠動脈は前下行枝，回旋枝ともに拡張されている．

が減ると同時に冠血流が増加する．これを**大動脈内バルーンパンピング**（IABP）とよぶ．

また，静脈から血液を脱血し，人工肺を通して酸素化した後に動脈へと送血するPCPSとよばれる補助循環装置を用いることもある．IABPやPCPSは急性の重症心不全などに対する一時的な治療である．さらに長期の補助循環装置としては，左室補助装置（LVAD）を使用することがある．

4）手術療法

虚血性心疾患に対しては，開胸して狭窄・閉塞した冠動脈の先の部分に別の血管を接続して血流を確保する，冠動脈バイパス術が行われる．また，弁膜症の治療としては人工弁に取り替える弁置換術が根治療法となる．

5）心臓リハビリテーション

心疾患は，運動能力や体の調節能力の低下を伴うことがある．このような場合に，心臓への負荷を評価しつつ運動能力の改善などを行う心臓リハビリテーションが行われる．

2 薬物療法

上記治療手技と併用，あるいは単独で薬物療法も広く行われる．

1）心不全

心不全の原因の多くは，心収縮力の低下である．このため，心筋の収縮能を上げる薬剤（強心薬）が用いられる．これには交感神経β_1受容体刺激作用のあるカテコールアミンや，細胞内cAMP分解を抑制するホスホジエステラーゼ阻害薬などがある．また，心筋の肥大・線維化による拡張能低下を抑制する薬剤として，レニン・アンジオテンシン・アルドステロン系（RAS）阻害薬が広く用いられる．さらに，うっ血の改善のために利尿薬が併用される．交感神経β遮断薬は，慢性心不全に対して少量投与することで心機能の改善や運動耐容能の改善を認めることが報告されている．

2）虚血性心疾患

　心筋虚血に対しては，まず血栓の形成を抑制するために抗血小板薬・抗凝固薬が使用される．心筋梗塞の際には，前述のPCIの他に，血栓溶解薬を投与して閉塞した血管の再開通を試みることもある．

　また，心筋虚血は心筋における酸素（血液）の需給バランスによって決定されるため，ニトログリセリンに代表される血管拡張薬を投与して血流を確保したり，交感神経β遮断薬によって心拍数を減らし，心収縮力を弱めることで心筋の酸素需要を減少させるという治療を行う．脂質異常症の改善も長期的には冠動脈プラークの退縮が期待されるため，スタチンなどのLDLコレステロール低下作用のある薬剤を併用する．

3）不整脈

　頻脈性不整脈に対しては，抗不整脈薬を使用することがある．抗不整脈薬の多くはイオンチャネルの阻害薬であり，Naチャネルを阻害して興奮を抑制するもの，Kチャネルを阻害して心筋細胞の再分極を遅らせ，リエントリーが生じないようにするものなどがある．さらに，交感神経を抑制する薬剤として交感神経β遮断薬などを使用することもある．

4）高血圧症

　高血圧に対して用いる薬剤を降圧薬とよぶ．血圧を規定する因子のそれぞれを抑制することで血圧を低下させることができる（図5参照）．代表的なものとして，血管平滑筋の収縮を抑制して血管抵抗を下げるCa拮抗薬，RAS阻害薬，循環血液量を低下させる利尿薬，心拍数を減らし1回心拍出量を低下させる交感神経β遮断薬などを使用する．

3 その他の治療

　生活習慣により発症あるいは増悪する疾患では，生活習慣の改善は非常に重要である．食事の塩分制限は高血圧に対する治療の第一に行う．また，多くの心血管疾患の危険因子である脂質異常症や肥満に対しては，食事療法と運動療法が非常に重要であり，体重のコントロールを指導する必要がある．喫煙者に対しては禁煙を強く指導する．また，静脈瘤に対しては弾性ストッキングを着用するなどの物理的な治療を行うことがある．

まとめ

- □ 循環器疾患は，無症状のものから突然死につながる重症なものまで幅広く，急激な状態の変化に注意が必要である．
- □ 全身が必要とするだけの血液を循環できなくなる状態が心不全であり，右心系・左心系それぞれの収縮能・拡張能低下により多彩な病態を示す．
- □ 先天性心疾患や心臓弁膜症などの心臓の構造に異常をきたす疾患では，心臓のなかでの圧負荷または容量負荷が病態の原因となる．
- □ 狭心症や心筋梗塞など，冠動脈の血流に異常をきたす疾患では，動脈硬化による血管の狭窄と血管内皮の状態が重要である．
- □ 不整脈は，洞結節にはじまる電気的興奮に異常をきたす疾患であり，興奮伝導の障害の部位と程度がその病態を考えるうえで重要である．

<文献>

1）藤岡由夫：循環器系疾患．「栄養科学イラストレイテッド 臨床医学 疾病の成り立ち 改訂第2版」（田中明，他/編），pp133-154，羊土社，2015

Column

オーダーメイド医療

近年，ゲノムワイド関連解析（GWAS）をはじめとするゲノム医学の発展に伴い，疾患の発症や重症化に関連する遺伝子多型や，薬剤の有効性に関連する遺伝子変異・遺伝子多型が数多く報告されている．これらの遺伝子情報は，疾患の発症リスクが高い人を見つけ出して予防的治療を開始することや，適切な治療薬を選択して有効な治療を行うことなどに役立つと考えられる．このような個々の患者に合わせた治療をオーダーメイド医療あるいは個別化医療とよび，今後の発展が期待される．

3章 呼吸器疾患

呼吸器系は，気道，肺，縦隔，胸膜，横隔膜からなるが，扱う疾患は各臓器の病変のみならず，呼吸中枢の異常なども含まれ，多彩である．肺は外呼吸[※1]をつかさどる主要な臓器であり，体内に酸素を取り入れ老廃物の二酸化炭素（炭酸ガス：CO_2）を体外に排出するガス交換を行うことが究極の役割である．呼吸器系の特性として，①外界と通じている開放系である，②血流の豊富な臓器である，③換気・血流および肺そのものが重力の影響を大きく受ける，④肺胞（気相）と毛細血管（液相）が接してガス交換を行う，⑤免疫機構が発達しているなどがあげられる．これらの特性およびその破綻により肺におびただしい数の疾患が発生することも大きな特徴である．

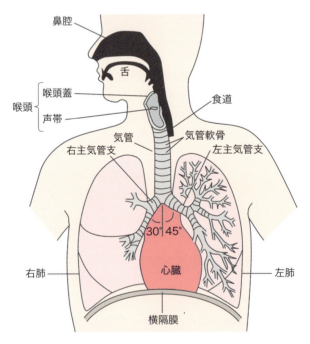

概略図　呼吸器系の解剖図

右肺は上葉，中葉，下葉の3葉に，左肺は上葉，下葉の2葉に分かれている．胸腔内で両肺を取り除いた中央部分を縦隔とよび，心・大血管，食道，気管，神経，リンパ節を含む．

※1　外呼吸は，肺胞レベルで行われる肺胞と毛細血管との間のガス交換を指し，内呼吸は細胞レベルで行われる組織と血液との間のガス交換を指す．

1 病態と症候

1 呼吸器の機能と病態

ガス交換の過程（図1）は換気，拡散，循環（血流）の3段階に分けられ，これらを制御しているのが**呼吸調節系**である．

1）換気

換気は，呼吸運動によって空気が肺胞へ，また肺胞から外界へと移動する働きを指し，呼吸の基本的な要素である．

換気の異常には，**低換気**（換気不全）と**過剰換気**がある．換気不全により肺胞低換気になると酸素の取り込みが落ち低酸素血症となるが，同時にCO_2排出も障害されて高CO_2血症となり，血液が酸性に傾く（**呼吸性アシドーシス**）．逆に換気が異常に亢進すると，体内のCO_2排出が過剰になって低CO_2血症となり，血液がアルカリ性に傾く（**呼吸性アルカローシス**）．

2）拡散

肺胞と毛細血管との間のガス交換は**拡散**（ガスが圧の高い方から低い方へ移動する現象）によって行われる．肺胞腔に到達した酸素は，この圧勾配で肺胞腔から毛細血管内に，逆にCO_2は毛細血管内から肺胞腔内に移行する．

CO_2の拡散能力は酸素のおよそ20倍と高いため，肺胞壁で拡散が障害されてもCO_2排出にはほとんど問題がないが，酸素の取り込みは容易に障害されて低酸素血症になる．

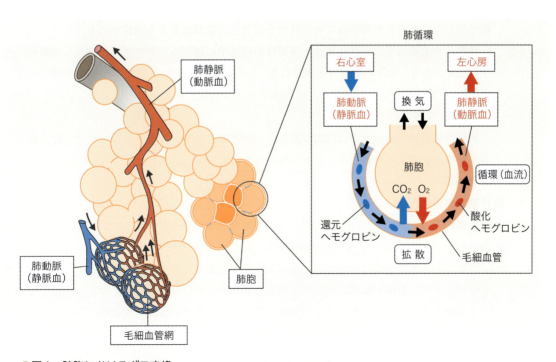

● 図1　肺胞におけるガス交換

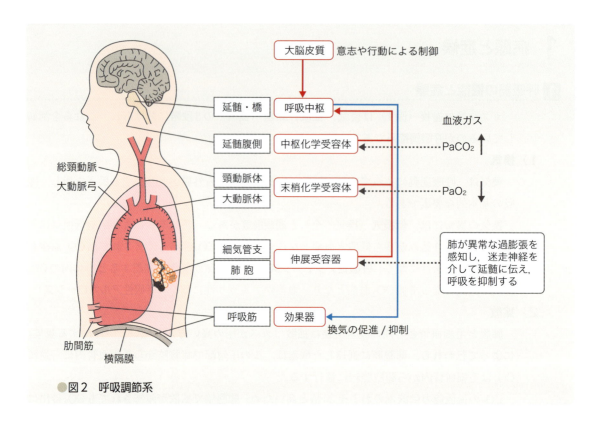

●図2　呼吸調節系

3）循環（血流）

肺循環[※2]は小循環ともよばれ，右心室→肺動脈→肺胞→肺静脈→左心房の流れで全身の組織で生じたCO_2を含む静脈血に再び酸素を送り込み動脈血化する循環である．

肺胞から毛細血管に取り込まれた酸素は赤血球中の還元ヘモグロビンと結合して酸化ヘモグロビンとなり，全身の組織へと運ばれる．一方，組織で生じたCO_2の70％は血漿中に重炭酸イオン（HCO_3^-）として存在して肺胞まで運ばれるため，物理的に溶解しているCO_2は5％程度にすぎない．

肺循環障害の代表的疾患は**肺血栓塞栓症・肺梗塞**である．血流の豊富な肺は全身の血液が必ず一度は通過するため，がんの血行性転移も生じやすい．

4）呼吸調節

❶呼吸調節系

呼吸の速さ，深さ，リズムを決定し，動脈血酸素分圧（PaO_2）および二酸化炭素分圧（$PaCO_2$）を一定に保つしくみを**呼吸調節系**（図2）とよぶ．

呼吸中枢は延髄・橋に存在し，呼吸調節の自動制御センターの役割を果たしている．情報を受けとり呼吸中枢に情報を伝達する見張りセンサーの役割を果たしているのが化学受容体で，中枢化学受容体と末梢化学受容体がある．**中枢化学受容体**は延髄腹側に存在し，血中の

[※2] 心臓から出る血管を動脈，心臓に向かう血管を静脈とよび，酸素化された血液を動脈血，CO_2を含み酸素化を必要とする血液を静脈血とよぶ．そのため「肺動脈は静脈血で肺静脈は動脈血」であるという点が体循環（大循環）と異なっており，誤りやすい点である．

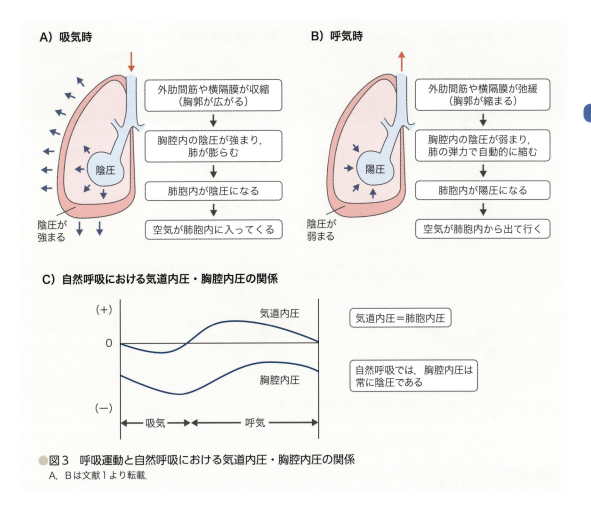

●図3　呼吸運動と自然呼吸における気道内圧・胸腔内圧の関係
A，Bは文献1より転載．

CO₂の上昇を感知して呼吸中枢に情報を送る主経路である．一方，**末梢化学受容体**は頸動脈体と大動脈体に存在し，PaO₂低下を感知して呼吸中枢に働きかける作用があるが副次的である．したがって，健常人の主な換気刺激因子はCO₂の上昇であるが，例えば慢性の高CO₂血症があるなど病的状態の患者では低酸素が主な換気刺激因子になる．これは後述するCO₂ナルコーシスの成因を理解するうえで，重要なポイントである．

❷ **呼吸運動**

　肺は自らの弾力で縮もうとする性質がもともとあるが，自然呼吸時の胸腔内圧が常に陰圧のため外側に引っ張られる力で膨らんでいる．肺は自律的に動くことのできない臓器のため，周囲の呼吸筋（横隔膜や肋間筋）の収縮・弛緩とそれに伴って起こる胸腔内圧の変化により換気が行われる（図3）．安静時の吸息の約70％が腹式呼吸，30％が胸式呼吸である．腹式呼吸は横隔膜が主として働く最も効率のよい呼吸であり，胸式呼吸では外肋間筋が収縮して胸腔を拡げる．呼気時にはこれらの筋が弛緩するだけで自然に肺が収縮する．深呼吸や運動，病的状態での努力呼吸時には，吸気時の斜角筋や胸鎖乳突筋，呼気時の内肋間筋や腹筋群などの呼吸補助筋が使われる．

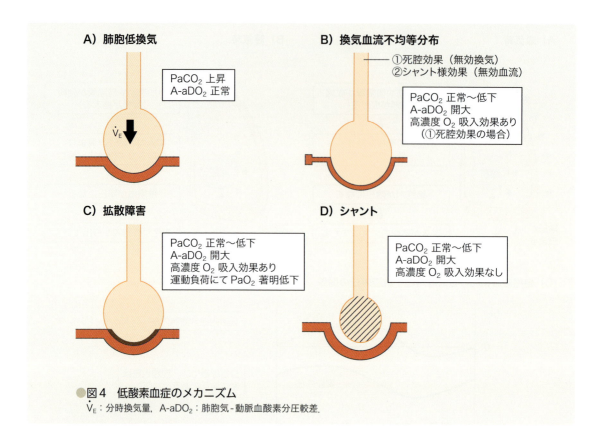

● 図4 低酸素血症のメカニズム
$\dot{V}_E$：分時換気量，$A-aDO_2$：肺胞気-動脈血酸素分圧較差．

2 呼吸不全

1）病態

呼吸不全とは，肺の本来の目的であるガス交換の機能が種々の原因で障害され，空気呼吸下で$PaO_2 < 60$ Torr[※3]（低酸素血症）の状態を指す．**低酸素血症は，❶肺胞低換気，❷換気血流不均等分布，❸拡散障害，❹シャントの4つのメカニズム（図4）により生じる．**

❶肺胞低換気（換気不全）

酸素の取り込みおよびCO_2の排出のいずれも換気に大きく依存しており，換気が障害されると低酸素血症ならびに高CO_2血症を合併し，呼吸性アシドーシスの状態となる．高CO_2血症は肺胞低換気でのみ生じる．換気不全は，窒息や神経筋疾患による呼吸筋麻痺でも起こるように，原因が呼吸器疾患（肺の異常）に限らない点が特徴である．

❷換気血流不均等分布

空気や血液には重量があるため重力の影響を受け，正常な肺でも上肺野と下肺野では換気血流比は異なる．病的状態では，この換気血流比が正常肺と異なった不均等分布を示すことがあり，低酸素血症を呈する．これには①換気＞血流（死腔効果＝無効換気）と②血流＞換気（シャント様効果＝無効血流）の2つがあり，死腔効果は肺血栓塞栓症，シャント様効果は無気肺や肺水腫が代表的疾患である．

※3 圧力の単位で，mmHgと同じ単位の別名であり，どちらを使用しても間違いではない．一般にmmHgが「血圧の単位」として用いられるのに対し，Torrは「生体内の圧力（PaO_2，$PaCO_2$など）の単位」として用いられることが多い．

❸ 拡散障害

間質性肺疾患や肺線維症では，間質の肥厚により拡散が障害されて低酸素血症を生じるが，CO_2排出障害はほとんどみられない．運動時には心拍数の増加により肺胞から毛細血管への酸素の受け渡しの時間がさらに短くなるため，低酸素血症が増悪する．

❹ シャント（無効血流）

肺胞腔に滲出物が充満したり肺胞が虚脱した場合に，本来酸素化されるべき肺動脈（静脈血）が酸素化されない状態で肺静脈に還流するため低酸素血症を呈する病態で，成人呼吸窮迫症候群（ARDS）が代表的疾患である．ARDSは非心原性肺水腫ともよばれ，通常の高濃度酸素投与では改善せず，人工呼吸管理，特に呼気終末陽圧換気（PEEP）[※4]が必要となる．

2）分類

❶ 換気不全（高 CO_2 血症）の有無による分類

Ⅰ型呼吸不全とⅡ型呼吸不全に分けられ，**Ⅰ型呼吸不全**は$PaCO_2 < 45$ Torrで換気不全のない状態，**Ⅱ型呼吸不全**は$PaCO_2 \geqq 45$ Torrで換気不全が存在する状態を指す．

❷ 経過による分類

経過により急性呼吸不全と慢性呼吸不全に分けられる．**急性呼吸不全**は急性に呼吸不全に陥る状態で可逆的な病態を示し，ARDS，重症肺炎，肺血栓塞栓症，喘息重積発作，気胸などで生じる．**慢性呼吸不全**は呼吸不全の状態が1カ月以上持続する場合で，不可逆的な病変が存在し代償機転を伴っていることが多く，慢性閉塞性肺疾患（COPD），肺結核後遺症，肺線維症，慢性肺血栓塞栓症，肺胞低換気症候群などがあげられる．

3 CO_2 ナルコーシス

1）病態

急激な高 CO_2 血症をきたし，意識障害や中枢神経症状を呈する病態を指す．原因はさまざまで，CO_2蓄積傾向の強いⅡ型呼吸不全の増悪や，呼吸抑制をきたす薬物（睡眠薬や麻薬など）の過剰投与などでも起こりうる．

しかし臨床的に最も注意しなければならないのは，慢性Ⅱ型呼吸不全患者に不用意に高濃度の酸素を投与した場合に生じるCO_2ナルコーシスである．前述のとおり，健常人の主たる換気刺激因子はCO_2の上昇であるが，慢性の高 CO_2 血症を有するⅡ型呼吸不全患者ではCO_2が高い状態に慣れてしまっているため，主たる換気刺激因子は低酸素である．こうした患者に高濃度酸素が投与されると，呼吸中枢での換気刺激がなくなり（言い換えれば，酸素が過剰に体内に入ったため，呼吸中枢に「呼吸を休んでもよい」という誤った指令が届き），呼吸が抑制されてさらにCO_2が蓄積し，場合によっては呼吸停止から死にいたる．

2）予防および対処法

慢性Ⅱ型呼吸不全患者に酸素を投与する場合は，低濃度から徐々に開始し，動脈血液ガス分析でpHと$PaCO_2$をチェックしながら適正な酸素量を決めていく必要がある．CO_2ナルコーシスに陥った患者には，換気の補助が必要である．

[※4] 人工呼吸管理で用いられる通常の換気モードでは呼気終末の気道内圧は0（大気圧と同等）になるが，肺胞の虚脱を防ぎ酸素化の改善を図る目的で呼気終末に一定の陽圧をかけるモードがPEEPである．

4 主な症候

1）咳嗽

痰を伴う咳（湿性咳嗽）と伴わない咳（乾性咳嗽）とがある．**湿性咳嗽**は肺の感染症や気管支拡張症，慢性気管支炎などでみられる．**乾性咳嗽**はアレルギー性の咳（咳喘息など）や非定型肺炎，間質性肺炎などが代表的であるが，逆流性食道炎やACE阻害薬などの薬の副作用でも生じることがある．健常人にとって咳反射は重要な生体防御反応であり，誤嚥や通常の呼吸で気道内に入った異物は咳とともに喀出され，それ以上の侵入を防ぐ役割がある．したがって，意識障害，呼吸筋力低下，腹部の術後など有効な咳ができない状態では，嚥下性肺炎を生じやすい．

2）喀痰

喀痰は気道粘膜からの過剰な分泌物であり，発生機序により色調，性状などが異なる．細菌による呼吸器感染では膿性痰が特徴であり，ほかに痰を伴う病態は，COPD，気管支喘息，気管支拡張症，肺がん，心不全など多岐にわたる．

3）血痰，喀血

痰に血が混じるものを**血痰**，気道から血液そのものを喀出することを**喀血**とよぶ．大量出血では，出血性ショックや凝血塊による窒息の危険がある．まず気道系からの出血かどうかの確認が重要であり，口腔内や耳鼻科領域からの出血（歯肉出血や鼻出血）や，消化管からの出血（吐血）との，鑑別を要する．喀血は咳とともに喀出され鮮紅色であるのに対し，吐血は暗赤色で食物残渣を含むことが多い．血痰・喀血の場合，若年者を含むすべての年齢で気管支拡張症と肺結核は念頭に置くべき疾患であり，高齢者では肺がんを第一に疑う．

喀血時の対処法として，出血部位がわかっている場合は出血側を下にした体位をとり，血液が健側に流れ込まないようにする．出血量が多い場合やくり返す場合は，気管支鏡下での止血処置や気管支動脈塞栓術が有用である．それでも止血が困難な場合は手術も考慮する．

4）胸痛

胸痛は呼吸器疾患以外の原因でもみられるため，鑑別診断が重要である．肺そのものには痛みの神経がないため，呼吸器系の原因で胸痛がみられる場合は，**胸膜疾患**（自然気胸，胸膜炎，がんの胸壁浸潤）や**血管系の異常**（肺血栓塞栓症・肺梗塞）を疑う．

5）呼吸困難

呼吸の際に感じる不快感や努力感を総称した症状で，「息切れ」の客観的表現である．呼吸困難の評価には，表1に示すようにスケール化した客観的な指標が用いられる．呼吸困難は低酸素だけでなく，$PaCO_2$の上昇，pHの低下（アシドーシス），呼吸仕事量の増大，換気刺激の亢進など，さまざまなメカニズムで起こるため，心血管系疾患，貧血，糖尿病性ケトアシドーシスや尿毒症性アシドーシス，心因性など呼吸器疾患以外の病態でも出現する．

仰臥位より坐位の方が静脈還流が減少して肺への負担が減るため，心不全や喘息発作などでは，上半身を起こした起坐位や半坐位（ファウラー位）にさせることで呼吸困難は軽減することが多い．

54　はじめの一歩の病態・疾患学

●表1 呼吸困難の評価に用いる客観的指標

A）MRC息切れスケール	
Grade 0	息切れを感じない
Grade 1	強い労作で息切れを感じる
Grade 2	平地を早足で歩く，あるいは緩やかな上り坂を歩く時に息切れを感じる
Grade 3	平地歩行でも息切れのため同年代の人よりも歩くのが遅い，あるいは自分のペースで平地歩行していても息切れのために休むことがある
Grade 4	平坦な道を100ヤード（91.4 m）歩いた後，あるいは数分平地歩行した後に息切れのため立ち止まる
Grade 5	息切れがひどくて外出できない，あるいは衣服の着替えをする時も息切れがする

B）ボルグスケール		C）ヒュージョーンズの呼吸困難度分類	
0	感じない	Ⅰ度	同年代の健常人と同様に歩け，階段の昇降も健常人なみにできる
0.5	非常に弱い		
1	やや弱い	Ⅱ度	同年代の健常人と同様に歩けるが，階段の昇降は健常人なみにできない
2	弱い		
3		Ⅲ度	健常人なみには歩けないが，自分のペースなら1.6 km以上歩ける
4	多少強い		
5	強い	Ⅳ度	休みながら50 m以上歩ける
6		Ⅴ度	会話，着物の着脱にも息切れがする，息切れのために外出できない
7	とても強い		
8			
9			
10	非常に強い		

MRC：medical research council.

6）喘鳴

「ヒューヒュー，ゼーゼー」という呼吸音を聴診器なしに直接聴取しうる症候で，痰の貯留，気道の炎症や気管支攣縮，腫瘍や異物などにより狭窄した気道内を空気が通過する際の乱流あるいは振動音である．最も代表的な疾患は気管支喘息であるが，上気道狭窄やCOPD，心不全などでも喘鳴が認められることがあり，喘息と誤診しないよう注意を要する．

7）嗄声

声がかすれる症状であり，その原因として声帯そのものの異常（ポリープ，炎症，腫瘍など）と，声帯を支配する反回神経の異常（反回神経麻痺）がある．迷走神経の分枝である反回神経はいったん胸腔内に入ってから反転して声帯筋に到達するため走行距離が長く，どこで障害を受けても声帯の麻痺をきたし嗄声を生じる．原因の多くは胸郭内病変（縦隔リンパ節腫大，肺がん，縦隔腫瘍，大動脈瘤など）であるため，反回神経麻痺と診断されたら，必ず胸部X線あるいはCTにて病変の有無をチェックする必要がある．

3章-1 病態と症候 55

2 フィジカルアセスメントと臨床検査

1 フィジカルアセスメント

1）視診

❶呼吸パターンの異常

　　成人の安静時の正常呼吸は胸腹式呼吸で，呼吸数が毎分12〜20回，1回換気量が400〜500 mLである．呼吸の観察ポイントは，呼吸数，深さ，リズムであり，それに胸郭の形，動きが加わる．呼吸パターンの異常として，数の異常（頻呼吸，徐呼吸，無呼吸），深さの異常（過呼吸，浅呼吸），リズムの異常（周期性呼吸）がある（図5）．**クスマウル呼吸**は，糖尿病性ケトアシドーシスや尿毒症性アシドーシスで生じる異常な酸が呼吸中枢を刺激して起こる代償性の深く大きな呼吸である．**チェーン・ストークス呼吸**は無呼吸から徐々に呼吸が再開しその後再び無呼吸になる周期性呼吸で，中枢神経系疾患（脳腫瘍，脳血管障害）や重症心不全でみられる．**ビオー呼吸**は無呼吸の後に突然数回の不規則な頻呼吸の群発を認める周期性呼吸で，延髄の異常や脳炎，髄膜炎などで認められる．これらは呼吸器系以外の原因による特徴的な異常呼吸であり，これだけで疾患を推定することができる点で重要である．

❷チアノーゼ

　　耳朶，爪床，口唇周囲などの皮膚や粘膜が青紫色に変色する状態をいう．毛細血管血液中の還元ヘモグロビンが5 g/dL以上で出現するため，ヘモグロビンの絶対量が少ない貧血患者では発生しにくい．チアノーゼには，低酸素血症を伴う**中心性チアノーゼ**（呼吸不全，先天性心疾患など），末梢での血流低下による**末梢性チアノーゼ**（ショック，末梢動脈閉塞，寒冷

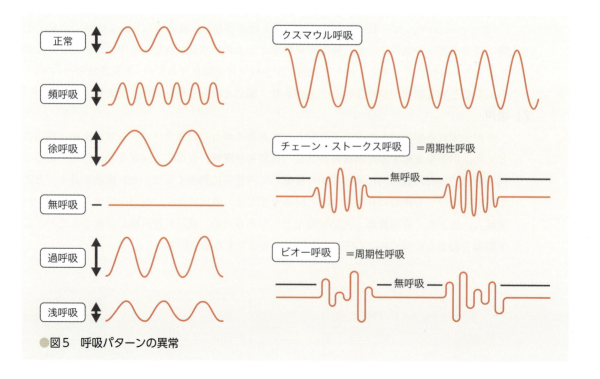

●図5　呼吸パターンの異常

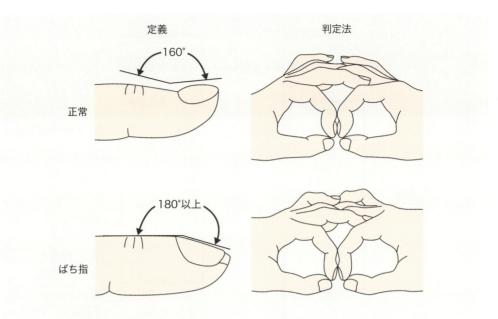

●図6 ばち指の定義と判定法
右図のように両手の指をつけてみると，人差し指の部分にできる隙間が正常では爪床部になる（上図）が，ばち指では爪床とDIP関節との間にできる（下図）．

曝露など），**血液性チアノーゼ**（異常ヘモグロビン血症）があり，必ずしも低酸素血症の指標ではない．

❸ ばち指

　肺性肥大性骨関節症[※5]の一症候として現れる指の異常で，爪床角（そうしょうかく）が180°以上になった状態（図6）を指す．原因としては，肺がんなどの悪性腫瘍，慢性呼吸不全やチアノーゼ性心疾患，肝硬変，感染性心内膜炎，クローン病，潰瘍性大腸炎などがあるが，肺がんが最多であり，他の原因に比べ比較的短期間で出現する点が鑑別になる．

2）聴診

❶ 呼吸音の異常

　聴診器（膜型タイプ）を用いて，通常は坐位にて比較的大きな呼吸をしてもらいながら左右の肺（胸部の前面および背面）をまんべんなく聴取する．気管支喘息の場合は頸部聴診も有用である．

　肺音の分類（図7）からわかるように，肺音の異常は，正常で聴かれる呼吸音の異常と，通常は聴かれない異常呼吸音（副雑音）とがあり，ラ音は副雑音のうち肺に由来するものを指す．**連続性ラ音**は狭窄した気道を空気が通るときに気道壁が振動して生じる音であり，高音性と低音性の違いは狭窄している気道の太さによる．一方，**断続性ラ音**は起こるメカニズムが異なる．密な断続性ラ音は硬く虚脱した肺胞が吸気時に再開放するときに聴取される音で

[※5] 四肢遠位部の骨関節腫脹と疼痛，長管骨の骨膜下骨新生，ばち指を主症状とする腫瘍随伴症候群の1つで，肺疾患のなかでも原発性肺がんに随伴することが最も多い．

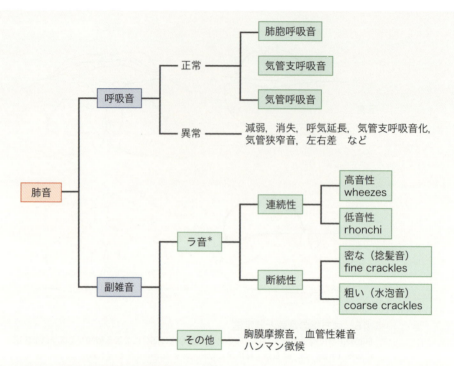

●図7　肺音の分類と聴診所見
＊ラ音：ラッセル音の略で，ドイツ語の「ガラガラ，ゴロゴロといった雑音」の意味に由来する

あり，髪の毛を擦り合わせたときに聞かれる音に似ていることから捻髪音あるいは**ベルクロ・ラ音**[※6]ともよび，間質性肺炎・肺線維症の際に吸気終末で聴かれる．粗い断続性ラ音は気道内の分泌物や滲出物が振動したり水泡膜が破裂するときに生じる音であり，呼気・吸気時の初期に発生し，気管支拡張症やCOPD，肺炎，肺水腫などで聴取される．胸膜摩擦音は，胸膜炎の初期に雪を踏むときのような「ギュッギュッ」という音が吸気終末時に聴かれる．
　　カルテ記載の際は，図7に示されている表現を用いるのがよい．

3）打診

　　肺は健常な成人を打診すると清音（共鳴音）を呈するが，無気肺・胸水などで含気が失われると実質臓器（肝臓・心臓）を叩いたときと同じ濁音となり，気胸や高度の肺気腫など異常に含気が増えた場合は鼓音（太鼓を叩いたときの音）になる．

4）触診

　　皮下気腫は気胸に合併することが多く，触診で異常を検出することができる．また，声音震盪は，気胸や胸水・大きな無気肺・高度の肺気腫などでは減弱し，肺胞に滲出液が溜まる肺炎・肺水腫や胸膜癒着などでは亢進する．

※6　密な断続性ラ音はベルクロ社製のマジックバンドをはがすときの音に似ていることから，ベルクロ・ラ音ともよばれている．

2 臨床検査

1）呼吸機能検査

❶ 換気機能検査

スパイロメータを用いて空気を出し入れする力や働き（換気機能）を検査する．得られたデータを**スパイログラム**（肺気量分画，努力呼気曲線，図8）といい，1回換気量，肺活量，1秒量などを調べることができる．

肺活量は最大吸気から最大呼気を行ったときの肺容量である．身長，年齢，性別によって異なるため，これらから算出した標準値（予測肺活量）に対する実測値の比（％肺活量）を求め，80％以上が正常範囲となる．一方，最大吸気からできるだけ速く呼出したときに最初の1秒間に吐き出す呼気の量を**1秒量**とよび，気道の通りやすさの指標となる．このときに得られた全呼気量（努力肺活量）に対する1秒量の比を**1秒率**とよび，正常値は70％以上である．

％肺活量と1秒率の2つの指標から，閉塞性，拘束性，混合性換気障害の判定を行う（図9）．**閉塞性換気障害**は努力呼出時に気道の閉塞が起こるもので，COPDや喘息発作時が代表的である．閉塞性換気障害があれば，気管支拡張薬（β_2刺激薬）を吸入させ，吸入後の1秒量の改善率が12％以上かつ1秒量の増加量が200 mL以上の場合は可逆性ありと判定し，喘息とCOPDの鑑別に用いる．**拘束性換気障害**は肺の可動性低下により肺活量が減少する病態で，代表的疾患として間質性肺炎・肺線維症，肺結核後遺症，高度の胸膜癒着や胸郭変形などがある．また，COPDでは肺胞破壊のため呼気時に肺胞が十分収縮できず，残気量の増加がみられる．

❷ 拡散能の検査

肺の拡散能は，ガスを肺胞から血液中の赤血球へ運ぶ能力であり，検査では一酸化炭素

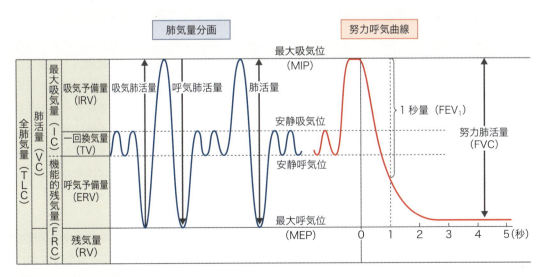

● 図8　スパイログラム
肺活量は，通常呼気肺活量を指すが，吸気肺活量が大きい場合はこれを採用することもある．努力呼気曲線から1秒量を求め，1秒率を算出する（$FEV_1\% = FEV_1/FVC \times 100$）．残気量（RV）はスパイロメータで直接測定することはできない．

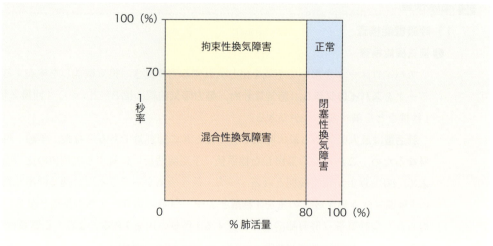

●図9　スパイロメトリーによる換気障害の分類
文献2より引用.

（CO）を指標として測定を行うため，DLcoとあらわされる．DLcoを規定する因子として，細胞膜の障害（肺胞隔壁の肥厚），ガス交換面積の減少，肺毛細血管床の減少などがあげられる．主に肺胞隔壁が肥厚する間質性肺疾患で低下するが，COPDでも重症になれば肺胞破壊に伴う血管床の減少によりDLcoは低下する．

2）動脈血液ガス分析と経皮的酸素飽和度（SpO_2）測定

　動脈血液ガス分析は，肺でのガス交換や酸塩基平衡の異常の有無を調べるために行われる．橈骨動脈や大腿動脈穿刺で動脈血を採取後直ちに測定を行い，pH（正常値7.35〜7.45），PaO_2（正常値80〜100 Torr），$PaCO_2$（正常値35〜45 Torr），HCO_3^-（正常値24 mEq/L）を求める．

　酸素飽和度は赤血球中の酸素と結合している酸化ヘモグロビンの割合を示したもので，動脈血酸素飽和度（SaO_2）[7]の正常値は97％以上である．PaO_2とSaO_2との間には酸素解離曲線（図10）で示される関係があり，通常ではPaO_2 60 TorrがSaO_2 90％に相当し，酸素投与開始の基準となることが多い．動脈血液ガス分析は侵襲的であるため，近年ではPaO_2測定の代用として指先や耳朶で経皮的酸素飽和度（SpO_2）を測定するパルスオキシメータが普及しているが，末梢循環不全やマニキュアなど光の透過に干渉する部位では正確に測定できないことがあるので注意を要する．酸素状態だけを知るのであればSpO_2モニターでも通常の臨床では十分であるが，$PaCO_2$や酸塩基平衡の状態（動脈血でも静脈血でもほぼ変わらない）を知るためには血液ガス分析は必須である．

3）喀痰検査

　痰の検査は検体の良し悪しが結果の信頼性に大きくかかわるため，外来での痰の採取の際はうがいや口腔内清掃後に行い，採取後はなるべく早く検査施設に提出し，保存する際は冷

---

[7] SaO_2（aは動脈性：arterialを指す）は動脈血から直接測定した酸素飽和度を示し，SpO_2（pは経皮的：percutaneousを指す）はパルスオキシメータを用いて経皮的に測定した酸素飽和度をあらわしている．

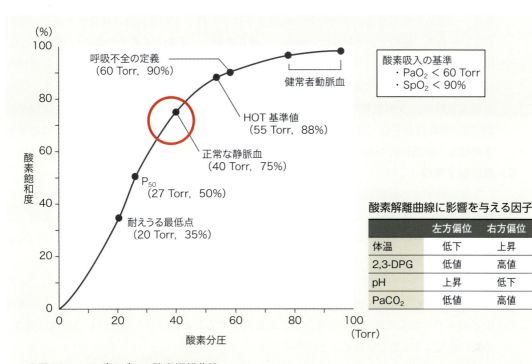

●図10 ヘモグロビンの酸素解離曲線
HOT：在宅酸素療法．2,3-DPG：糖代謝の解糖経路で産生される物質で，ヘモグロビンに対する親和性が酸素より高く，ヘモグロビンと酸素の結合を変化させることで，組織における酸素の放出を調節している．🔴は全身の組織での酸素分圧（40 Torr前後）を示し，肺胞レベル（90 Torr以上）に比べ低いため，ヘモグロビンと酸素の結合力が弱く，ヘモグロビンから解離した酸素が組織へ供給されやすい状態となる．

蔵庫保存するよう指導する．痰が出にくい場合はタッピングや誘発喀痰法（高張食塩水をネブライザーで吸入させた後に痰を喀出させる）を用いて痰を採取し，検査を行うことが推奨されている．

　痰の細菌学的検査では，塗抹・培養・同定・感受性検査を行うが，抗酸菌の場合は遺伝子検査（PCR法[※8]やMTD法[※9]）を併用することで結核菌と非結核性抗酸菌の区別がつき，迅速診断も可能となっている．ただし，塗抹法やPCR法は死菌でも陽性になるため，培養法が生菌であることの証明として重要であり，培養で生えないと感受性検査も実施できない．

　喀痰細胞診は主に肺がんの診断に用いられるが，真菌症（グロコット染色），ウイルス感染（巨大封入体細胞），石綿肺（石綿小体），気管支喘息（シャルコー・ライデン結晶）など他疾患の補助診断にも用いられる．

4）気管支鏡検査

　気管支ファイバースコープを気道内に挿入して観察・処置を行うもので，その適応は①気道内病変の観察，②診断目的での気管支肺胞洗浄（BAL）や組織採取〔直視下生検や経気管支肺生検（TBLB）〕，③治療目的での出血性病変の止血や痰・異物の吸引除去などがあげら

※8　結核菌などの病原体の遺伝子検査法の1つで，検体から直接菌体のDNAを大量・短時間で増幅し検出する方法．
※9　結核菌の遺伝子検査法の1つで，検体から直接結核菌群のRNAを増幅して検出する方法．

れる．前処置として分泌抑制のための硫酸アトロピン投与と喉頭麻酔（通常リドカインを用いる）を行う．硫酸アトロピンは，緑内障，前立腺肥大，重篤な心疾患の場合は禁忌のため，医療面接を十分に行う．リドカインも，アレルギーによるリドカイン・ショックと過量投与によるリドカイン中毒の副作用があり，医療面接と施行中の十分な観察が必要である．気管支鏡実施時は，反射性嘔吐や喉頭麻酔による誤嚥を生じやすいため，検査前および検査後2時間は禁飲食とする．また，声帯をファイバーが通るため検査中は声が出せないことを十分説明し，事前に何かあったときの合図を決めておくことも必要である．

5）胸腔鏡下生検

全身麻酔下での胸腔鏡による外科的生検を指すが，近年では局所麻酔下での観察・生検も行われている．本法の適応は，TBLBでは検体量が不十分で診断困難なびまん性肺疾患，病変の部位や大きさからTBLBが困難な小結節影（多くは肺がんの疑い例），原因不明の胸水貯留の際の胸膜生検などである．

6）画像検査

胸部X線やCTなどの画像検査は，呼吸器領域にとって診断の大きな柱であるが，看護師などのメディカルスタッフが画像診断に直接関与することはほとんどないので解説は省き，必要に応じて3疾患で触れることにする．

3 疾患

1 気道・肺の炎症

1）感冒症候群（急性上気道炎）

炎症の起こる部位によって鼻炎，咽頭炎，喉頭炎などがあるが，通常扁桃炎や副鼻腔炎は除外する．原因の大部分がウイルスであるため抗菌薬は投与せず，対症療法が主体となるが，細菌による二次感染の合併が明らかな例や，高齢者・慢性呼吸器疾患などでは短期十分量の抗菌薬投与を併用することも多い．

2）急性気管支炎

下気道感染症のうち肺野に病変のないもので，咳・痰・発熱などが主症状である．基礎疾患がない場合はウイルスが原因になることが多い．比較的頻度の高いマイコプラズマでは乾性咳嗽が主体である．

3）インフルエンザ

インフルエンザウイルス[10]の飛沫感染[11]による5類感染症で，悪寒を伴う突然の高熱と全身倦怠感，筋肉痛や関節痛がみられるが，消化器症状や神経症状を伴うこともあり，全身性感染症と捉えた方がよい．潜伏期は1～2日で，発症する1日前から発症後1週間までは感

※10　A型，B型，C型の3つが知られている．最も一般的なA型はウイルス表面のHA抗原の変異により毎年季節性の流行を起こすが，不連続な変異を起こしたウイルスは世界的大流行を起こし，これが新型インフルエンザとよばれる．

※11　インフルエンザ，風疹，流行性耳下腺炎などの感染様式である．患者の咳やくしゃみで飛散する粒子（飛沫）は水分を多く含み，5μm以上と比較的大きいため，通常は1～2m以内の至近距離で他人の粘膜への付着や吸入で感染する．予防はサージカル（外科用）マスクの着用を行う．

62　はじめの一歩の病態・疾患学

●表2　定型的肺炎群と非定型肺炎との鑑別

鑑別項目		
1. 年齢60歳未満		
2. 基礎疾患がない，あるいは軽微		
3. 頑固な咳がある		
4. 胸部聴診上所見が乏しい		
5. 痰がない，あるいは迅速診断法で原因菌が証明されない		
6. 末梢血白血球数が10,000個/μL以下である		
鑑別基準		
鑑　別	定型的肺炎疑い	非定型肺炎疑い
上記6項目中	3項目以下	4項目以上
上記5項目中（1〜5）	2項目以下	3項目以上

染力がある．鼻腔ぬぐい液による迅速キットで診断可能だが，発症直後や発症後3日以降は陰性に出ることもまれではない．診断後は学校や職場を休み，抗インフルエンザ薬の内服や吸入を行う．学校保健安全法では，発症後5日経過かつ解熱後2日間が経過するまで出席停止とされている．予防はインフルエンザワクチンの接種が最も有効であり，ハイリスク患者や医療従事者は必ず接種するよう推奨されているが，ワクチン接種後4週間以上経たないと効果が出ないため早期の接種が必要である．

4）肺炎

❶ 疾患概念と病態

病原微生物（細菌，ウイルス，マイコプラズマ，クラミドフィラ（クラミジア），リケッチア，真菌，原虫，寄生虫など）の感染によって肺実質あるいは間質に生じる急性炎症で，細菌性肺炎が最も頻度が高く，呼吸器領域では最も一般的な疾患である．わが国の死因の第3位であるが，高齢者では主要な死因となっている．

発症の場により，①市中肺炎（一般生活を営んでいる人に生じる肺炎），②院内肺炎（入院後48時間以上を経て発症した肺炎で入院時すでに感染していたものは除く），③医療・介護関連肺炎（前二者の中間に位置する肺炎で，誤嚥性肺炎が主である）に分類でき，さらに市中肺炎は定型的肺炎と非定型肺炎とに分けられる．定型的肺炎は主に一般細菌による肺炎で，肺炎球菌の頻度が最も高く，多くは膿性痰を伴い，血液検査で白血球増多を認め，画像では実質性肺炎の像をとる．これに対し，マイコプラズマ，クラミドフィラ，レジオネラ，リケッチアによる肺炎は，乾性咳嗽（特にマイコプラズマ肺炎では持続する頑な咳が特徴）が主体であり，白血球増多はないかあっても軽度で，画像も実質〜間質影主体の肺炎であり，一般の細菌性肺炎とは異なることから非定型肺炎とよばれる．定型的肺炎と非定型的肺炎は，起炎菌と臨床像，有効な抗菌薬が異なるためその鑑別は重要である（表2）．院内肺炎は，緑膿菌などのグラム陰性菌やメチシリン耐性ブドウ球菌（MRSA）などの耐性菌が多い．免疫能低下者ではアスペルギルス肺炎，クリプトコッカス肺炎やニューモシスチス肺炎などの真菌性肺炎も認められる．

❷ 診断と治療

治療開始前に，痰や血液培養を行い，ウイルス，マイコプラズマなどの血清抗体価測定も

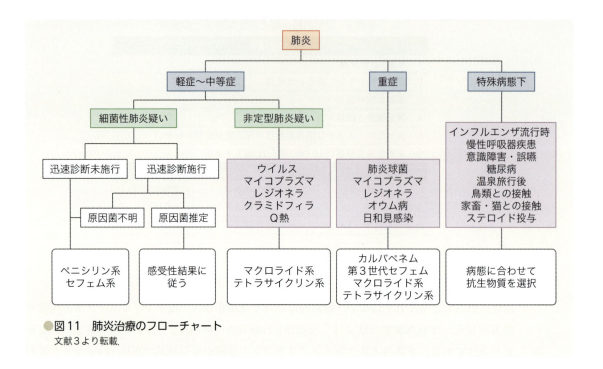

●図11　肺炎治療のフローチャート
文献3より転載.

可能な限り行う．種々の迅速診断キットも有用である．
　肺炎の治療は早期より十分量の抗菌薬治療を行うことが原則である．原因菌および薬剤感受性が判明していれば，それに従って抗菌薬を選択するが，多くの場合その結果が判明する前に原因菌を推定して治療を開始する（エンピリックセラピー：経験的治療）．ガイドラインに沿った肺炎治療のフローチャートを図11に示すが，非定型肺炎では通常のβラクタム系抗菌薬（ペニシリン系やセフェム系）は無効で，マクロライド系・テトラサイクリン系・ニューキノロン系抗菌薬が有効である．

5）肺結核

❶疾患概念と病態

　結核はヒト型結核菌の空気感染[※12]による2類感染症で，肺結核が最も多く，発生後直ちに届け出が必要である．結核菌は一般細菌に比べ発育が遅く，慢性感染症の形態をとる．結核は昭和20年代まで死因の第1位であったが，有効な治療薬の登場と生活環境の改善により新規発生および死亡者は急速に減少した．2015年の統計では死亡者は1,955人（死因の第29位）であるが，先進国のなかでは依然わが国の結核罹患率は高い．
　結核菌に感染しても約90％の人は発病せずに生涯を終える．残りの10％のうち，感染後すぐに発症する一次結核（初感染結核）が5％，初感染後体内に潜んでいた結核菌が再増殖して発症する二次結核（既感染結核）が5％といわれており，成人で発症する結核の多くは二次結核である．

※12　飛沫核感染ともいい，結核，麻疹，水痘の感染様式である．飛沫核は5μm以下と小さく長時間空中を浮遊することから感染性が高く，疑い患者と接触する場合にはN95マスク着用が必須である．

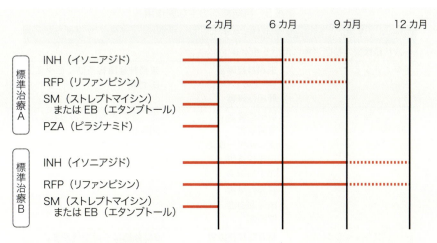

●図12　結核の初回標準治療
原則としてA法を用いるが，PZA使用不可の場合に限りB法を用いる．初期強化療法のSM（EB）は，INHおよびRFPに薬剤感受性であることが確認されれば終了．①〜④の場合には維持期を3カ月延長する（・・・・・・・）．①重症結核（粟粒結核，中枢神経系，広汎空洞型など），②結核再発，③塵肺・糖尿病・HIV感染など免疫低下状態，④ステロイド薬・免疫抑制薬投与時など．

❷ 診断と治療

　症状（特に2週間以上の長引く咳）や画像から結核を念頭に置いて抗酸菌検査を行うことが肝要であるが，高齢者では通常の肺炎として治療されてしまい診断が遅れるケースもみられる．痰や胃液，気管支洗浄液で抗酸菌塗抹陽性か遺伝子検査陽性，あるいは培養陽性であれば診断は確定する．近年，ヒト型結核菌のみに反応しBCGの影響を受けないインターフェロンγ遊離試験（IGRA：クオンティフェロンやT-SPOT）が，ツベルクリン検査に代わって感染の有無の判定に用いられており，入職時や接触者健診時に実施される．

　喀痰塗抹陽性者は，開放性結核として結核病棟に隔離する．結核の初回標準治療は図12に示す通り，PZA 2カ月間投与を含む初期強化療法により，最短で6カ月の治療が標準となっている．多剤耐性結核（INHおよびRFPの両薬剤に耐性を示すもの）の場合は，薬物療法に加え手術療法を考慮することがある．抗結核薬使用にあたっては，表3に示すような副作用に留意し，副作用発現時はいったん休薬し，アレルギーによる副作用が考慮される場合は減感作療法[※13]を行うこともある．また，喀痰塗抹が3回連続で陰性化すれば外来治療に切り替えが可能であるが，外来治療時の治療中断や服薬の不徹底が結核菌の耐性化を招く恐れがあるため，DOTS（直接監視下短期化学療法）戦略[※14]が実施され効果をあげている．

※13　薬剤中止後にその薬剤を微量から開始し，副作用が出ないことを確認しながら徐々に増量して治療量までもっていく方法．アレルギーの副作用が出やすいRFPで用いられることが多い．
※14　WHOが提唱した結核撲滅のための世界戦略で，医療者（薬剤師やホームヘルパーなども含む）が患者の服薬状況を直接チェックして確実な服薬の支援を行う．

●表3　抗結核薬の主な副作用

薬品名（略号）	主な副作用	備考
一次抗結核薬：初回治療に用いる基本薬		
イソニアジド （INH）	末梢神経障害 （手足のしびれ） 肝機能障害	末梢神経障害予防：ビタミン B_6併用
リファンピシン （RFP）	肝機能障害 胃腸障害 アレルギー反応 白血球減少 血小板減少	尿・便の赤色化がみられるが， 問題なし
ピラジナミド （PZA）	肝機能障害 高尿酸血症 関節痛	
ストレプトマイシン （SM）	第8脳神経障害 （めまい，耳鳴，難聴） 腎機能障害	SM難聴は不可逆性が多い
エタンブトール （EB）	視力障害	副作用の視力障害は可逆性
二次抗結核薬：一次抗結核薬が使用できない場合に使用する		
カナマイシン （KM）	第8脳神経障害 （めまい，耳鳴，難聴） 腎機能障害	
エンビオマイシン （EVM）	第8脳神経障害 （めまい，耳鳴，難聴） 腎機能障害	
エチオナミド （TH）	胃腸障害 肝機能障害 中枢神経症状 月経不順	
パラアミノサリチル酸 （PAS）	胃腸障害 アレルギー反応	
サイクロセリン （CS）	精神症状	THとの併用で増強
レボフロキサシン＊ （LVFX）	発疹 下痢	

＊レボフロキサシン：2015年8月に抗結核薬として効能追加承認された，わが国唯一のフルオロキノロン系抗菌薬である．

2 気道閉塞をきたす疾患

1）気管支喘息

❶疾患概念と病態

　　気道の慢性炎症によりさまざまな刺激で気道の反応性が亢進し，気道の狭窄を生じて発作性の呼吸困難を呈する疾患である．気道閉塞が可逆性である点がCOPDとの違いであるが，こうした発作を慢性的にくり返すと，気道のリモデリングとよばれる不可逆性の変化を生じ，治療抵抗性の難治性喘息へ移行する．わが国の喘息の有病率は年々増加傾向にある（成人で約3％，小児で7〜8％）が，喘息死は1995年以降減少傾向にあり，2014年の統計では1,550人／年である．

66　　はじめの一歩の病態・疾患学

●表4　未治療の臨床所見による気管支喘息の重症度分類（成人）

重症度	軽症間欠型	軽症持続型	中等症持続型	重症持続型
症状の頻度	週1回未満	週1回以上	毎日	毎日
症状の強度	軽度で短い	月1回以上 日常生活や睡眠が妨げられる	週1回以上 日常生活や睡眠が妨げられる	日常生活に制限
			SABA*頓用がほとんど毎日必要	治療下でもしばしば増悪
夜間症状	月に2回未満	月に2回以上	週1回以上	しばしば
%FEV_1, %PEF[※15]	80%以上	80%以上	60%以上80%未満	60%未満
FEV_1, PEF の変動	20%未満	20〜30%	30%を超える	30%を超える

＊SABA：短時間作用性β_2刺激薬．上記のいずれか1つが認められれば，そのステップと判断する．症状からの判断は，重症例や長期罹患例で重症度を過小評価する場合がある．呼吸機能は気道閉塞の程度を客観的に示し，その変動は気道過敏性と関連する．%FEV_1＝（FEV_1測定値 / FEV_1予測値）×100，%PEF＝（PEF測定値 / PEF予測値または自己最良値）×100．文献4より転載．

喘息はアトピー型，感染型，混合型に分類され，アトピー型はアレルギーの関与によって発症し，外的な要因が明らかで小児期に多い．感染型は外的な要因が不明で，気道内感染や精神的要因が関与したものをいう．特殊型として，アスピリン喘息（酸性非ステロイド系消炎鎮痛薬で重篤な発作を起こす），運動誘発喘息（運動が誘因で発症する），咳喘息（主症状が咳のみで聴診上ラ音を聴取しない）などがある．

❷ 診断と治療

典型的には喘鳴を伴う発作性の呼吸困難で，発作寛解期には症状が消失する．発作時には高音性連続性ラ音を聴取する．アトピー型では末梢血や喀痰中の好酸球増加，血清IgE高値，特異的抗原に対するIgE抗体陽性の頻度が高く，種々の抗原を用いた皮膚反応で強陽性を示す．呼吸機能検査では，発作時の1秒量の低下と気管支拡張薬吸入後の1秒量の有意な改善により気道閉塞の可逆性を認める．症状および呼吸機能の程度により，治療前の重症度を評価する（表4）．

喘息は気道のリモデリングへの進展を防ぐために発作を予防することが重要であり，治療の基本は吸入ステロイド（吸入後のうがいは口腔内カンジダ感染などの副作用を防ぐ意味からも必須）である．近年では，吸入ステロイドと長時間作用性β_2刺激薬の配合剤が治療の主流であり，わが国では抗アレルギー薬（抗ロイコトリエン拮抗薬）の使用もガイドラインで勧められている．発作時の治療として，短時間作用性β_2刺激薬（SABA）の吸入が第一選択であり，アミノフィリンやステロイドの静脈内投与なども併用される．患者の自己管理として自宅でのピークフローメータによるピークフロー値の測定が有用であり，ピークフロー値が20％以上低下している場合はSABAの吸入や医療機関受診を行うよう指導する．

※15　PEF（ピークフロー：最大呼気流速）はピークフローメータで測定し，喘息の自己管理に用いられる．%PEFはピークフロー値の基準値に対する測定値の割合を示し，80％以上であれば良好な状態と判定する．

2）慢性閉塞性肺疾患（COPD）

❶ 疾患概念と病態

タバコ煙を主とする有害物質の長期吸入によって生じる肺の炎症性疾患で，気管支拡張薬吸入後の1秒率が70％未満でほかの気流制限をきたす疾患が除外できたものと定義される．従来，肺気腫（解剖学的診断名）や慢性気管支炎（臨床症状に基づく診断名）とよばれていたが，両者の区別が明瞭でない例も多いことから，現在ではCOPDとして一括されている．平成24年に公表された第二次健康日本21ではがん，糖尿病，循環器疾患と並んで早急な対策が必要な疾患に位置づけられている．

喫煙が最大の外因性因子で，患者の90％以上は喫煙者であるが，発症するのは喫煙者の15％程度であることから，喫煙に対する感受性が高い者が発症しやすいと考えられている．内因性因子として，a_1-アンチトリプシン欠損による先天的な肺気腫があるが，わが国ではまれである．主として肺胞の破壊が進行して気腫が優位になる気腫型と，中枢気道病変が進行し気腫が目立たない非気腫型に分けられる．

❷ 診断と治療

気腫型では労作性呼吸困難が，非気腫型では慢性的な咳と痰が主症状である．重症例では，樽状胸，ばち指，口すぼめ呼吸，呼気延長を認める．打診で鼓音を呈し，聴診上呼吸音は減弱する．胸部X線で肺の過膨張所見（肺野透過性亢進，横隔膜平低化，滴状心）を認め，胸部CTは気腫性変化や気道病変の検出に有用である．肺機能検査で閉塞性換気障害を呈し，気管支拡張薬吸入でも改善を認めず，可逆性がない．重症例では拡散能（DLco）の低下や残気量の増加が認められる．病期分類は重症度を反映し，予測1秒量に対するパーセント値（FEV_1％予測値）によってI〜IV期に分ける．

治療の第一は禁煙であり，インフルエンザワクチンの予防接種も推奨される．さらに，薬物療法，呼吸リハビリテーション，酸素療法を組合わせて行うが，いずれも根治療法ではない．理学療法（腹式呼吸，口すぼめ呼吸，体位ドレナージによる排痰など）は自覚症状の改善に有効である．薬物療法は，安定期COPD患者の第一選択薬として長時間作用性吸入抗コリン薬またはβ_2刺激薬が推奨されており，近年両者の合剤も汎用されている．安定期COPDの管理のフローチャートを図13に示す．呼吸不全例では，在宅酸素療法や在宅人工呼吸療法が予後の改善に結びついている．限られた例ではあるが，内科的治療が奏効しない重症肺気腫への肺容積減量術や肺移植などの外科療法も適応になる．

3 腫瘍性疾患

1）原発性肺がん

❶ 疾患概念と病態

気管粘膜上皮から肺胞領域に発生する上皮性悪性腫瘍である．現在わが国の死因の第1位は悪性腫瘍であるが，1993年から男性の悪性腫瘍による死因の第1位は肺がんで，女性も大腸がんについで死因の第2位を占めている．

喫煙が最大の原因であるが，非喫煙者にも肺がんは発生し，女性ホルモン（エストロゲン）の関与やがんの遺伝子変異がかかわっていることが明らかになっている．アスベストも明らかな発がん因子であり，単独でも発症リスクを5倍に高めるが，喫煙との相乗作用によりリ

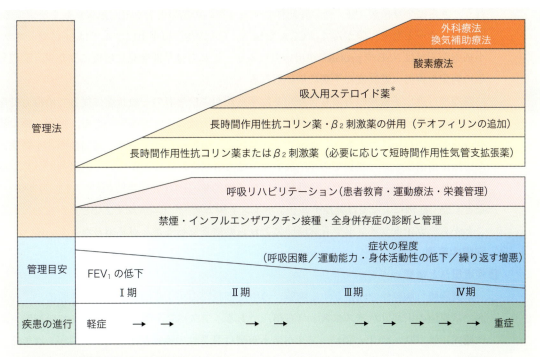

●図13　安定期COPDの管理のフローチャート
重症度はFEV₁の低下だけではなく，症状の程度や憎悪の頻度を加味し，重症度を総合的に判断したうえで治療法を選択する．＊：憎悪を繰り返す症例には，長時間作用性気管支拡張薬に加えて吸入ステロイド薬や喀痰調整薬の追加を考慮する．
文献5より引用．

スクは50倍まで増えるとされている．

　主な組織型は，腺がん（50％），扁平上皮がん（30％），小細胞がん（15％），大細胞がん（5％）の4つで肺がんの大部分を占める．このうち小細胞がんは，生物学的および臨床的に性質がほかの組織型と大きく異なり，また治療方針も異なるため独立して扱い，残りの3つを非小細胞肺がんとして一括する．ただし，近年では腺がんと扁平上皮がんで遺伝子変異や治療反応性が異なるものもあり，可能な限り細胞亜型まで診断することが求められている．喫煙との関連が深いものは小細胞がんと扁平上皮がんであり，中枢発生が多く，初期から咳，痰，血痰などの症状を生じやすい．一方，末梢発生の多い腺がんでは無症状で偶然画像診断で見つかることも多い．特殊な病態として，上大静脈症候群[16]やパンコースト肺がん[17]がある．

❷ 診断と治療

　症状や画像から肺がんが疑われた場合，喀痰細胞診とより詳細な画像検査（CT検査，PET検査など）を施行し，確定診断のために気管支鏡やCTガイド下肺生検，胸腔鏡下肺生検を

※16　上大静脈が閉塞または外部からの圧迫で狭くなり，静脈還流障害を起こす症候群で，せき止められた川の上流の水が溢れるのと同じ原理でうっ血を起こすため，上肢や顔面の腫脹をきたす．原因の80％が肺がんで，逆に肺がんの23％に本症候群が合併し，予後は不良である．

※17　肺尖部の肺がんが胸壁を貫いて肺外に浸潤したもので，疼痛や知覚低下，縮瞳，眼瞼裂縮小などのホルネル症候群を合併することがある．

行う．さらに全身検索（脳，骨，肝転移のチェック）の結果と合わせ，臨床病期を決定する．腫瘍マーカーとして，腺がんではCEAやSLX，CA19-9，扁平上皮がんではSCCやシフラ，小細胞がんではNSEやproGRPが用いられるが，これらは早期発見には役に立たず，治療効果の判定や再発・進展度の予測に用いられる．

組織型（遺伝子変異の有無も含む）と臨床病期および患者の一般状態に従って治療方針を決定する．小細胞がんは早期から進行しており切除困難なことが多い一方で，抗がん薬や放射線感受性が高いこともあり，治療の主体は化学・放射線療法である．限局性の非小細胞がんでは手術療法が第一選択であり，放射線療法も併用されることが多い．進展例では化学療法が主体となるが，遺伝子変異陽性例では分子標的薬（EGFR阻害薬[18]やALK阻害薬[19]など）が，症例によっては免疫チェックポイント阻害薬[20]（ニボルマブなど）が有効であることから，ガイドライン上でも診断時にこれらの検査を行うことが必須となっている．

2）胸膜中皮腫

❶ 疾患概念と病態

壁側胸膜（胸腔側を内張りする胸膜）の中皮細胞に由来する胸膜原発の悪性腫瘍で，わが国では原因の大部分がアスベスト（石綿）である．アスベスト曝露から発病までの期間（潜伏期間）は，30～40年と長い．アスベスト被曝は職業性の曝露が圧倒的に多いが，近年その家族やアスベスト工場の近隣住民にも患者が出ており，低濃度曝露でも発症する点がアスベスト肺がんとの大きな違いである．中皮腫の発生と喫煙の間には因果関係はない．

❷ 診断と治療

胸膜浸潤による咳や胸痛，胸水貯留による息切れ，呼吸困難などがあるが，初期はほとんど無症状であり，アスベスト曝露危険群の定期検診による早期発見が最も重要である．アスベスト曝露の画像所見として，胸膜プラーク（限局性の胸膜肥厚で，ときに石灰化を伴う）の存在が指摘されているが，ここから中皮腫が発生するわけではない．明らかな職業性曝露歴がなくても発症することから，胸部X線やCTで不整な胸膜肥厚像や原因不明の胸水をみた場合は，必ず中皮腫も念頭に置く必要がある．確定診断は胸膜生検・胸水細胞診であるが，生前診断がつかず剖検ではじめて診断がつくことも多い．

病期（ステージ）Ⅱ[21]までは外科療法（胸膜肺全摘術）の適応があるが，ステージⅢ以降は化学療法が中心である．わが国では，シスプラチンとペメトレキセドの併用療法が標準治療で，奏効率は40％程度である．

---

[18] EGFR（上皮成長因子受容体）の遺伝子変異に伴って発現するがん細胞を増殖させる酵素を抑制する薬剤で，分子標的治療の代表的薬物である．EGFR遺伝子変異は特に非小細胞肺がんで認められる．

[19] ALK遺伝子とほかの遺伝子が融合してできるALK融合遺伝子は強力な発がん・増殖作用を有する．ALK阻害薬は主に非小細胞肺がんでみられるALK融合遺伝子を抑える分子標的薬である．

[20] がん細胞は免疫の働きにブレーキをかけて免疫細胞の攻撃を阻止し増殖進展する．このブレーキを解除することで，免疫細胞の働きを再び活性化しがん細胞を攻撃する新たな治療法が免疫チェックポイント阻害薬であり，肺がんをはじめとする多くのがんに有効性が示されている．

[21] 原発巣の広がり，所属リンパ節転移の有無，遠隔転移の有無によりⅠ～Ⅳ期に分類する．Ⅰ～Ⅱ期は比較的早期で，病巣が限局しているか，同側肺門リンパ節転移までのものを指す．

4 間質性肺炎

1）特発性間質性肺炎，特発性肺線維症

❶ 疾患概念と病態

間質性肺炎は肺の間質（肺胞隔壁）を炎症の場とする疾患の総称であり，進行して線維化に陥ったものを肺線維症とよぶ．間質性肺炎には数多くの疾患が含まれるが，そのうち原因不明のものを特発性間質性肺炎（IIP）・特発性肺線維症（IPF）とよび，診断確定後の平均生存期間は3〜5年とされ，予後不良の疾患である．IIPとして経過をみていた症例が後に原因が明らかになった場合は特発性からはずれ，じん肺や慢性過敏性肺炎，膠原病肺，薬剤性肺炎などの疾患名が付与される．IIPは，組織学的に特発性肺線維症（IPF），非特異型間質性肺炎（NSIP），特発性器質化肺炎（COP），急性間質性肺炎（AIP），剥離性間質性肺炎（DIP），呼吸細気管支炎を伴う間質性肺炎（RBILD），リンパ球性間質性肺炎（LIP）の7つの疾患群に分類される．

❷ 診断と治療

乾性咳嗽，進行性の呼吸困難を特徴とし，背側下肺野で吸気終末に密な断続性ラ音（捻髪音，ベルクロ・ラ音）を聴取する．画像的にびまん性の間質性陰影（線状・粒状・網状影やすりガラス陰影）を呈することが多く，肺線維症では下肺野優位の容積減少と蜂巣肺を認める．生化学マーカーとしてKL-6は病勢を反映するよい指標である．呼吸機能検査では肺活量の低下（拘束性換気障害）と拡散能（DLco）の低下が特徴的であり，運動負荷によりPaO_2の著明な低下を認める．他疾患を除外するために気管支鏡や胸腔鏡による組織診断も行われるが，特徴的画像所見があれば必須ではない．

急性増悪時には副腎皮質ステロイド大量短期投与（パルス療法）を行うこともあるが，慢性安定期は特に治療をせず経過観察を行うのが原則である．根本治療はないが，近年線維化抑制作用をもつ特異的な治療薬ピルフェニドンや初の分子標的薬ニンテダニブが登場し，予後の改善が期待されている．

5 胸膜の疾患

1）気胸

❶ 疾患概念と病態

胸腔内に空気が貯留し肺が虚脱した状態を指す．通常は何らかの原因で胸膜の表面に穴があき空気が漏れることにより生じる．臓側胸膜（肺表面を覆っている胸膜）の破綻で生じるものを自然気胸とよび，基礎疾患がなく胸膜直下の嚢胞（ブラやブレブ）が破綻して生じる特発性自然気胸は，胸郭が扁平で細長型の若年男性に好発する．一方，基礎疾患（肺結核，肺がん，COPDなど）が原因で起こる続発性自然気胸は中高年に好発する．その他，外傷性気胸，医原性気胸，人工気胸などがある．特殊な病態として緊張性気胸があり，胸膜破綻部が弁状となり，吸気に胸腔内へ入った空気が排出されず進行性に貯留するもので，縦隔を健側に圧排して血圧低下や頻脈などを引き起こす．

❷ 診断と治療

突然の胸痛（片側性），呼吸困難，咳を訴え，呼吸音の左右差と打診上鼓音，声音振盪減弱を認めれば気胸の疑いが強い．胸部X線・CTで診断は可能だが，縦隔（心臓）の健側偏位

があれば緊張性気胸であり，早急な対処が必要である．肺の再膨張時に胸部CTを撮影し，気胸の原因となった囊胞（ブラやブレブ）や原疾患の有無を確認しておくことも重要である．

軽度ならば安静で改善する．緊急脱気の適応は，①虚脱が高度で呼吸不全を呈する場合，②緊張性気胸，③両側同時気胸，④血気胸である．通常は胸腔ドレーンを挿入して持続脱気するが，難治例や再発例では胸腔鏡手術や開胸手術の適応となる．再発例で手術が難しい症例では胸膜癒着術（薬液を注入して癒着をはかる）を施行することがある．

2）胸膜炎

❶ 疾患概念と病態

胸腔内には潤滑油的な働きをする生理的胸水が5〜20 mL存在するが，一般にいう胸水とは胸腔内に異常に液体が貯留した状態で，炎症による滲出性胸水と心不全や低タンパク血症などの際に生じる漏出性胸水とがある．

胸膜炎の原因としては，結核，がん，肺炎，膠原病などの頻度が高い．特殊な病態として，血胸（血液成分が主体の胸水が貯留）や膿胸（膿状の胸水が貯留）がある．

❷ 診断と治療

胸膜炎の初期に胸痛を自覚し，胸膜摩擦音を聴取することがある．呼吸困難は胸水の量と溜まるスピードによって変化する．胸水の有無は胸部X線やCTで評価する．胸水の原因が明らかでない場合は積極的に胸腔穿刺を行い，胸水の性状や検査所見から原因疾患の鑑別を行うことが重要である．

気胸と同様，胸腔ドレナージにより胸水をできるだけ排液したうえで，原疾患に対する治療を並行して行う．胸水が少量の場合は原疾患の治療のみで胸水が消失することもある．がん性胸膜炎の場合は，胸膜癒着術を行うことが多く，その成否が予後を左右する．胸腔穿刺と胸腔ドレナージの合併症と対処法については**4❶6）**を参照されたい．

6 肺循環障害

1）肺血栓塞栓症，肺梗塞

❶ 疾患概念と病態

肺血栓塞栓症は心臓内（右心系）あるいは下肢深部静脈や腹腔内静脈で生じた血栓が血流に乗って肺動脈に詰まり，低酸素血症や循環障害をきたす病態であり，血栓以外の塞栓（脂肪，空気，羊水，細菌，腫瘍細胞など）が詰まることもある．肺動脈内を閉塞して末梢の肺組織が壊死に陥った病態を肺梗塞とよぶ．

原因としては下肢深部静脈血栓症の頻度が最も高く，その要因として，手術後の長期臥床，長時間の坐位による下肢の圧迫（いわゆるエコノミークラス症候群），下肢の麻痺，脱水，肥満，妊娠，加齢などがあげられる．

❷ 診断と治療

急性の場合，突然の胸痛や呼吸困難で発症し，より太い肺動脈が閉塞すると失神やショック，突然死をきたすこともある．器質化した血栓により肺動脈が6カ月以上閉塞した状態が慢性肺血栓塞栓症であり，労作時呼吸困難を認め，肺高血圧症を合併する．肺梗塞の場合は血痰・喀血もみられる．

凝固系検査でD-二量体[※22]の特異性が高く，D-二量体が陰性であれば本症の可能性は低い．

72　　はじめの一歩の病態・疾患学

発生状況から本症が疑われる場合は，造影CTが肺動脈内血栓の検出に有用であるが，血栓が明らかでない場合は肺血管造影や肺換気血流シンチを行う．原因検索として下肢静脈造影や凝固系検査も必須である．

治療はまず酸素投与を行い，診断確定後に血栓塞栓溶解療法（ウロキナーゼ，tPA），抗凝固療法（ヘパリン，ワルファリン）を行う．下肢深部静脈血栓症が存在する場合は，再発予防のため下大静脈フィルターの挿入を行うことがある．

肺血栓塞栓症は発症予防が重要であり，入院患者の場合は入院時に発症リスク評価を行い，①早期離床，下肢の挙上，足関節運動，②弾性ストッキング（中リスクの患者では有意な血栓予防効果を認める）の使用，③間欠的空気圧迫法，④予防的抗凝固療法（低分子ヘパリンの投与）などを行う．

2）肺水腫

❶ 疾患概念と病態

肺の血管外水分が過剰になった状態で，肺の間質および肺胞内にまで水分が漏出し，重篤なガス交換障害をきたす病態である．静水圧の上昇に起因する心原性肺水腫（いわゆる左心不全）と，肺血管の透過性亢進に起因する非心原性肺水腫〔急性呼吸促迫症候群（ARDS）が代表的〕に分類される．特殊な病態として，高地肺水腫や神経原性肺水腫がある．

❷ 診断と治療

症状（呼吸困難，起坐呼吸，喘鳴，泡沫状痰）と身体所見（チアノーゼ，粗な断続性ラ音），画像所見から肺水腫が疑われた場合は，心原性か非心原性かの鑑別のため，心電図，心エコー，右心カテーテル検査による肺動脈楔入圧の測定などを行う．心原性肺水腫の場合には血中の脳性Na利尿ペプチド（BNP）の上昇がみられ，鑑別診断に有用である．

まず患者の体位を半坐位（ファウラー体位）とし，酸素投与を開始する．高濃度酸素〔吸入気酸素濃度（F_IO_2）0.5以上〕投与でも酸素化が改善しない場合や意識レベル・循環動態の悪化がみられるときはすみやかに人工呼吸管理に移行する．心原性肺水腫の場合は，水分（輸液量）の制限を原則とし，利尿薬，強心薬，亜硝酸薬の投与を行い，呼吸困難の強い例ではモルヒネの投与も適応になる．非心原性肺水腫のうちARDSでは人工呼吸管理を要し，F_IO_2 0.5以上で呼気終末陽圧（PEEP）をかけて酸素化の改善を図る．

7 換気障害

1）過換気症候群

❶ 疾患概念と病態

過換気とは呼吸が深くかつ速くなる（過呼吸＋頻呼吸）ことを指す．呼吸器系に器質的障害がないが種々の原因（主に精神的な不安や過度のストレス）により過換気となり，CO_2の過度の排出により呼吸性アルカローシスが引き起こされ，呼吸困難，手足・唇のしびれや動悸，めまい，さらに痙攣や意識消失などの症状が引き起こされる病態である．アルカローシスによって血中遊離Caイオンが減少することによりテタニー（筋の被刺激性が亢進した状態）が生じ，トルソー徴候[23]やクボステック徴候[24]などの特有の所見がみられる．

※22　血中のフィブリンがプラスミンによって分解されてできる最終産物で，血栓症の判定に有用である．

❷ 診断と治療

発作時の動脈血液ガス所見として，$PaCO_2$の著明な低下に伴う呼吸性アルカローシス（通常 pH ＞7.5）とPaO_2の上昇（通常 100 Torr 以上）がみられる．クスマウル呼吸（代謝性アシドーシスの代償性過呼吸）は過換気の症状とSpO_2正常の所見から本症と誤りやすいが，静脈血でもよいので血液ガスを測定すれば両者の鑑別は可能である．

従来有効な対処法とされていたペーパーバッグ法（紙袋で口と鼻を覆い，そのなかで呼吸をする方法）は執筆時点で見直しの時期にある．頻呼吸や過呼吸であっても過換気症候群でない場合（心筋梗塞，気胸，肺塞栓，代謝性アシドーシス）もあり，鑑別診断を行わずに実施して死亡した事例も報告されている．まず気持ちを落ち着かせることが重要であり，医療機関を受診するレベルであれば抗不安薬の投与（ジアゼパムの静注）が第一選択となる．発作をくり返す場合は安定期に心理療法，行動療法を並行して行う．

2）睡眠時無呼吸症候群（SAS）

❶ 疾患概念と病態

睡眠中に無呼吸（10秒以上の気流停止）をくり返し，その結果睡眠の分断化と中途覚醒が生じ，日中の強い眠気や精神活動の低下をきたす症候群．交通事故や大きな産業事故の原因にもなっており，また睡眠中に低酸素血症をくり返すことで心血管系の合併症を生じやすく，21世紀の国民病として社会的にも注目されている．

呼吸運動そのものが停止する中枢型と，無呼吸発作中も呼吸努力が認められる閉塞型（OSAS）および両者の混合型に分けられるが，臨床的に問題となるのは大部分がOSASであるため，以下はOSASについての解説になる．

OSASの有病率は全人口の2〜4％とされ，いびきをかく中年以降の男性に多いといわれているが，近年女性患者も増加している．欧米のOSAS患者は高率に肥満を合併しているが，わが国では肥満を認めない患者が30％近くおり，東洋人特有の顎顔面形態の違いから解剖学的に上気道が閉塞しやすいためと考えられている．

❷ 診断と治療

睡眠1時間あたりの無呼吸・低呼吸の数（無呼吸低呼吸指数：AHI）が5回以上という診断基準が一般的に用いられている．日常臨床では，スクリーニング検査として簡易型無呼吸モニターを自宅で施行してもらい，疑いの強い場合に脳波を含む終夜睡眠ポリグラフ検査により確定診断を行う．

リスク因子として肥満，アルコール，睡眠薬があるため，減量・禁酒の指導や睡眠薬・鎮静薬の投与を中止する．また，仰臥位で重力効果による舌根沈下を生じ無呼吸が起こりやすくなるため，側臥位での就寝を指導する．積極的治療の適応はAHI ≧ 20，最低SpO_2 ＜ 70％であり，経鼻式持続陽圧呼吸（nCPAP）療法が第一選択である．ほかに歯科的口腔内装具や手術（口蓋垂軟口蓋咽頭形成術，レーザー下口蓋垂軟口蓋形成術，扁桃摘出術，鼻内手術など）も原因や重症度によって適応を考慮する．

※23　助産師の手ともいい，持続的な筋収縮により逆子の胎児を治すときの特有な手の形を呈する．
※24　耳の前方や顎関節部分を打診器で叩くと顔面筋が収縮して上唇がつり上がる現象．

4 治療

1 治療手技

1）呼吸管理

呼吸の3要素である気道，換気，酸素化のどこに障害があるかを迅速に判断して対処することが基本である（図14）．

❶ 気道の確保

救急のABCからわかるように，気道が開通しているかを第一にチェックし，気道閉塞があればまず行うべきはA（airway）：気道の確保である．口腔内異物による窒息や痰づまりの場合はまず吸引除去を行い，これで改善しない場合は用手的な方法やエアウェイの挿入で気道確保を試みる．気管挿管は最も確実な気道確保の手段である．気管挿管が長期にわたる場合は，声帯の損傷や感染管理の観点から気管切開を行うのが望ましい．

❷ 人工呼吸管理

気道が開通していても換気が不十分な場合は，換気の補助が次のステップである．緊急時はアンビューバッグで用手的に換気の補助を行うが，多くの場合同時に酸素投与も必要になることが多い．これで改善しない場合や継続的な換気補助が必要な場合には人工呼吸管理が必要となる．これには，気管挿管あるいは気管切開のもとで行う人工呼吸管理と，挿管せずに鼻あるいは顔面全体を覆うマスクでの非侵襲的陽圧換気療法（NIPPV）の2種類があり，近年ではまずNIPPVからはじめる事例も増えている．

人工呼吸器（ベンチレーター）の使用で覚えておくべき事項は，基本的モードを含む各種設定と安全管理（アラームへの対応，合併症の予防）である．患者の状態に応じて，人工呼吸モード[※25]，吸入気酸素濃度（F_IO_2），1回換気量（または分時換気量），呼吸回数などを設

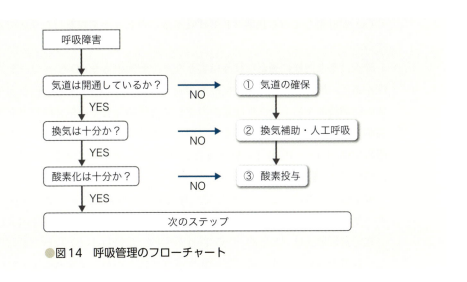

● 図14 呼吸管理のフローチャート

※25 患者の呼吸をどのように補助するかという様式であり，患者の病態と自発呼吸の有無によって決定され，補助/調節換気（A/CMV），同期型間欠的強制換気（SIMV），持続的気道陽圧換気（CPAP）などがある．

A) 鼻カヌラ	B) 簡易酸素マスク	C) ベンチュリマスク	D) リザーバー付マスク
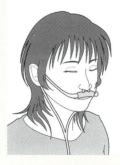	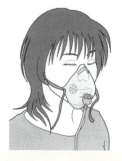	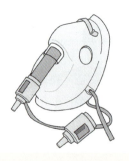	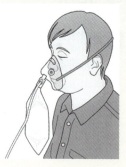

- 鼻カヌラでの酸素流量と吸入気酸素濃度（F_IO_2）の関係は，以下の式で表される
  $F_IO_2 = 0.21 + 0.03 \times$ 酸素流量（L/分）
- ベンチュリマスクおよびリザーバー付マスクは，高流量酸素投与が可能なマスクである
- リザーバー付マスクでは，酸素流量（L/分）とF_IO_2との関係は，ほぼ10:1である
  例：酸素流量8L/分の場合，F_IO_2は0.8（80%）となる

●図15　酸素吸入の方法
文献6より引用．

定する．人工呼吸器は患者にとって生命維持装置であり，アラームはそのトラブルを早期に知らせてくれる大切な働きをしている．特に多いトラブルとして，エアリーク（回路のはずれ）やチューブの閉塞などがあり，低圧アラームや高圧アラームが鳴ったら，まずは回路の状況を調べることが第一である．

2）酸素療法

基本は，「必要最小限の酸素量を投与すること」である．患者が「息苦しい」と訴えると，まずは酸素を吸入させてしまうことがあるが，その前に気道閉塞の有無と，動脈血ガスによりCO_2が貯留している状態（Ⅱ型呼吸不全）かどうかを判断したうえで適切な酸素量を決定する．

酸素は薬と同様に過剰な投与は害となり，酸素中毒やCO_2ナルコーシスを引き起こす危険性がある．酸素中毒は，高濃度酸素の吸入を行った場合に生じ，F_IO_2が0.6を超えると，生体の防御機能を超えた活性酸素が発生して急性肺障害や中枢神経障害をきたし，その状態が長時間続くと肺に不可逆性の変化（びまん性肺胞障害）をきたす．したがって，呼吸管理に際しては，F_IO_2を0.5以下に抑えることを目標に治療にあたる必要がある．CO_2ナルコーシスについては1❸を参照されたい．

酸素吸入の方法（図15）として，鼻カヌラ，酸素マスク（簡易マスク，ベンチュリマスク，リザーバー付マスク）があり，必要酸素流量や患者の呼吸状態によって選択する．

在宅酸素療法は，①$PaO_2 ≦ 55$ Torrのもの，②$PaO_2 ≦ 60$ Torrで睡眠時または運動時に著しい低酸素血症を示すもの，③動脈血液ガスにかかわらず肺高血圧を合併しているものが適応となる．長期酸素療法は生存率改善に寄与する．

3）手術療法

❶肺切除術

　第一の適応は根治が望める病期Ⅰ〜Ⅱ期の原発性肺がんであるが，近年では集学的治療の進歩により進行がんでも手術適応は広がってきている．また，転移性肺がんでも，原発巣がコントロールされていることを条件に残っている肺転移巣をすべて摘除する方法で予後を改善する場合がある．がん以外の疾患では，多剤耐性肺結核，非結核性抗酸菌症，出血性病変で内科的治療に抵抗性のもの，自然気胸，巨大肺嚢胞などが手術対象となるが，いずれも病変が限局していることが条件である．

❷肺・胸膜合併切除術

　多臓器転移のない胸膜中皮腫の治療として，肺・胸膜合併切除は最も治療成績がよいとされているが，適応症例はそれほど多くはない．

❸肺移植

　肺移植は他の治療法が望めない重症例や特殊な疾患に限られているが，2010年に改正臓器移植法が施行されてから症例数が増加し，ここ数年で年間60例前後が移植を実施されている．本邦の移植後3年生存率は70％台と欧米に比べ良好であるが，治療技術のみならず移植対象を厳選していることも一因と考えられる．対象となる疾患は，肺気腫，特発性肺線維症，原発性肺高血圧症，肺リンパ脈管筋腫症などである．

4）放射線療法

　悪性腫瘍に対する治療の1つで，原発性肺がんおよび肺がんの多臓器転移，転移性肺がんなどが対象となる．放射線治療は局所治療のため適応が限られており，照射部位の皮膚炎や放射線肺炎，白血球減少などの副作用にも注意を要する．近年では，手術に匹敵する副作用の少ない方法として，病巣に対し多方向から放射線を照射する定位放射線照射や粒子線治療（陽子線，重粒子線）が注目されている．

5）理学療法

❶体位ドレナージ

　痰などの気道分泌物が貯留する患者にその部分を最も高くなるような体位をとってもらい，重力を利用して分泌物の貯留した肺区域から中枢気道へ分泌物を誘導・排出する手技を指す．後述のスクイージングや軽打法などの他の排痰法と併用されることが多い．体位ドレナージに伴う合併症（低酸素血症，不整脈，疼痛など）に注意して実施し，施行前後の呼吸状態やバイタルサインをみて効果判定を行うことも必要である．

❷スクイージング

　痰が溜まっている胸郭の部位に手掌を当てて，空気を吐き出す力を利用し，さらに絞り込むように圧迫して痰を中枢気道へと移動させ喀出を促す徒手的な手技である．優先的に実施すべきは体位ドレナージで，より効果を期待する場合にスクイージングを補助的に併用することが実践的である．

6）胸腔穿刺と胸腔ドレナージ

　いずれも胸水や気胸の診断・治療目的で行われ，ベッドサイドで看護師が介助につくことも多いため，合併症とその対策についての理解が必要である．麻酔薬（リドカイン）アレルギーのチェック（事前の医療面接），穿刺時の肺損傷や肋間神経損傷，肋間動脈損傷による出

血の防止策（処置中の深呼吸禁止の指示）などに加え，もう1つ重要な合併症が再膨張性肺水腫である．気胸や大量の胸水貯留で比較的長時間肺が虚脱していた場合，胸腔ドレナージで虚脱肺を急激に膨張させると患側肺に透過性亢進による急性肺水腫が生じ，低酸素血症や血圧低下が起こりショック状態になることがある．したがって，気胸の脱気や大量胸水の排液は時間をかけて行い，特に胸水の排液は一度に1,000 mL以下とすることが望ましい．

2 薬物療法

1）抗菌薬

感染症が疑われる場合は，必ず抗菌薬投与前に痰や血液・胸水など必要な検体での培養を行う．培養結果が出るまでは広域スペクトラムを有する抗菌薬を選択することもやむをえないが，培養結果が判明したら耐性菌の誘導を防ぐ意味からも感受性のある抗菌薬にしぼって，短期十分量を投与する．

2）抗ウイルス薬

ウイルスを原因とする呼吸器感染症は多いが，多くは特効薬がないため対症療法となる．インフルエンザに対する抗インフルエンザ薬と，サイトメガロウイルス感染症に対するガンシクロビルは特異的治療として用いられる．

3）鎮咳・去痰薬

湿性咳嗽では，鎮咳薬のみの治療ではかえって痰が出にくくなるため，根本治療とともに去痰薬を中心とした薬物療法が主体となる．逆に乾性咳嗽の場合は，咳によるエネルギー消費を防ぐ意味からも咳を積極的に止めたほうがよく，鎮咳薬（麻薬性鎮咳薬を含む），気管支拡張薬など積極的に使用する．

4）抗アレルギー薬

気管支喘息に適応のある抗アレルギー薬は数多くあるが，ガイドライン上ではロイコトリエン受容体拮抗薬が基本治療として認められており，それ以外の抗アレルギー薬は追加治療として認められているにとどまっている．

5）気管支拡張薬

気管支喘息やCOPDなどの気道閉塞性疾患の治療薬であり，β_2刺激薬，抗コリン薬，キサンチン誘導体（テオフィリン製剤）がある．β_2刺激薬は動悸や不整脈の副作用が出やすいとされているが，近年はより気道選択性の高い吸入薬が汎用されている．テオフィリン製剤は有効血中濃度の幅が狭いことから，過量投与で中毒症状が発現しやすいため，注意を要する．

6）副腎皮質ステロイド・免疫抑制薬

ステロイドは喘息やアレルギー性肺疾患の主たる治療薬であるが，間質性肺炎の急性増悪時にも使用されることが多い．全身投与（経口・経静脈投与）では，易感染性，糖尿病，骨粗鬆症，消化性潰瘍などの合併症に十分注意が必要であるが，喘息で用いられる吸入ステロイドはこうした全身性副作用がほとんどなく，重症化や死亡率の減少に寄与している．ステロイド以外の免疫抑制薬はステロイドの減量効果を期待して併用することが多い．

7）抗がん薬

抗がん薬は古くからがん細胞を直接攻撃する薬剤が主流であったが，近年では分子標的薬や血管新生阻害薬，免疫チェックポイント阻害薬などの登場で治療成績が飛躍的に向上している．

抗がん薬の使用にあたっては，副作用（白血球減少による発熱，嘔気・嘔吐，脱毛，臓器障害など）発現のチェックや経静脈投与時の血管外漏出（いわゆる点滴漏れ）への対処について学んでおく必要がある．

まとめ

- □ 呼吸器疾患における主な症候は，咳，痰，血痰（喀血），胸痛，呼吸困難である．
- □ 診断の3本柱は，病歴聴取，フィジカルアセスメントと臨床検査（血液検査，喀痰検査，呼吸機能，画像，気管支鏡など）であるが，他領域よりも画像検査の比重が大きい．
- □ 呼吸器疾患は常に時代を反映しており，古くは亡国病といわれた肺結核，現在では死亡原因第1位の肺がん，21世紀の国民病ともいわれる慢性閉塞性肺疾患（COPD）や睡眠時無呼吸症候群，さらには高齢化社会を反映して肺炎（特に誤嚥性肺炎）も注目すべき重要疾患である．
- □ 呼吸器疾患は，感染症，アレルギー，腫瘍が主であるが，COPDや間質性肺疾患，全身性疾患に伴う肺病変，胸膜・縦隔疾患など多彩である．
- □ 禁煙は，肺がんやCOPDに限らず，すべての疾患に共通する予防策である．
- □ 呼吸器疾患の診断・治療技術は日進月歩であり，安全安心な医療を提供するために，看護師も日々新たな知識・技術の習得に努め，チーム医療の一員として積極的に臨床の現場に参加する．

＜文献＞

1）「解剖生理と疾病の特性」（浅野嘉延/著），南山堂，2012
2）「呼吸機能検査ガイドライン」（日本呼吸器学会肺生理専門委員会/編），メディカルレビュー社，2004
3）市岡正彦：Title A呼吸器 Chapter4 主な疾患，「看護のための臨床病態学改訂第3版」（浅野嘉延，他/編），pp29-70，南山堂，2017
4）「喘息予防・管理ガイドライン2015」（日本アレルギー学会喘息ガイドライン専門部会/監），協和企画，2015
5）「COPD診断と治療のためのガイドライン第4版」（呼吸器学会COPDガイドライン第4版作成委員会/編），メディカルレビュー社，2013
6）「酸素療法ガイドライン」（日本呼吸器学会/編），メディカルレビュー社，2006

Column

タバコが止められないのは薬物依存症！

タバコが健康によくないことは誰もが認識しており，数々のエビデンスもある．多くの病気の発症原因であり，受動喫煙での肺がん発症リスクが1.3倍であることも報告されている．一卵性双生児の一方が喫煙者の場合の顔写真が公開されているが，喫煙者の老化の進み具合は世界中に衝撃を与えた．わが国の喫煙率は年々減少しているが，それでも女性では看護師の喫煙率が一般女性より高い．こうした状況があっても，なかなか日本では禁煙が進まない．その要因として，タバコの値段が諸外国に比べ安価なことや，たばこ税が国や地方自治体の大きな財源になっていることがあげられる．タバコの怖いところは，3大有害物質（タール，ニコチン，一酸化炭素）の1つであるニコチンの依存性であり，いったん吸いはじめるとなかなか止められないのも，ニコチン依存症という病気になっているからである．少なくとも医療に携わる者は，ニコチン依存症を治す立場であり，薬物依存に手を染めてはならない．

3章-4 治療

4章 消化管疾患

消化管とは口腔，咽頭，食道，胃，小腸（十二指腸，空腸，回腸），大腸（盲腸，虫垂，上行結腸，横行結腸，下行結腸，S状結腸，直腸），肛門からなる1本の管である．消化管の機能は経口摂取した食物を消化液で分解および吸収して，生命活動に必要なものを取り込むことである．消化管疾患の症状として主なものは腹痛，嘔気，嘔吐，食欲不振，吐血，下血，下痢，便秘，腹部膨満などがあげられる．消化管疾患を大きく分けると消化管そのものに病変がある器質的疾患（腫瘍，炎症）と，消化管機能の異常によるものに分けられる．本章ではこれらについて解説する．

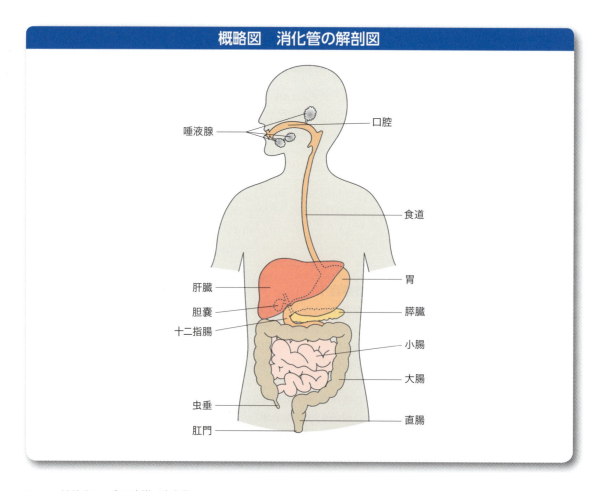

概略図　消化管の解剖図

1 病態と症候

1 咀嚼・嚥下機能障害（嚥下困難）

1）病態

　　口腔内の食物は咀嚼され唾液と混合された後に咽頭・食道に入り胃に送られる．これを嚥下という．これらの食物の移動がうまくいかないことを**嚥下障害**という．

　　嚥下は舌の運動で口腔から咽頭に送られるまでの第Ⅰ相（口腔期），咽頭から食道に送られる第Ⅱ相，食道内に食物が入った後に蠕動運動と重力によって胃に送られる第Ⅲ相に分けられる．これらのいずれかの相が侵されると嚥下障害が起こる（図1）．

2）症状

　　嚥下障害の症状は物が飲み込みにくい，飲み込むときにむせてしまう，胸にひっかかる感じがする，痛くて物が飲み込めないなどがある．

3）原因

　　嚥下障害の原因は大きく3つに分類される（表1）．

❶ 器質的原因

　　食物の通り道である咽頭，食道に炎症や腫瘍などの異常がある．

❷ 機能的原因

　　咽頭や食道の壁運動に異常がある．脳血管障害，神経・筋疾患や食道アカラシアなどで起きる．

❸ 心理的原因

　　身体所見や検査を行っても明らかな異常がない場合に考える．

4）診断の進め方

　　医療面接や身体所見から，嚥下困難の原因といずれの相が侵されているのかを判断して検査を進める．医療面接でアルコールや香辛料の過剰摂取，酸やアルカリの誤嚥，固形物また

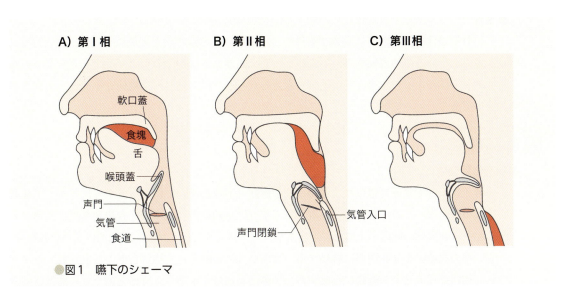

●図1　嚥下のシェーマ

●表1　嚥下困難を引き起こす疾患

器質的原因
口腔・咽頭・喉頭
腫瘍（舌がん，歯肉がん，咽頭がん，喉頭がんなど）
炎症（口内炎，舌炎，咽頭炎，扁桃炎，扁桃周囲膿瘍，咽頭結核など）
その他（口腔内の奇形，外部からの圧迫）
食道
腫瘍（食道がん　噴門部胃がん）
炎症（逆流性食道炎，放射線治療）
その他〔食道憩室，食道異物，外部からの圧迫（大動脈瘤，縦隔腫瘍）〕，プランマービンソン症候群
機能的原因
口腔・咽頭・喉頭
中枢神経性（脳血管障害，パーキンソン病，ウイルソン病，多発性硬化症，進行性球麻痺，筋萎縮性側索硬化症，脳幹部腫瘍，脊髄ろう）
末梢神経性（ジフテリア，ボツリヌス，糖尿病）
神経末端（重症筋無力症，有機リン中毒）
筋（筋ジストロフィー，筋炎，アミロイドーシス，膠原病）
食道
食道アカラシア，強皮症
心理的原因
神経性食欲不振症，ヒステリー，うつ病，咽頭異常感覚，心身症

は流動物が飲み込みづらいか，鼻腔への逆流やむせ込み（口腔咽頭性嚥下障害）がないか，飲み込んだ物が食道につかえる感じ（食道性嚥下障害）がないかなどを確認する．食道がんなどの器質的疾患は固形物のみが食道につかえることが多く，食道アカラシアなどの機能的疾患では，固形物ばかりではなく流動物も食道につかえることが多い．

❶ 身体所見

発熱，口腔内診察で口内炎や扁桃炎の有無，頸部リンパ節腫脹，この他に神経学的診察で神経症状（顔面神経麻痺，嗄声，構音障害，四肢の運動異常，知覚異常）がないか確認する．

❷ 検査

口腔咽頭性嚥下障害では耳鼻咽喉科的診察を行い，さらに検査を進めていく．具体的には咽頭および食道の内視鏡検査，X線造影検査，頭部および頸部のCT，MRI検査を行い，原因疾患を診断する．食道性嚥下障害と考えられる場合は，食道内視鏡検査やX線造影検査が有用である．

2 消化管機能障害

1）消化管運動

嚥下によって食道に運ばれた食物は**蠕動運動**（不随意運動）によって下方に進み，下部食道に移動する．このときこれと協調して下部食道括約筋が弛緩する．食道から胃に食物が入ると下部食道括約筋圧が上昇して，胃から食道への逆流を防止する．胃底部に入った食物は，胃底部の収縮により肛門側に移動する．胃前庭部に移動した食物は胃液との混和後，粉砕されて幽門を通過し十二指腸に移動する．小腸運動は振り子運動，分節運動それに蠕動運動の

3つに分けられる．**振り子運動**は縦走筋によるもので，消化液と食物の混和および撹拌を行う．**分節運動**は輪状筋によるもので，一定の間隔で分節状のくびれ（収縮）と弛緩が交互に生じて小腸内容物を前後に移動させて消化吸収を促進する．また蠕動運動により食物は肛門側へ移送されていく．一方，大腸の運動は分節運動と蠕動運動がある．分節運動で内容物を撹拌し，水分の吸収を促進する．蠕動運動は肛門側への内容物の移動を促す．S状結腸に内容物（便塊）が到達するといったんそこに貯留する．便塊が大蠕動で直腸内に入ると便意を自覚する．大脳が随意的な排便動作に入ると直腸の縦走筋と輪状筋が収縮し，内・外肛門括約筋が弛緩して肛門管が開き，便塊を排出する．

2）消化・吸収

消化管の最も重要な機能は摂取した食物を消化し，栄養素や生命維持に必要な物質を吸収することである．

❶水分

健常人は1日の経口摂取量が約2L，唾液分泌量が約1.0～1.5L，胃液分泌量が2.0～2.5L，胆汁分泌量が0.5～1.0L，膵液分泌量が1.5～2.0L，小腸からの分泌量が1.0～2.0Lで約10Lほどの水分が消化管に供給される．このうちの約8Lは栄養素や電解質と一緒に小腸で吸収される．大腸に達した約2Lほどの水はナトリウム（Na）とともに吸収される．

❷電解質

Na^+は小腸においては栄養素と一緒に吸収され，大腸では水分と一緒にほとんどが吸収される．この他，小腸ではカリウムイオン（K^+）やカルシウムイオン（Ca^{2+}）などの電解質も吸収される．鉄（Fe）は胃酸で還元されてFe^{3+}となり，主に上部小腸で吸収される．

❸糖質

食物中の糖質は，唾液や膵液のα-アミラーゼや小腸絨毛吸収上皮細胞の刷子縁膜酵素に分解されて単糖類になる．その後，小腸上皮細胞に吸収されてから毛細血管に送りだされ，門脈を介して肝臓に運ばれる．

❹タンパク質

食物中のタンパク質は胃内のペプシンで分解された後，膵酵素によってさらに分解され，最終的にアミノ酸，ジペプチド，トリペプチドとなり小腸で吸収される．アミノ酸は吸収上皮細胞から門脈内に移送される．

❺脂質

脂質には中性脂肪やコレステロール，リン脂質，脂肪酸がある．中性脂肪は主に十二指腸内で膵リパーゼによって脂肪酸と2-モノグリセリドに加水分解される．脂肪酸と2-モノグリセリドは胆汁中の胆汁酸とミセルを形成した後，小腸の吸収上皮細胞の刷子縁に吸着して吸収される．エステル型のコレステロールは，膵酵素のコレステロールエステラーゼによって加水分解される．

3）消化管機能障害

これらの消化管運動や消化管機能の障害が起きると悪心，嘔吐，胸やけ，下痢，便秘などの症状の誘因となる．

3 腹痛，急性腹症

1）腹痛

腹痛とは腹部領域に自覚される疼痛をいう．その発生機序より内臓痛，体性痛，関連痛の3種類に分類される．

❶内臓痛

内臓痛は，内臓や腹膜に分布している無髄性のC線維[※1]の刺激によって起こる痛みである．痛みの特徴は一般に鈍く，局在部位があまりはっきりしない．また悪心・嘔吐，冷や汗などの自律神経症状を伴うこともある．胃腸，胆嚢，尿管などの管腔臓器が収縮や拡張，伸展することによって起きる．

❷体性痛

体性痛は腹膜，腸間膜，横隔膜などに分布する有髄性のA δ 線維[※1]の刺激により起こる痛みで，消化管の捻転などの物理的刺激，胃液や腸液などの化学的刺激，炎症などによって起こる．

❸関連痛

関連痛は，内臓の病変部位から離れた体表に痛みが生じるものである．ある内臓で強い内臓痛が生じると，脊髄の同じ分節に入る内臓知覚線維と皮膚からの知覚線維の間で伝導の短絡が起き，皮膚に痛みを起こす．胃・十二指腸潰瘍の左背部痛や胆石発作にみられる右肩への放散痛などがあげられる．

2）急性腹症

急性腹症とは急激に発症する腹痛を主訴とし，緊急手術を要するか否かの判断が迅速に求められる疾患群の総称と定義される．

3）診断の進め方

特に急性腹症の場合，限られた時間内に病態を把握する必要がある．医療面接で腹痛の性状や部位を聞き，身体所見ではバイタルサインを測定してショック状態か否かさらに重症度を判定する．消化管蠕動音の亢進や消失がないか，また圧痛がないかどうかをみる．この他に腹部超音波や腹部CTを必要に応じて行う（表2）．

4 悪心・嘔吐

1）悪心・嘔吐

悪心とは，咽頭より心窩部にかけて感じられる不快な感覚で，すぐに嘔吐が起こりそうな感じをいう．**嘔吐**とは胃などの上部消化管の内容物が口腔外に吐き出されることである．嘔吐は悪心を伴って起こることが多いが，中枢神経疾患では悪心を伴わずに嘔吐をきたす．

2）診断の進め方

消化性潰瘍などの炎症性疾患，悪性腫瘍，中枢神経系疾患などに起こるので，既往歴を含む医療面接，吐物の性状や身体所見をとり，腹部X線，さらに必要であれば腹部CTを行う．また消化管疾患を疑う場合は上部消化管内視鏡検査を行う．中枢神経系疾患を疑う場合は脳CT，MRIを撮影する（表3）．

[※1] 神経を伝達速度の速い順にA，B，Cと分類したもので，A線維はそのなかでα，β，γ，δに分類される．通常，痛みはC線維とA δ 線維によって伝えられる．A δ 線維は温冷覚や痛覚などの傷害刺激を伝える．時間が経つと痛覚が減衰する（一次痛覚）．C線維は内臓痛や皮膚の持続する鈍い痛覚を伝える（二次痛覚）．

● 表2　急性腹症の分類

緊急手術あるいは処置が必要	保存的治療	腹部以外の鑑別疾患
穿孔性腹膜炎（消化管穿孔）	急性虫垂炎	心筋梗塞（下壁梗塞）
重篤な炎症性疾患（壊死性胆嚢炎，壊死性虫垂炎）	急性胆嚢炎，急性胆管炎	急性心膜炎
絞扼性イレウス（腸管の血行障害を伴うもの）	急性胃腸炎	肺炎，胸膜炎
	急性膵炎	心身症
腸重積	絞扼性腸閉塞以外の腸閉塞	急性ポルフィリン中毒
子宮外妊娠破裂	胆嚢結石，胆管結石	急性副腎不全
卵巣嚢腫茎捻転	腎結石，尿管結石	急性鉛中毒
大動脈瘤破裂	胃潰瘍，十二指腸潰瘍	
重症急性膵炎	大腸憩室炎	
潰瘍性大腸炎による中毒性巨大結腸	虚血性腸炎	
S状結腸捻転	骨盤腹膜炎	
急性腸間膜血管閉塞症	急性腎盂腎炎	
	肝がん破裂（緊急処置が必要になることもある）	

● 表3　悪心・嘔吐をきたす疾患

消化器疾患	中枢性疾患
感染症	脳腫瘍，脳出血，脳梗塞
急性胃腸炎（細菌性，ウイルス性）	頭部外傷，脳炎，髄膜炎，片頭痛
消化管閉塞・通過障害	**精神疾患**
悪性腫瘍（食道がん，胃がん，大腸がんなど）	統合失調症，うつ病，神経症
食道アカラシア	神経性食欲不振症
腸閉塞（癒着性，麻痺性，閉塞性）	**循環器疾患**
腸捻転，腸重積	心不全，心筋梗塞，狭心症
慢性便秘	**内分泌代謝疾患**
炎症性疾患	甲状腺機能亢進症，甲状腺機能低下症，アジソン病
逆流性食道炎	副腎不全，腎不全，尿毒症，糖尿病
胃十二指腸潰瘍	**内耳疾患**
急性胃炎・慢性胃炎	メニエール病，中耳炎，乗り物酔い
大腸憩室炎	**その他**
肝炎，肝硬変	薬剤の副作用
胆管炎，胆嚢炎，膵炎	放射線治療によるもの
虫垂炎，腹膜炎	妊娠悪阻
機能障害	アルコール
機能性胃腸症	
過敏性腸症候群	

5 吐血・下血

1）吐血

　　吐血とは，消化管内腔に生じた出血（消化管出血）が口腔から排出（嘔吐）されることである．吐血は原則として十二指腸のトライツ靱帯から口側の消化管出血によって生じると考えてよい（図2）．

2）下血

　　下血とは上部消化管より出血をきたし，ヘモグロビンが酸化されヘマチンとなり黒色タール便として排出される徴候である．また，下部消化管から赤色の血液を排出する血便が排出される場合もある．ただし，上部消化管や上部小腸の出血であっても大量の出血時は血便を呈することがある．

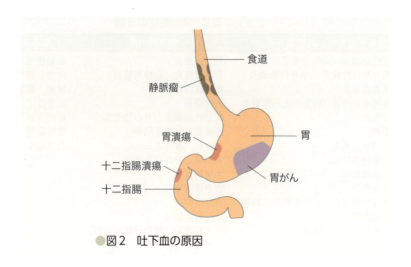

●図2　吐下血の原因

3）診断の進め方

　吐血・下血のいずれでも出血の量や色調を医療面接で確認して，バイタルサインが安定していれば緊急内視鏡を行う．原因として多いのは消化管潰瘍や食道静脈瘤である．出血部位が確認できれば内視鏡的止血術を行う．

6 下痢・便秘

1）下痢

　下痢は，一般的に糞便の性状が液状または液状に近い状態を指す．成人では糞便中の水分量が200 mL/日を超える排便と定義される．また症状の持続が4週間以内のものを**急性下痢**，それを超えるものは**慢性下痢**という．

　食物の経口摂取により獲得した水分や消化管より分泌された消化液の70％は小腸から吸収され，残りの20％は右半結腸で吸収される．これらの吸収が減少することで下痢になる．下痢の発生機序は①滲出性下痢，②分泌性下痢の2種類に分けられる．

　滲出性の下痢は炎症などにより腸管粘膜に障害が生じ，血漿や血球成分が滲出することで腸管内の水分が増加している（感染性腸炎，炎症性腸疾患など）．分泌性下痢は腸管粘膜から腸管内への消化液分泌が過剰になっている．コレラ，大腸菌や黄色ブドウ球菌腸炎での細菌エンテロトキシンによる作用や，カルチノイド症候群などで起こる（表4）．

2）便秘

　便秘とは排便回数が少なく（おおむね週に2回以下，あるいは3日間以上排便がない），排便困難を伴う状態であり，便の硬さの増大を伴うことが多い．実際，問題となるのは排便困難や腹部膨満などの症状を伴う場合である．

　便秘は発生機序から①機能性便秘，②薬剤性便秘，③器質性便秘，④全身疾患に伴う便秘に分類される（表5）．これらのなかで最も多いのは**機能性便秘**である．これはさらに弛緩性便秘，けいれん性便秘，直腸性便秘に分けられる．**弛緩性便秘**は，大腸の蠕動やトーヌス（緊張）が低下していることにより，大腸内の糞便の通過時間が延長して大腸で水分がより吸収されることで便が硬くなり生じる．**けいれん性便秘**は，左結腸の緊張が亢進して大腸内容の

●表4　下痢を起こす疾患

急性下痢		
感染性腸炎	細菌感染症	サルモネラ，病原性大腸炎，メチシリン耐性黄色ブドウ球菌（methicillin-resistant *Staphylococcus aureus*：MRSA）
	毒素を伴う	腸管出血性大腸炎，ブドウ球菌，偽膜性腸炎
	菌交代現象	抗菌薬起因性腸炎
	原虫，寄生虫	アメーバ赤痢，クリプトストリジウム
	ウイルス感染	感冒性腸炎（アデノウイルスなど）
循環障害	虚血性腸炎	
慢性下痢（4週間以上続く下痢）		
炎症性疾患	感染性	腸結核，アメーバ赤痢
	炎症性腸疾患	クローン病，潰瘍性大腸炎
	その他	腸管ベーチェット病，アミロイドーシス
消化吸収不良	吸収不良症候群	
機能性	機能性腸症候群	
代謝性内分泌症	WDHA症候群，カルチノイド症候群，甲状腺機能亢進症	
腸管静水圧上昇	肝硬変	

●表5　便秘の分類

機能性便秘
①弛緩性便秘，②けいれん性便秘，③直腸性便秘
薬剤性便秘
止痢薬，麻薬，抗コリン薬，利尿薬，鎮痛薬，抗がん剤，制酸薬，向精神薬，造影剤，抗パーキンソン薬
器質性便秘
大腸がん，クローン病，偽性腸閉塞，腹腔内腫瘤，腹膜炎
全身疾患などにともなう便秘
加齢，全身衰弱，神経疾患（パーキンソン病，脊髄疾患，精神病，脳血管障害など）糖尿病，甲状腺機能低下症，妊娠，がん性腹膜炎
その他
運動不足，長期臥床，不規則な食事，食物繊維摂取不足

移動が充分に起こらないため生じ，排便時に腹痛を伴う．便秘型の過敏性腸症候群がこれにあたる．**直腸性便秘**は，便意を我慢する習慣を続けた結果生じることが多い．直腸壁の伸展刺激に対して排便反射がうまく起こらず，直腸内に入ってきた便を排出できない．器質的な原因としては通過障害を起こすもの（大腸がん）や腸管壁の神経の異常などがある．

3）診断の進め方

　下痢の場合，まずは医療面接で家族内発生や集団発生，海外渡航歴，食事内容，内服薬などを聴取する．また下痢の持続期間も重要である．便秘の診断を進めるうえでは緊急性を有するか否かが重要で特に腸閉塞を併発している可能性がある場合には腹部X線や腹部エコーを行い，必要であれば腹部・骨盤CTを撮影する．

●表6　腹水の性状による鑑別

性状	漏出性	滲出性
外観	淡黄色	淡黄色，混濁，血性
比重	1.015以下	1.016以上
タンパク質	2.5 g/dL 以下	3.0 g/dL 以上
アルブミン	1.1 g/dL 未満	1.1 g/dL 以上
LDH	正常値上限＞	＞正常値上限
細胞成分	少ない	多い
主な疾患	肝硬変，門脈圧亢進症，うっ血性心不全，ネフローゼ症候群	がん性腹膜炎，結核性腹膜炎，細菌性腹膜炎，急性膵炎

7 腹部膨満・腹水

1）腹部膨満

　　腹部膨満とは腹部が膨らんで盛り上がる感じを指し，全体的に膨隆もしくは突出した状態あるいは腹部の膨らみや張りの感覚を自覚する状態である．腹部膨満を起こす主たる要因は，**鼓腸**（消化管内のガス貯留）と**腹水**である．この他に他覚的に腹部が盛り上がっている状態を指す，腹腔内腫瘤による**腹部膨隆**を忘れてはならない．

2）腹水

　　腹水とは腹腔内に貯留した液体のことをいう．健常者でも生理的に約50〜100 mLの腹水が存在する．かなりの腹水（約1,000 mLくらい）が貯留してくると腹部膨満感や体重増加といった症状がでてくる．腹水貯留を認める場合はまず腹腔穿刺を行い，腹水の性状が滲出性か漏出性かを判断することが必要である．滲出性腹水は混濁していて，血性を示すため漏出性腹水よりもタンパク濃度が高い．腹水の発生機序は漏出性と滲出性で大きく異なる．**漏出性腹水**は腹膜自体の異常はなく，門脈圧亢進や有効循環血液量，血漿膠質浸透圧の低下によって起こるのに対して，**滲出性腹水**は腹膜に炎症やがんの転移が生じることによって起こる（表6）．

3）診断の進め方

　　腹部膨隆の場合は，医療面接で発症時期や経過を聞く．すなわち急激にはじまったのか徐々に起きたのか，持続性か一過性かということを聞く．また女性では最終月経や妊娠の有無を確認する．腹部の聴診を行い，さらに触診で腫瘤や腹水貯留がないかを確認する．必要であれば腹部単純X線や腹部超音波検査を行い，病変が疑われればCTなどの画像検査や内視鏡検査を追加する．腹水の場合は前述したように腹腔穿刺を行い，腹水の性状を調べる．滲出性腹水の場合はがん性腹膜炎の可能性を考え細胞診を提出する．血性腹水は，外傷などでは臓器破裂や重篤な障害を意味するので外科的緊急処置が必要になるため，その場合はCTや腹部超音波を緊急で行う．

2 フィジカルアセスメントと臨床検査

腹部の診察は腹痛患者の場合，まず痛みがはじまった正確な部位と最も痛い部位を確認する．次に視診により局所の異常所見がないか確認する．さらに触診を行い，その後聴打診を行う方法もあるが，聴打診を行ってから触診を行うべきと考える．理由は触診で腸管蠕動が亢進したり，筋性防御を誘発したりすることがあるからである．

1 視診

まず視診で，腹部の膨隆やヘルニアがないか確認する．この他に皮膚や血管の怒張などがないか視診でみる．通常，腹部を9つの部分に分けて，病変の場所を確認する（図3）．

2 聴打診

まず腹壁の1カ所に1〜2分間聴診器を軽くあてて腸雑音を聴取する．腸雑音は腸管内に液体とガスが貯留しているとき，蠕動に伴い拡張した腸管内腔で共鳴する自発音を**腹鳴**または**グル音**という．健常人でもグル音は聴取されるが，下痢性腸疾患で腸蠕動運動が亢進しているときは連続性に聞こえ，通過障害があるときはグル音の増強が認められる．器質的イレウスのときは有響性の金属音として聴取される．麻痺性腸閉塞や急性汎発性腹膜炎の際，腸雑音は聴取されなくなる．

打診とは身体の表面を叩き，これによって生じる音や指に感じる振動によって，各臓器の位置，大きさ，形，異常を知る方法である．通常は左手中指の中節を患者の体表に当て，それを鈎状に曲げた右手中指で叩く（左利きの人は左右逆にする）．

3 触診

まずは温かい手で優しく触れるところからはじめる．所見がありそうな部位，痛みがある

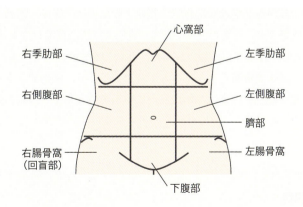

●図3 腹部の区分
痛みや腫瘤などの存在部位を具体的に示す目的で腹部を9分割にして表現する．これは厳密なものではなく4分割にして表現する方法もある．

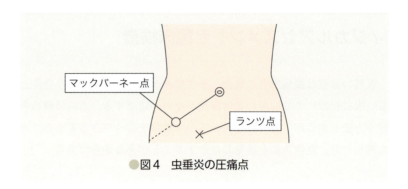

●図4　虫垂炎の圧痛点

部位は先に触診せず後に回す．軽い触診（表在触診）で軽度の圧痛や深部にある内臓疾患による筋性防御，腫大した臓器や腫瘤の存在を知ることができる．

1）圧痛

自覚痛に対して圧迫を加えてはじめて感じる他覚痛である．**圧痛**を感じる場合，ほぼその部分に存在する臓器に病変があると考えて間違いない．

2）筋性防御

腹腔内の炎症が腹壁・腹膜まで波及した場合，肋間神経や腰神経を介して罹患部位に対応した腹壁筋肉に反射性緊張亢進が生じて，診察の際に手で触れられるようになる．一般にディファンスとよばれる．高度になると腹壁筋は常に硬直性攣縮をきたし硬く触れるようになる．

3）虫垂炎の圧痛点（図4）

❶ マックバーネー点

右上前腸骨棘と臍を結ぶ線上で外1/3の点である．または右上前腸骨棘より4〜5 cmの点で，虫垂盲腸開孔部にほぼ一致する．

❷ ランツ点

左右の上前腸骨棘を結ぶ棘間線の右1/3の点で虫垂根部の圧痛点と考えられる．

4 直腸診

肛門・直腸の診察は腹部症状，特に下腹部症状，出血，便通異常，泌尿器症状を訴える患者には重要である．成書のなかには，直腸診は砕石位で行うと記載されているものもあるが，抵抗感が強い患者には左側臥位で股・膝関節を強く曲げさせるシムスの体位（Sim's position）で行う．ゴム製指嚢もしくはゴム手袋を着用して，示指でキシロカインゼリーを肛門周囲によく塗布する．その後は静かに肛門に示指を挿入して，直腸内指診で腫瘤がないか，出血がないかをみる．

Column

カプセル内視鏡

従来小腸の検査はかなりたいへんで患者にも医療者にも負担が多かった．そこで開発されたのがカプセル内視鏡である．2001年FDAで承認され2007年4月には本邦でも薬事承認され普及してきた．口から飲み込み，腸内の撮影を行い，肛門から排出される．以前の検査より低侵襲で検査が可能になった．本邦では小腸用，大腸用カプセル内視鏡が使用されている．

5 消化管造影検査（上部消化管造影検査・下部消化管造影検査）

上部消化管造影検査は造影剤を経口的に投与して消化管の形態や消化管運動の機能を評価する検査であり，食道，胃，十二指腸疾患が適応となる．**下部消化管造影検査**（注腸検査）は経肛門的に造影剤を注入して，大腸の腫瘍性疾患や炎症性疾患の診断目的に行われる．

6 内視鏡検査
〔上部消化管内視鏡・下部消化管内視鏡・内視鏡的逆行性胆道（管）膵管造影法〕

内視鏡検査は経口または経肛門的にファイバースコープを挿入して，先端についている小型撮像素子（OCDなど）を介してモニターに映し出すことで消化管のなかの状態を観察したり，また病理診断目的で組織を生検するための検査である．上部消化管内視鏡は上部消化管出血，消化性潰瘍，悪性腫瘍の診断に有用であるだけではなく食道静脈瘤の硬化療法，内視鏡的静脈瘤結紮術（EVL），出血性潰瘍に対する止血術，粘膜内がんの内視鏡的粘膜切除術（EMR），内視鏡的粘膜下層剥離術（ESD）や狭窄部位へのステント留置術などの治療にその適応範囲が広がっている．大腸内視鏡は直腸や結腸，回腸末端の診断と治療に用いられる．小腸疾患は従来診断が困難であったが，カプセル内視鏡やダブルバルーン小腸内視鏡[※2]が開発され，診断に用いられるようになっている．内視鏡的逆行性胆道（管）膵管造影法（ERCP）は膵臓と胆道疾患の診断や治療に用いられる．

3 疾患

1 胃食道逆流症（GERD），逆流性食道炎

胃食道逆流症（gastroesophageal reflux disease：GERD）とは，胃酸を中心とした胃の内容物が食道内に逆流することで胸やけや胸痛といった身体的合併症や逆流症状が生じて，健康な生活が障害される疾患である．一般的には週に2回以上の胸やけ症状が起こる場合を指す．疾患が生じる原因として，食事摂取量や脂肪摂取量の増加による一過性の下部食道括約筋弛緩（transient lower esophageal sphincter relaxation：TLESR），食道裂孔ヘルニアなどの逆流防止機構の低下それに下部食道括約筋圧の低下があげられる．

GERDは内視鏡検査時に食道胃接合部付近に粘膜障害（びらん・潰瘍）を認める逆流性食道炎と内視鏡的に粘膜障害を認めない非びらん性胃食道逆流症（non-erosive reflux disease：NERD）の2つに分類される．

1）症状

一般的には胸やけ，呑酸[※3]などの逆流症状を示すことが多い．その他に胃が痛む，胃が張るような感じがするといった機能性胃腸症（functional dyspepsia：FD）を思わせる症状や，咽頭違和感，咳が止まらないといった多彩な症状を呈する．

※2　従来の小腸内視鏡はプッシュ式（押し込むのみ）で検査を行っており，患者の苦痛，医療者の労力はかなりものであった．ダブルバルーン小腸内視鏡は文字通り2つのバルーンとオーバーチューブを用いて小腸を短縮させる方法である．後方のオーバーチューブを膨らませて小腸を短縮し，前方のバルーンをしぼめてさらに肛門側に内視鏡を進める方法で，小腸全体の観察が以前より容易にできるようになった．

※3　酸っぱい液体が口まで上がってきてゲップが出ること．

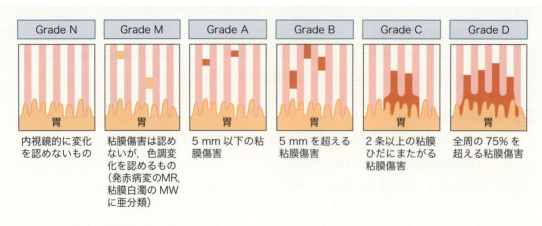

●図5 逆流性食道炎 ロサンゼルス分類

2）検査

血液検査ではほとんど異常を認めず，内視鏡検査が必須である．内視鏡上，胃食道接合部直上にびらんや潰瘍を認める．また粘膜障害の程度によって分類される（図5）．

3）治療

主な治療法は薬物療法でプロトンポンプ阻害薬（proton pump inhibitor：PPI）が第一選択薬である．この他に H_2 受容体拮抗薬（H_2RA）が使用されることがある．一般的に内視鏡検査で重症の逆流性食道炎や強い逆流症状がみられる場合（ロサンゼルス分類：C，D），まずPPIを8週間投与してから内視鏡検査で治癒確認する，あるいは症状消失後にPPIを半量に減量するステップダウン療法が推奨されている．

2 食道胃静脈瘤

静脈瘤とは静脈が瘤様になったものをいう．食道下部の粘膜下静脈や粘膜固有静脈は通常，胃壁の左胃静脈，後胃静脈，短胃静脈などを経て門脈に流入する．しかし肝硬変などの門脈圧が上昇する病態が出現すると静脈の流れが障害されて静脈内圧が上昇するため，血管が怒張して瘤を形成する．また胃壁内血管が瘤を形成すれば**胃静脈瘤**となる．**食道静脈瘤**はしばしば大量出血を起こす（食道静脈瘤破裂）．

1）検査

診断には上部消化管内視鏡検査が不可欠であり，病変の存在診断のみならず破裂予防処置の必要性の診断に用いられる．通常，食道静脈瘤は下部食道で最も大きく，上部に向かうにつれて小さくなることが多いため，上部まで伸びた静脈瘤はより発達したものといえる．太く結節状の瘤が最も発達した形態である．基本色調が青色の静脈瘤は白色より出血の危険性が高い．また表面の発赤所見（red color sign：RC）は血管と食道内腔の間の重層扁平上皮が薄くなっていることを示す．これは静脈瘤破裂の可能性が高いことを示す所見で予防処置の対象になる．

食道静脈瘤は吐血で救急外来を受診して緊急内視鏡を行った結果，診断されることがある．その際は直接の出血所見や，止血直後の赤色栓や白色栓が観察されることが多い．また肝硬

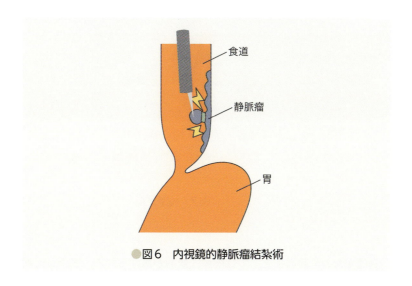

●図6　内視鏡的静脈瘤結紮術

変などの門脈圧亢進症の患者は食道静脈瘤ができる可能性が高いので定期的に内視鏡検査を行う．

内視鏡で青色静脈瘤（Cb），連珠状の中等度の静脈瘤以上，RC sign陽性（ミミズ腫れ様所見，cherry-red spot様所見，血マメ様所見）の静脈瘤は予防的治療が必要である．

2）治療

主な治療法は内視鏡治療であり，薬剤（硬化薬）を注入する硬化療法と機械的に結紮する結紮術がある．

❶内視鏡的食道静脈瘤硬化療法（endoscopic injection sclerotherapy：EIS）

内視鏡先端の鉗子孔から穿刺針を出して静脈瘤内やその近傍に硬化薬を注入することで，血栓の形成や圧迫により静脈を閉塞させる方法である．

❷内視鏡的静脈瘤結紮術（endoscopic variceal ligation：EVL）

内視鏡先端につけたフードから静脈瘤を吸引して，外側に巻いたゴム輪を押し出すことで静脈瘤の根元にかけて結紮し，静脈瘤を壊死脱落させる方法である．EISに比べて再発がやや多い（図6）．

❸外科的治療

内視鏡治療でも難治性の症例に対して，直達手術（食道離断術）や，外科的方法あるいはIVR[※4]を用いてシャント手術を行う．

3　食道がん

食道がんは食道上皮から発生する悪性腫瘍のことである．罹患率は人口10万人あたり男15人，女3人と男性が多く発症年齢は60歳代が最も多い．食道がんの90％以上は扁平上皮がんである．

※4　画像下治療．X線やCT，超音波検査装置などの画像診断装置で体のなかを透かしてみながら，医療器具（カテーテルや針）を入れて検査や治療を行うことである．

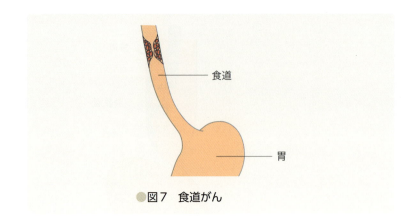

● 図7　食道がん

食道がんの危険因子としては喫煙，飲酒があげられる．また最近増加傾向にある食道腺がんはバレット食道[※5]や肥満が危険因子になる．

1）症状

深達度が浅い早期がんの段階ではほとんどが無症状である．自覚症状としては食道炎のような症状が多く，熱いものを飲んだときのしみる感じや胸やけのような症状があげられる．もう少し進行してくると，食事をしているときのつかえ感などの通過障害の症状がでてくる（この場合は進行がんのことがほとんど）．さらに食道壁をつらぬいて周囲の臓器に浸潤すると胸部痛や背部痛がでたり，気管に浸潤して咳や血痰などの症状がでてくることがある．リンパ節に転移をすると反回神経麻痺を起こし嗄声が生じる（図7）．

2）検査

❶食道X線造影検査

造影剤を飲みX線撮影を行う．食道壁の伸展不良や内腔の狭小化が認められる．

❷内視鏡

内視鏡検査は進行がんだけではなく，早期がんの診断にも有用である．通常，観察ではわかりにくい病変についてはヨード染色を行う．正常の粘膜は茶褐色に染まるが，がんの部分は染色されず白い不染帯として認識される．

❸超音波内視鏡

食道がんの深達度（特に早期がん）に有用である．

❹CT，PET-CT

周囲臓器への浸潤やリンパ節および遠隔転移臓器の検索に有用である．特にPET-CTは感度が高く，治療方針の決定に役立つ．

❺腫瘍マーカー

日本人の食道がんは約90％が扁平上皮がんである．扁平上皮がんではSCC，腺がん（扁平上皮がんでも）ではCEAが上昇することがある．

[※5] 長期にわたる胃酸の逆流によって，食道粘膜が破壊，再生をくり返すうちに，扁平上皮から胃粘膜に近い円柱上皮に置き換わってくる．これをバレット上皮とよび，バレット上皮が全周性に3cm以上存在するものをロングバレット食道とよぶ．

3）治療法

食道がんは進行度によって治療方針が異なる.

❶内視鏡治療

内視鏡治療の適応は深達度が粘膜内に留まり，リンパ節転移の可能性がほとんどない食道がんである．内視鏡切除術には内視鏡的粘膜切除術（endoscopic mucosal resection：EMR）と内視鏡的粘膜下層剥離術（endoscopic submucosal dissection：ESD）がある．EMRは従来の方法で，病変部を把持または吸引してスネアをかけて切除する．ESDは近年開発されたITナイフやフック（Hook）ナイフを用いて粘膜下層を切開・剥離する方法である.

❷手術療法

腫瘍が粘膜下層深部まで浸潤するとリンパ節転移を起こす頻度が約50％認められており，根治するためには手術療法が必要である．手術療法では胸部腹部食道を摘出し頸部，胸部および腹部のリンパ節郭清を行う．食道摘出後の再建経路には胃が最も使用されるが，結腸や回腸，空腸が使用されることもある．再建経路は後縦隔経路が用いられることが多い．近年は手術の前に抗がん剤治療（シスプラチン，5FU）が行われていることが多い.

❸化学放射線療法

広範囲にリンパ節転移が認められる症例や周囲臓器（気管，大動脈）に浸潤している局所進行食道がんは根治的手術の適応外と考えられ，放射線治療と抗がん剤治療を併用する化学放射線療法の対象となる．併用される抗がん剤はシスプラチン（CDDP）と5FUである．根治手術可能な進行食道がんでも，化学放射線療法は手術療法に近い治療成績を出している.

化学放射線療法の際はシスプラチンによる悪心・嘔吐，腎機能障害，5FUによる粘膜毒性（口内炎，下痢），放射線による食道炎，治療後は放射線治療による放射線性肺炎，心嚢水・胸水貯留が問題になる.

4 急性胃炎・慢性胃炎

胃炎の定義は胃に過剰な白血球浸潤がみられることである．これは組織診によってのみ診断される疾患である.

胃炎は大きく分けて，**急性胃炎**と**慢性胃炎**に分類される．急性胃炎は好中球浸潤を認めるが単核球の過剰な浸潤が伴わないものであり，慢性胃炎はリンパ球などの単核球優位の白血球浸潤がみられるものと定義されている.

厳密な意味での急性胃炎はまれで胃炎のほとんどは慢性胃炎と考えられている．その原因は90％が**ピロリ菌**（*Helicobacter pylori*）の感染が原因である.

ピロリ菌の感染は大部分が幼少期に成立する．感染したピロリ菌は胃前庭部に胃炎を引き起こす（胃粘膜萎縮がまだ起こっていない状態なので非萎縮性胃炎という）．ピロリ菌は胃粘膜上でのみ生息でき，腸粘膜上では生息できないため，生体がピロリ菌を排除しようとして固有胃腺を減少させ，腸上皮化生[※6]を起こす．それによりピロリ菌は前庭部に存在しなくなるが胃体部に移動して同様のことをくり返す．結果として非萎縮性胃炎から固有胃腺が減り，粘膜が薄くなった萎縮性胃炎に移行する.

※6　胃の上皮が腸の上皮のように変化すること.

1）症状

これまで胃炎に関連する症状と考えられていた食後の膨満感や心窩部痛などは無関係であり，後述する機能性胃腸症の症状であるというのが最近の考えである．急性胃炎では心窩部痛や悪心などの症状をきたしうる．一方，慢性胃炎はほとんどが無症状である．

2）検査

上部消化管内視鏡を施行し，内視鏡下で生検して組織学的に診断する．慢性胃炎を疑った場合はピロリ菌の検査を施行する．

3）治療法

胃炎の原因がピロリ菌であればピロリ菌除菌療法を行う．また非ステロイド抗炎症薬（non-steroidal anti-inflammatory drugs：NSAIDs）が原因であれば休薬する．

5 急性胃粘膜病変

突発的な腹部症状（心窩部痛，悪心，嘔吐，吐血）を伴い，内視鏡検査で胃粘膜異常を認めるものをいう．内視鏡所見としては出血性胃炎，出血性胃びらん，急性胃潰瘍などがあげられる．原因としては薬剤（特にNSAIDs）が多い．治療は絶食，補液とともに原因薬剤の中止，PPIもしくはH_2受容体拮抗薬の投与である．

6 機能性胃腸症

腹部の痛みやもたれを主訴に病院を受診する患者のなかには，検査を行っても炎症や潰瘍，がんなど，症状の原因となる器質的疾患がない人がいる．器質的疾患がないにもかかわらず消化器症状を有するものを機能的消化管障害（functional gastrointestinal disorders：FGIDs）とよぶ．このFGIDsの代表例が機能性胃腸症〔機能性ディスペプシア（functional dyspepsia：FD）〕と過敏性腸症候群（irritable bowel syndrome：IBS）である．

機能性胃腸症とはつらいと感じる食後のもたれ感，早期膨満感，心窩部痛それに心窩部灼熱感のうち1つ以上があるにもかかわらず上部消化管内視鏡検査を含む各種検査で症状を説明しうる器質的疾患がない疾患で胃・十二指腸領域から発生すると定義されている（表7）．

1）症状・検査

患者が前述以外の症状を訴えることも多く，また時間的経過で変化することもあるため診断基準を満たしていない状況は多い．その場合でも機能性胃腸症の可能性は常に考える．また，55歳以上の中高年者，再発性の嘔吐，原因が特定できない体重減少，貧血，嚥下障害，嚥下時痛などの警告症状があるときには積極的に上部消化管内視鏡や腹部超音波検査を行い，がんなどの器質的疾患を除外することが重要である．

2）治療

治療の基本は食事の内容，食事時間，過度な運動の抑制などの生活習慣の指導である．これで改善しない場合は初期治療を検討する．ピロリ菌感染者であればまず，除菌療法を行い，一部の患者はこれで症状が改善する．この他に酸分泌抑制薬（PPI，H_2受容体拮抗薬）や消化管運動機能改善薬（アコチアミド塩酸塩水和物）を使用する．これでも症状の改善が得られない場合は他の消化管運動機能改善薬，抗不安薬，抗うつ薬や漢方薬が使用されることが多い．

●表7　RomaⅣにおける機能性ディスペプシア（FD）の定義

機能性ディスペプシア（FD）
上部消化管内視鏡検査などで症状を説明しうる器質的疾患がないにもかかわらず，胃・十二指腸領域に起因すると考えられる，以下の症状のうちのひとつ以上がある 1．つらいと感じる食後のもたれ感 2．つらいと感じる早期膨満感 3．つらいと感じる心窩部痛 4．つらいと感じる心窩部灼熱感 さらに症状が6カ月以上前からあり最近3カ月は継続して症状を有し，以下の食後愁訴症候群（PDS）あるいは心窩部痛症候群（EPS）のいずれかまたは両方の基準を満たす
食後愁訴症候群（PDS）
少なくとも週に3日，以下の1つか2つを満たす 1．つらいと感じる食後のもたれ感 2．つらいと感じる早期膨満感
食後心窩部痛症候群（EPS）
少なくとも週に1回，以下の1つか2つ 1．つらいと感じる心窩部痛 2．つらいと感じる心窩部灼熱感

7 胃・十二指腸潰瘍

胃・十二指腸潰瘍とは胃酸やペプシンによる消化管の組織欠損が粘膜筋板を越えて深層に及ぶものである．また，欠損が粘膜内にとどまるものをびらんという．わが国の消化性潰瘍の原因として多いものは**ピロリ菌**と**NSAIDs**である．

ピロリ菌はウレアーゼ活性の利用により，アンモニアを産生することで胃酸を中和して胃の中で生き残る．わが国の胃潰瘍患者の70～80％，十二指腸潰瘍患者の90～100％がピロリ菌に感染している．またピロリ菌感染していると通常の3～4倍潰瘍になりやすい．

ピロリ菌関連の胃潰瘍と十二指腸潰瘍では病態が異なり，胃潰瘍ではピロリ菌感染の持続により胃体部に炎症が生じ，防御因子としての粘液，微小循環などが障害されることが原因と考えられている．胃粘膜萎縮が起き，胃酸の分泌が正常から低下しているにもかかわらず，粘膜防御が弱くなり潰瘍発生を引き起こしている．一方，十二指腸潰瘍では胃酸分泌が保たれていることが重要である．ピロリ菌感染で酸分泌が亢進し，ソマトスタチンの低下から高ガストリン血症を起こすことで十二指腸潰瘍が生じると考えられている．一般的に若年者では十二指腸潰瘍，加齢とともに胃潰瘍の頻度が高くなる．いずれの場合も胃酸は増悪因子になっているので，酸分泌抑制薬を投与すれば大半の潰瘍は治癒する．

NSAIDsは胃粘膜保護作用のあるCOX-1を阻害することで胃粘膜における内因性プロスタグランジン（prostaglandin：PG）を減少させ，粘膜防御を弱体化させ粘膜障害を引き起こす．NSAIDs潰瘍にはPG製剤と酸分泌抑制薬が有効である．

1）症状

消化性潰瘍の自覚症状は心窩部痛，上腹部不快感，食欲不振，胸やけ，呑酸（げっぷ）や背部痛である．他覚症状としては心窩部の圧痛があげられ，十二指腸潰瘍のときは右側腹部に圧痛を認めることもある．この他に出血，消化管穿孔，消化管狭窄による嘔吐がある．胃潰瘍では食事直後の痛みが多いが十二指腸潰瘍では空腹時の痛みが多い．これは十二指腸潰

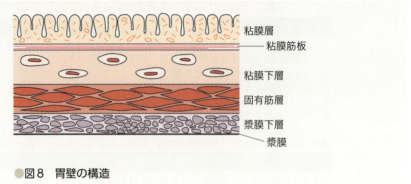

●図8　胃壁の構造

瘍が高酸状態であることを示しており，食事摂取で軽快する．

　高齢者はこれらの特異的な症状がなく出血，穿孔，狭窄などの症状で発症することも多く注意が必要である．出血の場合，吐物は暗赤色やコーヒー残渣を呈することが多く，下血は黒色泥状のタール便になる．穿孔は十二指腸潰瘍に多くみられ，突然に腹部全体に強い腹痛が生じる．穿孔の腹部所見としては最初穿孔部周囲の限局した圧痛があり，筋性防御やブルンベルグ（Blumberg）徴候[※7]を認め，腹部は板状硬となる．

2）検査

　まず吐血や下血といった緊急の初期対応が必要な状態かを判断する必要がある．出血症状があり血圧が安定している場合は緊急内視鏡検査を行う．胃潰瘍の重要な鑑別診断は胃がんである．緊急検査では生検しないことがほとんどなので後日再検する．X線透視は以前ほど行われなくなった．消化管穿孔を疑う場合は腹部X線，腹部造影CTを行う．

　緊急を要さない場合は原因検索として胃内視鏡時にピロリ菌感染の有無，NSAIDsなどの服薬歴を調べる．

3）治療

　消化性潰瘍からの出血がある場合，緊急内視鏡を施行して内視鏡的止血術を行う．出血を認めない潰瘍や止血術後で落ち着いた状態では通常，PPIやH_2受容体拮抗薬が用いられる．またピロリ菌感染が証明されたものは除菌療法を行う．NSAIDs服用歴のある場合は原則NSAIDsを中止してPPIやH_2受容体拮抗薬で治療する．

8　胃がん

　胃がんとは，胃の粘膜上皮から発生する悪性腫瘍である．胃がんの原因として環境要因（食生活）や家族性のものが報告されていたが，近年大部分に**ピロリ菌感染**が関与していることが明らかになった．ピロリ菌保菌者の除菌療法は現在，保険診療でも認められている．

　胃がんは病気が進むにつれて胃壁の深層に浸潤していく（図8）．粘膜から粘膜下層に浸潤してその後，固有筋層を越えた時点で進行がんに分類される．がんが胃壁の一番外側の漿膜

※7　腹壁を圧迫するときよりも，急に圧迫を解除（手を離したあと）したときに，疼痛がより強くなる症状で腹膜刺激症状の1つである．

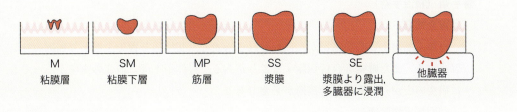
● 図9　胃がんの経過

（腹膜）を越えると腹腔内に播種して腹膜播種をきたす（腹水貯留や腸閉塞の原因になる）．

また胃がんはリンパ行性や血行性に転移をする．胃の中で血管にそって存在するリンパ管にがん細胞が入り込み胃に近いリンパ節に転移して，順次より遠くのリンパ節に転移する．血行性転移は胃壁内の血管にがん細胞が入り込み血流にのって遠隔臓器（肝臓，肺）に転移する（図9）．

1）症状

胃がん特有の症状はなく，早期胃がんの場合ほとんどが無症状である．胃がんのリスクがある中・高齢者は検診が重要である．胃がんの進行に伴い，出血（吐血，黒色便），心窩部痛，狭窄症状による悪心・嘔吐，食欲低下，体重減少，腹水貯留による腹部膨満感などが症状として生じる．

2）検査

胃がんの治療方針を決めるには存在診断，質的診断，進行度診断が必要である．存在診断のうち主な検査はX線造影検査と上部消化管内視鏡検査である．病変の深達度，範囲の診断にも用いられる．最近は狭帯域フィルター内視鏡[※8]（narrow banding imaging：NBI）も深達度診断に用いられる．また深達度診断が難しい場合，超音波内視鏡も行われることがある．この他転移巣の検査として，CT，MRI，PET（PET-CT）がある．また腹膜播種が疑われる患者については全身麻酔下で審査腹腔鏡が行われることがある．

3）治療

胃がんの進行度によって治療は異なる．粘膜内に病変がとどまりリンパ節転移の可能性がきわめて低いものは内視鏡的治療の対象としてEMR，ESDが行われる．以前は大きさ2 cm以下の分化型腺がんで，潰瘍を伴っていない病変に治療適応が限られていたが近年その適応は拡大している．

早期がんのうち内視鏡治療の適応がないもの，リンパ節転移があるもの，進行がんは外科的切除（手術）の対象になる．

※8　以下の機能を用いて行う内視鏡検査．内視鏡の光源より血液中のヘモグロビンに吸収されやすい2つの波長（青色光：390〜445 nm，緑色光：530〜550 nm）の光で観察することによって粘膜表面の毛細血管と粘膜模様の変化が強調される．これでがんの浸潤による毛細血管の変化や通常光（白色光）では発見しづらい微小がんが評価できる．

❶ 手術（根治手術）

①胃全摘術

胃体上部および噴門部胃がんに行われる術式で，文字通り胃を全部とり周囲のリンパ節を郭清する．また脾臓も合併切除することがある．胃体中下部に病変の主座があっても，口側に病変の広がりがあれば全摘術が必要である．

②幽門側胃切除術

胃体中部から幽門に位置する胃がんに対して行う最も標準的な術式である．術後の経口摂取は胃全摘と比べて比較的早期に回復する．

③幽門温存胃切除術（pylorus preserving gastrectomy：PPG）

胃中部に存在する早期胃がんが対象で2.5〜5 cmの幽門前庭部と幽門を温存して胃を切除する手術である．迷走神経および血流を温存して幽門機能を保ち，胃切除後の後遺症であるダンピング症候群を防ぐ目的がある．

❷ 手術（緩和手術）

根治は期待できないが胃がんによる出血が制御できない場合や幽門狭窄により経口摂取ができない場合，症状緩和目的で胃切除やバイパス術（胃空腸吻合術）を行うことがある．

❸ 化学療法

遠隔転移がある胃がんや外科的切除が不能な胃がんに対して，抗がん薬を使用して治療する方法である．抗がん薬治療による化学療法は治療する局面によって目標が異なる．

手術不能な進行がんや遠隔転移症例に対しては延命が目的（根治はできない）であり，リンパ節転移がある進行がんの根治手術後では再発予防が目的（術後補助化学療法）である．また遠隔転移はないがかなり進行している胃がんに対しては術前化学療法（治療成績の向上）を行う．

❹ 緩和医療

根治的切除が不能の胃がんは治癒を期待できないため，その場合はがんの診断初期より緩和医療を行う．転移巣による疼痛には塩酸モルヒネなどの麻薬を用いることがある．また腹水貯留による腹部膨満に対しては腹水排液を行う．抗がん薬による化学療法も広い意味では緩和医療に入る．

9 胃切除後症候群（ダンピング症候群）

胃切除後症候群（ダンピング症候群）とは，胃切除術を受けた患者が手術の後遺症として，食物摂取後に愁訴を呈する症候群である．食後20〜30分後に起こる早期と，食後2〜4時間後に起こる後期胃切除後症候群に分けられる．

1）早期胃切除後症候群

胃貯留機能の消失や低下により，食物が胃液で希釈されていない高張な糖液のまま急に空腸に入ることで起こる．

❶病態

食物が急に小腸に侵入し，上部小腸からセロトニン，カリクレイン，ブラジキニン，ヒスタミン，カテコールアミンやプロスタグランジンなどが放出されることにより，腸管運動亢進，循環血漿量の低下，血管透過性の亢進が起きる．

100　はじめの一歩の病態・疾患学

❷ 症状

冷汗，動悸，めまい，しびれ，失神，顔面紅潮，顔面蒼白，全身倦怠感，眠気，頭痛，胸部苦悶感，低血圧，腹鳴，強い腹痛，下痢などがある．

❸ 治療法

心理療法と食事療法がある．食事療法は1回の食事量を少なくして食事回数を増やし（1日6回くらい），食後30分から1時間くらい横になって楽な姿勢でいる．また食事中の水分摂取は控える．

2）後期胃切除後症候群

食後2～4時間後に発生する．

❶ 病態

小腸に急速に食物が入り急速に血糖が上昇する．それに反応して膵インスリンの過分泌や腸粘膜上皮由来のGIP，GLP-1が放出されることによる低血糖症状である．

❷ 症状

脱力感，冷汗，動悸，めまいがあげられる．

❸ 治療

糖分摂取で軽快する．基本は食事療法で，水分制限は不要である．

10 感染性腸炎

感染性腸炎は消化管に微生物（細菌，ウイルス，原虫，寄生虫など）が侵入し，増殖した後に消化管粘膜を傷害したり，毒素を産生することにより下痢，血便，嘔気，嘔吐，腹痛，発熱などの症状を起こす疾患である．微生物以外でも抗菌薬を投与された患者で正常な腸内細菌叢が死滅し，通常はあまり存在しない菌が増殖して下痢，腹痛それに血便などの症状が起きる抗菌薬関連性腸炎がある．

多くは汚染された水や食品による感染（食中毒）で起こる．食中毒の原因として最も多いものはノロウイルスで，次いでカンピロバクター，サルモネラ，ウエルシュ菌が多い．

1）症状

感染性腸炎は下痢，発熱，悪心，嘔吐などの急性胃腸炎症状を起こす．下痢以外の症状は感染した微生物によって異なる．

急性下痢の90％以上が感染性腸炎によるものである．4週間以上続く慢性下痢では，腸結核や寄生虫感染が原因のことがあるが通常は非感染性である．また，下痢の鑑別として大腸粘膜の障害（大腸型）か小腸型かを考える必要がある．**大腸型**は毒素や病原体の組織侵襲が基本的な病態である．発熱や腹痛を伴い，血便，粘血便，テネスムス[※9]などを生じる．**小腸型**は病原体や毒素による腸管からの分泌亢進であり，血便や粘血便はないか，あっても軽度であり大量の水様下痢を呈す．

診断には医療面接が重要である．症状とその発症時期，食歴，周囲の人の状況，海外渡航歴，最近の抗生剤使用などを聴取する．

[※9] 便意があるのに排便がない，または少量の排便しかないのに便意を頻回に催す状態を指す．日本語では，しぶり腹，裏急後重という．これは直腸炎（潰瘍性大腸炎，赤痢など）によって便塊以外の刺激で直腸排便反射が起こることによって現れる症状である．

●表8 感染性腸炎の分類

感染症法類型	原因微生物	原因	潜伏期	血便	血便以外の症状
3類 (全数把握)	赤痢菌	食品,水	1〜5日	低頻度	下痢,腹痛,発熱
	コレラ菌	魚介類,水	1〜5日	(−)	下痢,嘔吐,発熱 (−)
	チフス菌・パラチフスA菌	食品,水	10〜14日	中頻度	下痢 (±),発熱,腹痛 (±)
	腸管出血性大腸菌	肉,野菜	4〜8日	高頻度	下痢,腹痛,発熱 (±)
4類	ボツリヌス菌	イズシ,缶詰	12〜36時間	(−)	嘔吐,眼症状,球麻痺
5類 (全数把握)	赤痢アメーバー	性感染,水	2〜3週	高頻度	下痢,腹痛
	ランブル鞭毛中	食品,水	1〜4週	(−)	下痢,嘔吐,腹痛
	クルプトスポリジウム	食品,水	3〜10日	(−)	下痢,嘔吐,腹痛
5類 (小児定点把握)	カンピロバクター	鶏肉,肉	2〜10日	高頻度	下痢,腹痛,発熱
	サルモネラ	鶏卵,肉	8〜48時間	高頻度	下痢,腹痛,発熱
	ウエルシュ菌	食肉調理品	8〜14時間	(−)	下痢,腹痛,発熱 (−)
	腸炎ビブリオ	腸炎ビブリオ	1日以内	低頻度	下痢,嘔吐,腹痛,発熱
	エルシニア	豚肉,水	3〜7日	(−)	下痢 (±),腹痛,発熱
	その他の病原性大腸菌	食品,水	12時間〜5日	低頻度	下痢,腹痛,発熱 (±)
	ノロウイルス	二枚貝	3〜40時間	(−)	下痢,嘔吐,腹痛,発熱 (±)
	ロタウイルス	糞便	2〜3日	(−)	下痢,嘔吐,腹痛,発熱

●表9 Kaplan Criteria

①有症状例の半数以上が嘔吐を認める
②平均潜伏期間が24時間から48時間である
③平均有症状期間が12時間から60時間である
④便培養から原因となる細菌が検出されない

　それぞれの病原体によって潜伏期間が異なる．毒素型の潜伏期は数時間以内であり，毒素産生型は1日以内が多い．2日以内はサルモネラ，ノロウイルスがある．潜伏期間が長い病原体にはカンピロバクター（2〜10日），腸管出血性大腸菌（4〜8日），エルシニア（3〜7日），チフス・パラチフスA（10〜14日）があげられる．

　原因食品として魚介類は腸炎ビブリオ，鶏肉はサルモネラ，カンピロバクター，牛肉は腸管出血性大腸菌，サルモネラ，ブタ肉はエルシニア，カンピロバクター，牛レバーは腸管出血性大腸菌とカンピロバクター，二枚貝（カキなど）はノロウイルスが多い（表8）．抗菌剤投与後の下痢は偽膜性腸炎（*Clostridium difficile* infection：CDI）を考える．

2）検査

　細菌性腸炎の診断には糞便，腸液，生検組織，血液などの培養検査が必要である．CDIは便中毒素によって行うことが原則であるが，感度の低さが欠点である．CD毒素とCD抗原を同時に測定できるキットが普及しているが，CD毒素が陰性かつ，CD抗原が陽性の場合が問題である．臨床症状がある場合はCDIと診断して治療を開始することがある．また，大腸内視鏡で特徴的な所見から偽膜性腸炎と診断できることもある．

　ウイルス性腸炎は患者全員に検査をしてウイルスを同定する意義は少ない．最近はノロウイルスの抗原検査が可能になった．ノロウイルスのアウトブレイクはKaplan Criteriaを用いる（表9）．

　血便をきたす感染性腸炎はほとんどが細菌性である．非感染性腸炎との鑑別のために大腸

●表10　経験的治療

①血圧低下，悪寒戦慄などの菌血症が疑われる症状があるとき
②重度の下痢による脱水やショック状態などで入院加療が必要な場合
③CD4陽性リンパ球数が低値のHIV感染症患者，ステロイド，免疫抑制剤，抗がん薬などの易感染宿主の患者
④合併症のリスクが高い（50歳以上，人工血管，人工弁，人工関節など）
⑤海外渡航者下痢症（法定伝染病の可能性）

内視鏡が施行されることがある．カンピロバクター腸炎，サルモネラ腸炎，アメーバ大腸炎などでは潰瘍性大腸炎と似たような像を呈する．エルシニア腸炎，腸結核はクローン病に似た内視鏡所見を示す．腸管出血性大腸炎の主病変は右半結腸であるが左半結腸に病変が認められるものもあり，虚血性大腸炎との鑑別が必要である．

腹部CT，腹部超音波で腸管出血性大腸炎は右半結腸の著明な浮腫が特徴である．カンピロバクター腸炎では全結腸の壁肥厚が，サルモネラ腸炎では右半結腸の壁肥厚が認められる．エルシニア腸炎では回盲部リンパ節腫大と終末回腸の壁肥厚が認められ特徴的である．ウイルス性腸炎では大腸の壁肥厚は認めず，小腸が拡張していることが多い．

3）治療

細菌性腸炎の多くは対症療法のみでも軽快する．また脱水症例は補液が必要となる．細菌培養は結果が出るまでに時間がかかるので重症例では抗菌薬の経験的治療を開始する（表10）．

選択される抗菌薬はレボフロキサシンあるいはシプロキサシンの経口投与である．カンピロバクター腸炎が強く疑われる場合はマクロライド系抗生物質を使用する．

健康な成人のウイルス性腸炎は対症療法のみでよい．腸管出血性大腸炎は溶血性尿毒症候群（HUS），脳症，血栓性血小板減少性紫斑病などの重篤な合併症を起こすことがあり注意が必要である．

11 腸閉塞（イレウス）

腸閉塞（イレウス）とは，腸管の物理的閉塞もしくは運動障害によって起こる消化管の通過障害である．腸閉塞では迅速な診断と治療が必要である．通過障害と血流障害の2つの病態は特に注意しないといけない．

1）症状

腹部膨満を伴う激しい腹痛や嘔吐（胆汁様吐物，便汁様吐物）があり，脱水症や敗血症の症状を合併していることがある．小腸や大腸が閉塞状態になると，大量の腸内容物（水分・食物残渣・腸管ガス）が貯留し，閉塞部位より口側の腸管が拡張する．このため腹部は膨隆し，腹膜刺激症状により腹部全体の痛みを訴える．また蠕動の亢進から間欠的な腹痛（疝痛）も自覚するようになる．胃の内容物停滞に加え，腸管内容物が胃内に逆流するので悪心，嘔吐をきたす．また腸液の混じった嘔吐物は胆汁様になる．一般に腸閉塞では排ガスや排便がみられなくなるが，閉塞が小腸にある場合は少量の排ガスや排便が認められることがある．また，大腸に閉塞がある場合，悪心・嘔吐などの消化器症状は遅れて出現する．

腸閉塞が進行すると腸管粘膜バリアが破綻し，細菌が体内に侵入するため敗血症をきたし，発熱を生じることもある．大量の水分が再吸収されず腸管内に貯留しているため，脱水症状が進行し，電解質異常もでてくる．血流障害を伴う絞扼性イレウスの場合は発見が遅れると閉塞部位の虚血から腸管壊死をきたし，消化管穿孔・破裂・汎発性腹膜炎にいたることもあるので注意が必要である．

2）身体所見・診断の進め方

体調の変化，摂食状況，排便，排ガスの状態を医療面接で聴取する．腹部膨満，腸雑音の亢進（金属音），悪心・嘔吐がありX線検査で鏡面像が認められれば腸閉塞と診断する．

腸閉塞の部位や原因疾患を念頭に入れて診察を進める．胃管を挿入して胆汁様，便汁様の内容物がでてくる場合は閉塞部位から胃内に逆流している状態を疑う．

物理的閉塞（機械性イレウス）の場合は腸管蠕動音が亢進し金属性腸雑音が聴取されるが機能性（麻痺性）イレウスのときは腸雑音が低下する．圧痛は通常は存在しないが絞扼性イレウスが進行すると絞扼部位と一致して限局性の圧痛や筋性防御を示すようになる場合もある．機械性イレウスでも消化管穿孔をきたした場合は腸管蠕動音は消失する．

3）検査

❶ 腹部X線検査

立位で閉塞部位よりも口側の鏡面像をみる．麻痺性イレウスのときは消化管ガス像の消失が認められることがある．小腸 皺壁の拡張がみられる．

❷ 腹部エコー

拡張した小腸皺壁が鋸歯状に観察される（Keyboard サイン）．

❸ 腹部CT

閉塞部位の場所，腸管の状態観察に有用である．

❹ 注腸造影・X線検査

下部消化管の閉塞を確認する．

4）治療

❶ 保存的治療

緊急手術の対象にならない場合は，絶飲食にして胃管またはイレウス管を挿入する．また脱水と電解質補正のため補液を行う．

❷ 外科治療

絞扼性イレウスや消化管穿孔を起こしている場合は緊急手術になる．

12 虚血性腸炎

虚血性腸炎は，腸管の血流減少に伴う低酸素状態による腸管虚血とその後の再灌流によって起こされる粘膜障害で，下部消化管出血をおこす最も代表的な疾患である．

虚血性腸炎はモーソン（Morson）分類によって一過性，狭窄型，壊死型の3型に分類される．虚血性腸炎の90％以上は一過性で1週間程度で症状や病変は消失する．狭窄型は病変治癒後腸管管腔が70％以下になるものである．壊死型は最も重症で急激な発症により腸壊死を起こし，消化管穿孔や腹膜炎が生じることで命にかかわる．

●表11　虚血性腸炎の検査

血液検査	白血球増多やCRP上昇を認める
腹部X線	注腸造影　病変部位に母指圧痕像を認める
腹部超音波検査	腸管壁の浮腫，粘膜と粘膜下層の不明瞭化を認める
大腸内視鏡検査	急性期には腸管の浮腫，粘膜内出血により縦走性や全周性の発赤，びらん，白苔が観察される．潰瘍性大腸炎も鑑別に入るので生検検査も必要に応じて行う．

1）症状

　発症は突然で強い腹痛を感じてから，数時間で症状が進行し，冷汗，悪心，嘔吐を伴うことがある．最も多い血便の原因であるが出血量は少ないことがほとんどである．発症の契機としては食事摂取，下剤服用，浣腸，排便時のいきみがあるので医療面接で聴取が必要である．病変の90％以上はS状結腸と下行結腸に発生する．

2）検査・治療

　抗菌薬やNSAIDsによる薬剤性出血性腸炎，または感染性腸炎が鑑別診断に含まれるため薬剤の服用歴，食事内容，海外渡航歴を聴取する．そのため便培養検査も行う（表11）．

　治療法は絶食と輸液による腸管の安静で，ほとんどの場合は改善する．壊死型や腸閉塞症状をきたす狭窄型は手術適応になる．

13 潰瘍性大腸炎

　原因不明の大腸に限局したびまん性病変をきたし，主として粘膜を侵し，びらんや潰瘍を形成する**びまん性非特異性炎症**である．**潰瘍性大腸炎**（ulcerative colitis：UC）はクローン病（Crohn's disease）とともに**炎症性腸疾患**（inflammatory bowel disease：IBD）を代表する疾患である．

1）症状

　UCの初発症状は腹痛，頻回の血性下痢が多いため，症状が反復する場合はUCを疑う．この他に貧血，体重減少，腹部圧痛，直腸診での鮮血がある．感染性腸炎，薬剤性腸炎，虚血性腸炎等が鑑別診断になるので内服薬，海外渡航歴などの聴取が必要である．

2）検査

　UCの検査で重要なものは大腸内視鏡検査と注腸X線検査である．大腸内視鏡では粘膜の血管透見の消失，粘膜の粗造，発赤，潰瘍，粘液，出血などが認められる．生検病理所見としては陰窩に好中球が浸潤している陰窩膿瘍が特徴的である．粘膜筋板を貫くような潰瘍はまれである．注腸X線検査で粗造または細顆粒状の粘膜表面のびまん性変化や多発性のびらん，潰瘍，偽ポリポーシスを認める．またハウストラ[※10]の消失（鉛管像）や腸管の狭小化を認める．

　採血では貧血，CRP上昇，赤沈の亢進などの炎症マーカーの上昇，低栄養によるアルブミンの低下やコレステロールの低下が認められる．

※10　大腸のひだ．結腸を外側からみたときにくり返し並んでいる，たくさんの膨らみである．

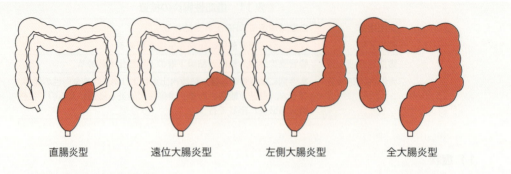

●図10　潰瘍性大腸炎分類
病変範囲が広いほど臨床的に症状が強い．

（直腸炎型　遠位大腸炎型　左側大腸炎型　全大腸炎型）

3）合併症

❶中毒性巨大結腸

重症腸炎に発熱，頻脈，貧血，脱水などを伴い，穿孔の危険性が非常に高く外科的手術を検討する．

❷大腸がん

罹病期間の長いUCは大腸がんのリスクが高く，サーベイランスが重要である．また原発性硬化性胆管炎などの腸管外合併症も多い．診断が確定すれば病期，病変範囲，重症度の分類を行う（図10）．

4）治療

軽症〜中等症では，経口5-ASA（5-アミノサリチル酸），副腎皮質ステロイドの局所療法（直腸内注入），5-ASAに反応しない場合は副腎皮質ステロイドを経口投与する．

重症例は入院のうえステロイド静注療法を行う．1週間以内に効果が認められない場合はステロイド抵抗性と考える．ステロイド抵抗性には白血球除去療法，免疫抑制薬，抗TNF-α抗体製剤を用いる．

14 クローン病（Crohn's disease）

クローン病は原因不明で消化管に特徴的な潰瘍性病変をくり返す疾患であり，UCとともに**炎症性腸疾患**（IBD）といわれる．病変は口腔から肛門まで消化管のいずれの部位にも出現する．最も病変が多く認められるのは小腸と大腸で，病変の伸展に伴い狭窄や瘻孔形成などの合併症をきたし腸管切除などの外科的治療が必要な症例も少なくない．

1）症状

下痢や腹痛が最も多い症状で，体重減少，発熱，低栄養などをきたす．また不明熱で病院を受診することもある．経過中や既往で痔瘻などの肛門病変を合併していることが多い．

2）病型

病変はどの部位でも起こりうるが，小腸や大腸にほとんどの病変が存在するので，①小腸型，②大腸型，③小腸大腸型に分類される．

●表12　クローン病の診断基準

1. 主要所見
A 縦走潰瘍　B 敷石像　C 非乾酪性類上皮細胞肉芽腫
2. 副所見
a 縦列する不整形潰瘍またはアフタ b 上部消化管と下部消化管の両者に認められる不整形潰瘍またはアフタ
確診例　1　主要所見のAまたはBを有するもの 　　　　2　主要所見Cと副所見のいずれかひとつを有するもの 　　　　3　主要所見を有するが虚血性大腸炎，潰瘍性大腸炎と鑑別できないもの

3）検査

診察では口腔内のアフタや特徴的な肛門病変（痔瘻や肛門周囲膿瘍）がないかチェックする．血液検査ではUC同様，CRP上昇や赤沈亢進，白血球増多，低栄養状態，低亜鉛血症，低ビタミン血症が認められる．小腸にも病変を形成するので小腸・大腸内視鏡検査，小腸・大腸X線造影を行う．これらの検査で縦走潰瘍，敷石像，不整形潰瘍，アフタ性潰瘍，狭窄，偽憩室，内瘻，炎症性ポリポーシスなどの所見が認められる．縦走潰瘍と敷石像が重要で，これらがあればクローン病と確診できる（表12）．また内視鏡的生検で非乾酪性類上皮細胞肉芽腫が認められれば診断の根拠になる．上部消化管内視鏡では胃前庭部，十二指腸球部に多発びらんとアフタ，胃体上部に竹の節外観を認める．

4）治療

内科的治療が中心となる．治療法は炎症の程度，疾患パターン，合併症に基づいて決める．

❶栄養療法

成分栄養もしくは消化態栄養を経口法もしくは経鼻チューブを十二指腸，空腸に留置して行う．

❷薬物療法

軽症では5-ASAを第一選択薬として用いる．中等症以上では経口ステロイドを投与する．栄養療法やステロイド薬が無効な場合は，結核への感染を否定してから抗TNF-α抗体の治療を行う．またB型肝炎ウイルスのチェックも行う．

15 過敏性腸症候群（IBS）

過敏性腸症候群（irritable bowel syndrome：IBS）とは器質的疾患を伴わず，腹痛・腹部不快感と便通異常（下痢，便秘）を主体として，それらの症状が長期間持続，もしくは悪化と改善をくり返す機能性疾患である．

1）分類

ローマ分類で**便秘型，下痢型，混合型，分類不能型**に分けられる（表13）．

病態としては下痢型IBSは大腸内圧が全体的に低く，上行結腸の内圧がS状結腸の内圧に比べて高いため下痢になる．それに対して便秘型は大腸内圧が高く，S状結腸の内圧が上行結腸の内圧に比べて高くなっている．

4章-3　疾患　107

● 表13　便形状によるIBSの分類

分類	便形状
便秘型　IBS（IBS-C）	硬便または兎糞状便が便形状の25%以上あり軟便または水様便が便形状の25%未満のもの
下痢型　IBS（IBS-D）	軟便または水様便が便形状の25%以上あり硬便または兎糞状便が便形状の25%未満のもの
混合型　IBS（IBS-M）	軟便または水様便が便形状の25%以上あり硬便または兎糞状便が便形状の25%以上のもの
分類不能型　IBS（IBS-U）	便形状の異常が不十分であって，IBS-C，IBS-D，IBS-Mのいずれでもない

● 表14　IBS診断基準の3項目

①排便によって症状が軽減
②発症時に排便頻度の変化がある
③発症時に便形状（外観）の変化がある

2）診断・検査

　この疾患の診断はIBSの診断基準（Rome IV 診断基準）に基づいて行われる．腹痛，便通異常で来院した患者を以下の警告症状の有無を評価して注腸検査や下部消化管内視鏡を行う．

　警告症状・徴候とは器質的疾患の存在を示唆する症候で，発熱，関節痛，粘血便，6カ月以内の予期せぬ3 kg以上の体重減少，身体所見の異常である．また危険因子は50歳以上，大腸器質的疾患の既往歴または家族歴があげられる．

　器質的疾患が除外され，かつ慢性的に症状があり，最近3カ月間，月に3日以上にわたって腹痛や腹部不快感がくり返し起こり，表14の3項目のうちの2項目以上があてはまったとき，IBSと診断する．

3）治療法

　まずは食事療法と生活習慣の改善を指導する．原因と考えられるストレスをとり除き，睡眠や運動の改善を図る．また症状に応じて高分子重合体，乳酸菌製剤，下剤，抗コリン剤を使用する．下痢型には5-HT$_3$受容体拮抗薬であるラモセトロンを使用する．

　これでも改善しない場合，便秘には消化管賦活薬，下痢に不安が関与していれば抗不安薬を処方する．簡易精神療法，自立訓練療法も適宜行う．

16 虫垂炎

　虫垂炎とは虫垂の非特異的化膿性炎症であり，急性腹症で頻度が高い疾患である．虫垂の内腔が糞石，検査時の造影剤，食物残渣などによって閉塞し，腸内細菌が感染して発症する．

1）症状

　典型的な症状は，食欲不振，心窩部痛，悪心，嘔吐ではじまり，数時間して右下腹部に限局した腹痛に移行する．37～39℃台の発熱を伴うことが多い．腸管は麻痺性になり排ガス停止が起きる．小児や高齢者はこのような典型的な症状が乏しいので注意が必要である．

2）身体所見

　虫垂炎でいくつかの圧痛点があるがこのうち**マックバーネー点**と**ランツ点**が診断的意義が高く有用である（図4参照）．この他に**筋性防御**（腹膜炎の所見），ブルンベルグ徴候などが重要である．

108　　はじめの一歩の病態・疾患学

3）検査

一般に白血球増多や好中球増多，核左方移動が認められる．CRP上昇，赤沈亢進が認められる．腹部超音波検査で腫大した虫垂が二重の壁を有する**低エコー領域**として描出される．CTでは径6 mm以上の虫垂拡張，3 mm以上の虫垂壁肥厚，壁の造影効果増強などが虫垂炎の所見である．成人の20～40％に虫垂結石が描出される．

4）妊娠中の虫垂炎

虫垂の位置は妊娠3カ月までは非妊娠期とあまり変化はないが，この時期を過ぎると右上腹部に向かって移動し，8カ月目には腸骨稜の上方に位置するようになる．そのため妊娠が進行するにつれ，右上腹部や右側腹部に圧痛点が移動する．反兆痛や筋性防御が出づらくなり診断が難しくなる．診断が疑われる場合は積極的に超音波検査を行う．

5）治療法

急性虫垂炎の治療は原則として虫垂切除術であるが，カタル性虫垂炎（炎症が粘膜層に限局している）の場合は抗菌薬投与で治癒することがある．

17 大腸ポリープ・消化管ポリポーシス

大腸ポリープとは，肉眼的に大腸の内腔に突出する限局した隆起性病変の総称である．**消化管ポリポーシス**とは，消化管の一臓器，主として大腸に100個以上ポリープが存在する状態を示し，さまざまな随伴症状を伴う全身性疾患といえるものが多い．

大腸ポリープの形態学的分類は大腸癌取扱い規約の表在型大腸がんの亜分類に準じて行われる．無茎の扁平隆起をⅠs，基部にくびれをもつ亜有茎の隆起をⅠsp，有茎の隆起をⅠpと分類する．10 mm以上の結節集簇様病変は，規約では表面隆起型Ⅱaに分類されるが**側方発育型腫瘍**（laterally spreading tumor：LST）ともよぶ．

大腸ポリープも消化管ポリポーシスも病理学的分類では腫瘍性，非腫瘍性に分類される．**腫瘍性**には腺腫，**非腫瘍性**には炎症性，過誤腫，過形成ポリープが含まれる．また消化管ポリポーシスは腺腫性，過誤腫は遺伝性を示し，特に腺腫性ポリポーシスには加齢とともに高率にがんが発生する．**家族性大腸腺腫症**（familial adenomatous polyposis coli：FAP）は，染色体5q上に位置するAPC遺伝子異常によって生じる常染色体優性遺伝疾患である．現在ではガードナー症候群と同じ疾患であることがわかっている．大腸中心に多数の腺腫性ポリープが発生し，ほぼ100％大腸がんになる．この他に胃十二指腸ポリープ，顎骨腫，軟部組織腫瘍などを伴う（表15）.

1）症状

大腸ポリープはほとんどの場合，無症状で検診の便潜血陽性がきっかけで大腸内視鏡検査を行いみつかることが多い．消化管ポリポーシスは下痢，腹痛，血便，貧血でみつかることがあるが無症状のこともある．また，皮膚病変や多臓器の合併症を契機にみつかることも多い．

2）検査

注腸X線検査や大腸内視鏡検査が重要で，ポリープの病理組織学的診断も重要である．

3）治療

大腸ポリープの場合，内視鏡的摘除（ポリペクトミー，EMR，ESD）を行う．FAPは放置するとほぼ100％がん化すると考えられており，がん化する前に予防的全大腸切除を行う．

●表15 消化管ポリポーシスの分類

組織像	疾患（発症年齢）	遺伝	原因遺伝子	症状	部位	ポリープ数	発がん	随伴症状	治療
腫瘍性	FAP ガードナー症候群（15〜40歳）	常優	APC	下痢，腹痛，血便	胃〜大腸	びまん性100〜数万個	ほぼ100％	骨腫，デスモイド	予防的全大腸切除
	タルコー症候群	常劣	APC，MSH	下痢，腹痛，血便		20〜100個		中枢神経系腫瘍	
過誤腫	ポイツ・ジェーガス症候群（25歳以下）	常優	LKB1 STK11	腹痛，血便，腸重積		散在性	比較的高	色素沈着（口唇，指趾）	ポリープ切除
	若年性ポリポーシス（20歳以下）		SMAD4				約10％	先天性奇形	
腸管の囊胞状拡張	クロンカイト・カナダ症候群	なし		下痢，腹痛，味覚異常		びまん性	比較的高	脱毛，皮膚色素沈着爪甲異常	ステロイド，抗プラスミン

18 大腸がん

大腸がんとは大腸（盲腸，上行結腸，横行結腸，下行結腸，S状結腸，直腸）の粘膜面より発生する上皮由来の悪性腫瘍である．近年増加傾向にある．大腸の発がんには環境要因と遺伝的要因の2種類が関与している．近年，わが国で大腸がんが増加したのは食生活の欧米化による影響が大きいと考えられている．大腸がんの発生の危険因子には**アルコール**，**肥満**，**喫煙**，大腸がんの**家族歴**などがある．

大腸がんは，前駆病変を経て発生する大腸がんと正常粘膜から発生する大腸がん（*de novo*）がある．前駆病変を経て発生する大腸がんは，大腸粘膜上皮細胞のがん関連遺伝子に異常が蓄積し，大腸ポリープ（腺腫）を経て大腸がんを発症する（adenoma-carcinoma sequence）．

遺伝性大腸がんは5％以下と少ないが，家族性大腸腺腫症（FAP）とリンチ症候群（遺伝性非ポリポーシス大腸がん）は発がんの高危険群として重要である．潰瘍性大腸炎やクローン病などの炎症性腸疾患の長期経過例に大腸がんが発症しやすいことが知られている．

1）症状

大腸がんの早期には自覚症状はほとんどないことが多い．検診で便潜血陽性でみつかることが多い．進行すると病変からの出血による貧血，下血，排便習慣の変化，腹痛，さらに進行すると管腔の狭窄による腸閉塞による腹部膨満や嘔吐が起きる．

2）検査

大腸がんは早期発見が重要である．一般的には便潜血検査が用いられるが偽陽性率・偽陰性率が高く，検出率が低い．しかし，便潜血検査が陽性の患者は大腸内視鏡検査を行うべきである．進行大腸がんの患者は腫瘍マーカーであるCEA，CA19-9が上昇していることが多い．しかしこれらの腫瘍マーカーは早期がんではほとんど上昇しておらず，進行がんでも上昇していないことがあるため注意が必要である．

大腸がんの確定診断に必要なのは大腸内視鏡による組織生検である．内視鏡検査および注腸検査（最近ではCT下コロノグラフィー）で腫瘍の局在，深達度，同時多発がん，さらに

ポリープなどの併存疾患の有無も調べる．胸部X線，胸部CT，腹部CT，骨盤CTで遠隔転移の有無，リンパ節転移を検索する．FDG-PET/CTも転移巣の検索に有用である．

3）治療

大腸がんの治療方針は他のがんと同様に深達度，リンパ節転移，遠隔転移の状態で決まる進行度によって決定される．リンパ節転移の可能性がほとんどない粘膜内にがんが限局しているか，粘膜下層にわずかに浸潤している早期がんは内視鏡的治療の対象になる．

内視鏡的治療は病巣茎部にスネアをかけて高周波電流によって焼灼切除する方法であり，この他にはEMRやESDがある．

粘膜下層深くあるいは筋層より深くに浸潤しているがんやリンパ節転移を認められるがんは外科的切除の対象である．かつては開腹手術で行われていたが，現在はほとんどが腹腔鏡下での手術である．手術後の病理所見でリンパ節転移が認められたものは6カ月間抗がん剤による術後補助化学療法が行われる．

遠隔転移の症例は状況によって異なる．数個以内の肝転移は1期的もしくは2期的に外科的切除を考える．肝転移や肺転移が多数存在し，全身病変と考えられる場合は抗がん剤による化学療法（オキサリプラチン，5FU，イリノテカン，ベバシズマブ，セツキシマブ）を行う．

まとめ

□ 消化管とは口腔から肛門にいたるまでの経口摂取した栄養物を消化吸収する臓器である．
□ これらの臓器が侵されると腹痛などの症状が起きる．
□ 急性腹症の場合，迅速な処置が必要かどうかを見極める必要がある．
□ 光学機器の進歩により小腸を含めた内視鏡検査が可能になってきた．

Column

ボノプラザンフマル酸塩

新しい酸分泌抑制薬として開発されたボノプラザンフマル酸塩はプロトンポンプ阻害剤に分類されているがKイオン競合型アシッドブロッカー（P-CAB）である．従来のPPIと作用機序が異なり，また胃酸を抑える力も強い．ピロリ菌の除菌療法でも従来のPPIに比べて高い除菌率を示した．

5章 肝・胆・膵疾患

肝臓はタンパク質代謝とともに脂質代謝・糖代謝の中心である．一方で胆汁の産生も行っている．また肝動脈と門脈の2種類の血管から血液が供給されるという特徴的な構造をもっている．さらに1.2～1.5 kgの巨大な臓器で，その機能には余力があるため病変が起こっても症状が現れにくく「沈黙の臓器」とよばれている．さまざまな原因で肝臓に障害が起こると，肝細胞は壊死・炎症とともに再生と線維化をくり返し，最終的に肝硬変が進行することがある．一方，胆嚢・胆管は肝臓で産生された胆汁の通路であるため，胆石や腫瘍による閉塞性黄疸で疾患の存在に気づくことが多い．膵臓の頭部は総胆管の下部を取り囲むように位置するため，胆道系疾患と同様に黄疸を起こす場合がある．また，急性膵炎や慢性膵炎のように膵臓全体の病変が認められることもある．

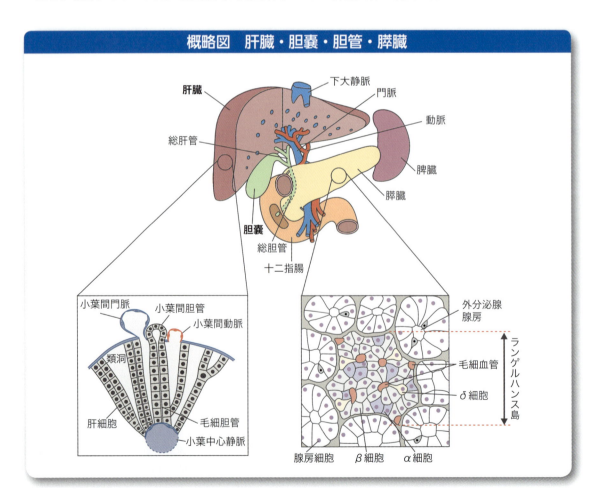

概略図　肝臓・胆嚢・胆管・膵臓

1 病態と症候

1 黄疸

1）定義

血清ビリルビン濃度の上昇により，皮膚や球結膜が黄染する状態を**黄疸**とよぶ．濃度が2〜3 mg/dLを超えると黄疸と認識することが可能である．軽度の黄疸は球結膜でのみ観察可能で，上眼瞼を軽く押さえて下方を注視させると観察しやすい．

2）ビリルビン代謝（図1）

寿命の尽きた赤血球のなかのヘモグロビンは肝臓・脾臓・骨髄などの網内系[※1]で処理され，**間接ビリルビン**が合成される．また骨髄で破壊された赤血球からも一部，間接ビリルビンが産生される．間接ビリルビンは肝臓に運ばれ，肝細胞でグルクロン酸抱合を受けて水溶性の**直接ビリルビン**に変換される．この反応に関与する酵素がUDPGT（uridine diphosphate glucuronyl transferase）である．その後，直接ビリルビンは毛細胆管に存在するトランスポーター（MRP2：multidrug resistance protein 2）を経て小葉間胆管，肝管，総胆管を通り十二指腸に排出される．間接と直接ビリルビンを合わせて**総ビリルビン**とよぶ．

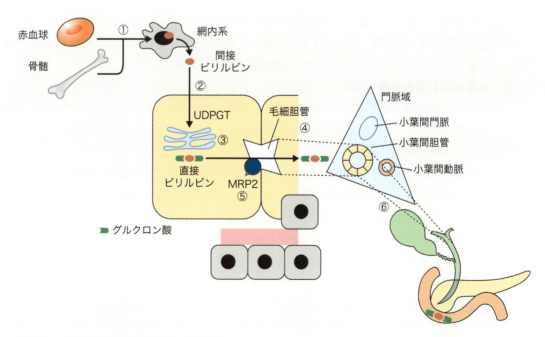

●図1　ビリルビン代謝と黄疸の発症機序
①〜⑥の段階が障害されると黄疸がみられる．

※1　異物を貪食し生体の防御に当たる細胞の総称で肝臓のクッパー細胞・脾臓の細網細胞・骨髄の内皮細胞などが該当する．

3）発症機序と原因疾患（図1）

　　ビリルビンの代謝過程に問題が生じると黄疸が認められる．溶血性貧血や無効造血が高度になると，間接ビリルビンが過剰に産生され黄疸が認められる（①）．新生児黄疸は肝臓での間接ビリルビンの処理が未熟な新生児に起こる（②）．UDPGTの遺伝的な問題で黄疸を示す体質性黄疸があり，ジルベール症候群とクリグラー・ナジャール症候群が知られている（③）．以上は間接ビリルビンが主体の黄疸である．

　　これに対して，グルクロン酸抱合より後の障害では直接ビリルビンが主体の黄疸となる．肝炎や肝硬変でみられる黄疸は，毛細胆管への移送・排出が障害されるため，**肝細胞障害性黄疸**とよぶ（④）．MRP2の遺伝的な異常で直接ビリルビンの毛細胆管への流出が障害される体質性黄疸としてデュビン・ジョンソン症候群が知られている（⑤）．結石や腫瘍などで胆管や膵頭部からの胆汁の流出が障害されると黄疸が認められ，これを**閉塞性黄疸**（機械的黄疸）とよぶ（⑥）．実際に遭遇する黄疸の多くは肝細胞障害性黄疸と閉塞性黄疸で，超音波検査などの画像検査により胆道系の閉塞の有無を確認する必要がある．

　　黄疸は皮膚や結膜の黄染として気づくことが多いが，直接ビリルビンが優位の黄疸を示す疾患では尿中ビリルビンが増加するため褐色尿に，また直接ビリルビンから腸内細菌で生成されるウロビリンが減少するため灰白色便となる．閉塞性黄疸や肝内胆汁うっ滞※2が高度な場合には掻痒感を伴うことが多い．

2 門脈圧亢進症

1）定義

　　肝動脈と門脈からの血液は，肝小葉の類洞を通って小葉中心静脈から肝静脈を経て下大静脈に流出する（概略図，図2）．正常の門脈の圧力（門脈圧）は7 mmHg程度であるが，門脈圧が上昇した状態（15 mmHg以上）を**門脈圧亢進症**とよぶ．

2）発症機序と原因疾患（図2）

　　オームの法則（電圧＝電流×電気抵抗）と同様，門脈の血流量と血管抵抗が門脈圧に影響する要因である．門脈圧亢進の大半は血管抵抗の上昇によるもので，その成因については肝臓内と肝臓外の2通りがある．

　　肝臓内の原因の大半は**肝硬変**である．肝臓は線維化の結果徐々に硬度を増し，再生した肝細胞が島状に結節（再生結節）を形成することで，結節の間隙を線維組織が埋め尽くすようになる．この結果，門脈と肝動脈の血液が混合して流れる類洞は，再生結節によって圧迫され血管抵抗が増加する（図2③）．また肝内で門脈と肝動脈の末梢枝の間にシャント（肝内シャント）が形成されるための類洞の血流の増加も門脈圧亢進に関与している．

　　肝硬変以外にも門脈域の線維化が進行する肉芽腫性疾患〔日本住血吸虫症・サルコイドーシス・原発性胆汁性胆管炎（PBC）など〕では，類洞より上流の血管抵抗が上昇する（図2②）．また小葉中心静脈の周囲に線維化が進行するアルコール性肝障害や薬剤・骨髄移植に伴って発症する**静脈閉塞病**では，類洞より下流の血管抵抗が増加する（図2④）．

※2　肝細胞からの胆汁の排泄障害で，直接ビリルビンを主体とした黄疸に加えて胆道系酵素であるALP・γGTPが上昇する．薬物が原因であることが多いがウイルス肝炎の場合もある．

114　　はじめの一歩の病態・疾患学

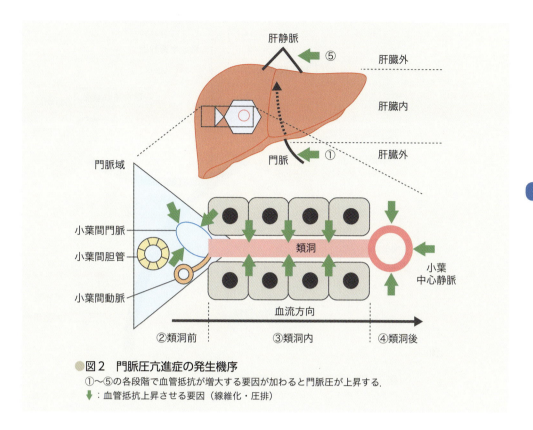

●図2　門脈圧亢進症の発生機序
①〜⑤の各段階で血管抵抗が増大する要因が加わると門脈圧が上昇する．
⬇：血管抵抗上昇させる要因（線維化・圧排）

　一方，肝臓外に原因がある病変としては，肝静脈より下流が血栓や腫瘍などで狭窄・閉塞する**バッド・キアリ症候群**と**右心不全**があげられる（図2⑤）．また門脈本幹に血栓を生じる病変でも門脈圧亢進症をきたす（図2①）．

　門脈圧亢進症の結果，肝臓のなかでは門脈と肝動脈の間のシャント以外に門脈と肝静脈の間にもシャントが形成される（肝内シャント）．また，肝臓の外でも門脈系と大循環系との間にシャントが形成される（肝外シャント，図3）．この結果，食道下部や噴門部に胃食道静脈瘤，また十二指腸下行脚や直腸・肛門にも静脈瘤が形成され，腹壁静脈の怒張がみられることもある（図4A）．このなかで胃食道静脈瘤が破裂して吐血・下血を起こすことが問題となる．また腸管で産生されたアンモニアが肝内・肝外のシャントを介して大循環系に直接流入し，脳症の原因の1つにもなる．

　さらに門脈圧亢進症では脾腫に伴う脾機能亢進症のため，血小板を中心に血球減少症を伴ってくる（肝臓の線維化に応じて血小板数が減少する）．血小板数が10万/μL前後では肝硬変が疑われる．

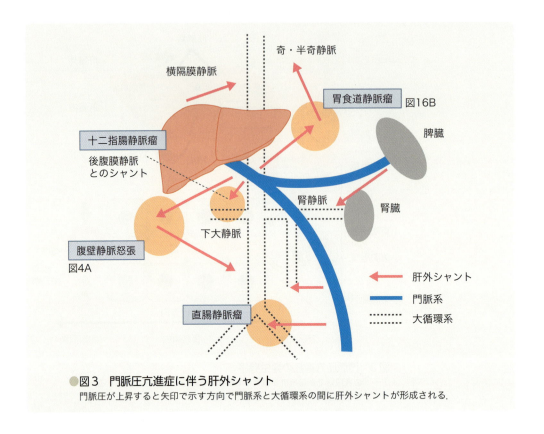

●図3　門脈圧亢進症に伴う肝外シャント
門脈圧が上昇すると矢印で示す方向で門脈系と大循環系の間に肝外シャントが形成される．

3 浮腫・腹水

1）定義

下肢を中心に皮下に水分が貯留した状態を**浮腫**（図5A），腹腔内に貯留した液体を**腹水**とよぶ（図4）．

2）発症機序

体重の約20％は細胞外液で，その3/4は組織間液（間質液）[※3]，残りの1/4は血漿である．毛細血管のレベルでは血液中の水分は，血漿（血管内）と間質液（血管外）の間で交換が行われる．この移動は主に血管内から血管外に向かう圧力である静水圧（図6①）と逆に血管外から血管内に向かう血漿アルブミンによって生じる浸透圧（膠質浸透圧，図6②）の2つで調節されている．さらに毛細血管周囲の組織が血管を圧迫する組織圧も血管内に向かう圧力（図6③）となっている．静水圧は動脈側の毛細血管では35～40 mmHg，静脈側では15 mmHg程度である．一方，膠質浸透圧は約25 mmHg，組織圧は約5 mmHgである．この結果，動脈側の毛細血管では血管外へ，静脈側では反対の方向に水分が移動する．さらに一部の水分はリンパ管からも静脈に還流している．最終的に水分のバランスが血管外に向くことが優位になると間質や体腔（腹腔や胸腔）に水分が貯留する．

※3　細胞と細胞の間にある水分のこと．

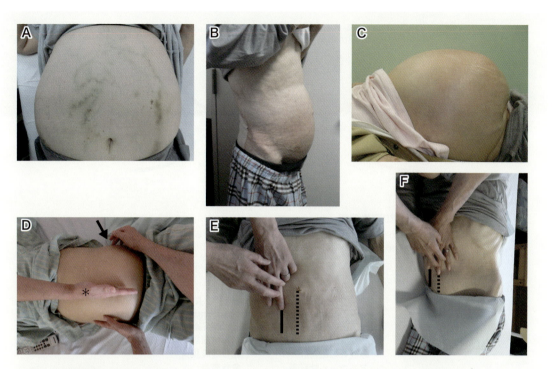

● 図4 腹壁静脈の怒張と腹水
A）腹壁静脈の怒張，B）腹水による腹部の膨隆（立位），C）腹水による腹部の膨隆（仰臥位），D）助手が＊印のように腹壁を軽く押して腹壁の振動を減らすことで腹水を伝わる波動〔側腹部（→）を軽く叩くときに対側の掌で感じる振動〕が認識しやすい．E, F）仰臥位で確認できる鼓音と濁音の境界（──）が，側臥位にすると腹水が移動するため境界も正中側（••••）に移動する．

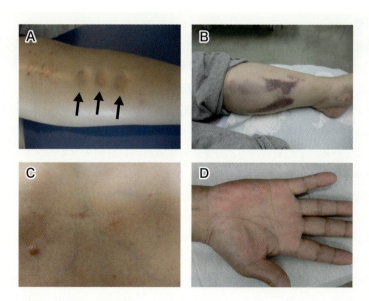

● 図5 浮腫と皮膚病変
A）下腿の浮腫（→は圧痕），B）下腿の紫斑，C）クモ状血管拡張，D）手掌紅斑．

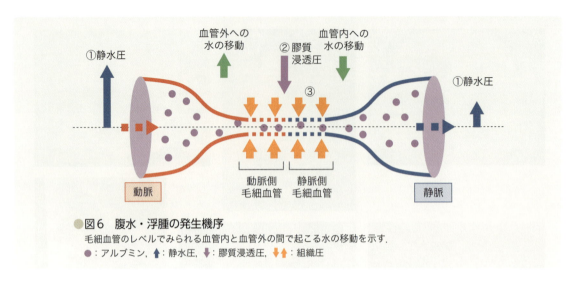

● 図6 腹水・浮腫の発生機序
毛細血管のレベルでみられる血管内と血管外の間で起こる水の移動を示す．
●：アルブミン，⬆：静水圧，⬇：膠質浸透圧，⬆⬇：組織圧

● 表1 腹水のSAAGによる鑑別

SAAG ≧ 1.1	SAAG < 1.1
肝硬変	がん性腹膜炎
急性妊娠脂肪肝	結核性腹膜炎
アルコール性肝炎	急性膵炎
静脈閉塞病	ネフローゼ症候群
バッド・キアリ症候群	腸管梗塞
右心不全	SLE
門脈血栓	
粘液水腫	

3）原因疾患

　肝硬変でアルブミン合成が低下したり，ネフローゼ症候群で大量のタンパク質（主にアルブミン）が尿中に失われたり，低栄養で血中アルブミンが低下したりすると，膠質浸透圧が低下するため浮腫や腹水が認められる（図6②）．さらに肝硬変では門脈圧亢進のため，静脈側の静水圧が上昇していることも腹水の貯留を助長している（図6①）．浮腫や腹水があると血管内の水が減少するため，レニン・アルドステロン系が活性化され二次性アルドステロン症となっている．また血管内の水分を維持するために抗利尿ホルモン（ADH）の分泌が亢進し，腎の集合管で水分の再吸収が亢進している．

　また腹膜に原因がある場合も腹水が貯留する．腹膜の病変は腫瘍（多くはがんの転移）や感染が原因で起こる炎症である．慢性の感染症の大半は結核（腹膜結核）であり，急性の感染は胆嚢炎・虫垂炎・憩室炎などがあげられ，重症の膵炎でも腹水貯留が認められる．

　腹水が門脈圧亢進に伴うか否かを鑑別するためには血清（SA）と腹水（AA）のアルブミン濃度の差（SAAG[※4]）を確認する必要がある．SAAG≧1.1の時は門脈圧亢進症に伴う腹水の可能性が高い（表1）．一般的に腹膜病変による腹水を滲出液，腹膜病変によらない場合を漏出液とよぶ．

●表2 肝性脳症の分類

段階	特徴	羽ばたき振戦	脳波異常
前駆期（第Ⅰ期）	多幸性，とくに抑うつ，軽度の錯乱状態，精神反応の緩徐化，話しぶりの緩徐化・不明瞭化，睡眠リズムの逆転	軽度のものがしばしば存在する	−
切迫昏睡（第Ⅱ期）	見当識低下，睡眠量増加，異常行動（お金をまく，化粧品をごみ箱に捨てるなど）	存在する（容易に誘発できる）	＋
昏迷（第Ⅲ期）	嗜眠状態であるが覚醒させうる．しばしば興奮状態またはせん妄状態を伴う．	存在する	＋
昏睡（第Ⅳ期）	意識消失，痛覚刺激に反応することもある．	欠如	＋
深昏睡（第Ⅴ期）	痛み，刺激にもまったく反応しない．	欠如	＋

文献1をもとに作成.

4 肝性脳症

1）定義

　肝性脳症は，劇症肝炎や亜急性肝炎による急激で広汎な炎症あるいは非代償肝硬変[5]で予備能が低下したために起こるさまざまな意識障害である．

2）発症機序

　肝性脳症の発症機序は次の通りである．①肝細胞数が減少するため結腸で産生されたアンモニアの処理が低下する，②門脈圧亢進に伴って生じた肝内・肝外のシャントを介してアンモニアが大循環系に還流する，③肝臓での芳香族アミノ酸（AAA）[6]の処理が低下するためその濃度が上昇し，一方では骨格筋で分岐鎖アミノ酸（BCAA）[7]がエネルギー源として消費されて濃度が低下する．その結果，BCAAとAAAの比（BCAA/AAA：Fisher比）が低下する．

3）症状

　肝性脳症は程度（段階）に応じて表2のように5段階に分類できる．明確に診断できるのは，**羽ばたき振戦**（図7A）が認められる脳症Ⅱ期以上であるが病状が進行すると振戦は消失する．なお，脳症Ⅰ期は振り返って後からわかる状態である．Ⅴ期は完全な昏睡で，呼吸や循環状態も不良になる．アンモニア臭を伴った口臭を認めることもある（肝性口臭）．

　羽ばたき振戦は手首から先が周期的に屈伸をくり返す現象である．前腕を固定して検者が手指を背側に伸展させて誘発することもできる．100-9，さらに-9，さらに-9という具合に行う簡単な計算や**number connection test**（図7B）も診断に有用である．また血中アンモニアの上昇やBTR[8]の低下がみられることが多い．

※4　serum-ascites albumin gradient = SA − AA
※5　腹水や黄疸を伴う段階の肝硬変を非代償期あるいは非代償性肝硬変とよぶ.
※6　フェニルアラニン・チロシン・トリプトファンを芳香族アミノ酸とよぶ.
※7　バリン・ロイシン・イソロイシンを分岐鎖アミノ酸とよぶ.
※8　BCAA/Tyr ratioの略でBCAAと芳香族アミノ酸の1つであるチロシン（Tyr）の比. フィッシャー比を反映する簡便な検査.

5章-1　病態と症候　119

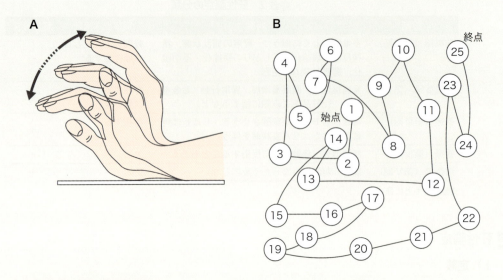

●図7　肝性脳症の診断
A) 羽ばたき振戦，B) number connection test．無作為に配列した番号を順番に線で結ぶように指示し時間を測定する．Bは文献2をもとに作成．

5 肝不全

1) 定義と原因

　　肝細胞の質的な変化，あるいは数の減少に伴う代謝異常の結果，さまざまな臨床症状（黄疸・浮腫・腹水・肝性脳症）を示す症候群であり，その発症のしかたで**急性肝不全**と**慢性肝不全**に大別される．前者は正常肝ないしは肝機能が正常と考えられる肝臓に肝障害が生じ，短期間に肝細胞の壊死・炎症が進行することで，十分な肝再生のないまま肝臓の機能が低下する状態である．症状出現から8週以内に，高度の肝機能障害のためプロトロンビン時間（PT）が40％以下あるいはINR値が1.5以上を示す．肝性脳症がⅠ期以下の場合を**非昏睡型**，Ⅱ期以上を**昏睡型**に分類される．さらに昏睡型は10日以内に脳症が出現する**急性型**と11日以降に出現する**亜急性型**に分類される．急性型は劇症肝炎，亜急性型は亜急性肝炎に相当する．
　　劇症肝炎・亜急性肝炎の原因としてウイルス（HAV，HBV，HEV）・薬剤・自己免疫が知られていたが，新たな疾患概念として定義された急性肝不全では前述の肝炎像を示す疾患以外に循環障害・薬物中毒・急性妊娠脂肪肝・代謝疾患なども原因として考えられるようになった（図8④）．一方，慢性肝不全は非代償肝硬変が原因である（図8②③）．

2) 症状

　　自覚症状としては食欲不振や全身倦怠感があり，黄疸・浮腫・腹水・肝性脳症を伴っている．肝臓では凝固因子を含めたタンパク質合成が高度に障害され，血小板減少を伴うことも多く，下肢を中心に出血斑（紫斑）がみられることがある（出血傾向，図5B）．

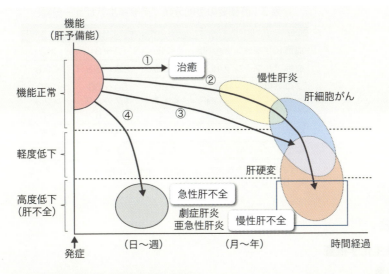

●図8 肝疾患の経過と肝機能の関係
びまん性肝疾患には発症の時期が明確な急性ウイルス肝炎の他にNASH・アルコール性肝障害のように不明確な場合もある。肝障害の原因によって①〜④のいずれかの経過をたどる。

2 フィジカルアセスメントと臨床検査

1 フィジカルアセスメント

1）浮腫・腹水

　組織間液は重力に従って下方に移動するため，軽度の浮腫は下肢で観察しやすく，圧迫すると圧痕が残ることが特徴である（図5A）。長期の臥床では側胸部や側腹部の背側にも浮腫がみられる。高度になれば眼瞼を含めて顔面にも認められる。

　腹水が大量（5〜6L）であれば腹部膨満を自覚し，立位でも腹部の膨隆が確認できる（図4B）。少量の場合には，仰臥位で波動（図4D）や，濁音の移動（図4E, F）で腹水の存在を確認できる。また超音波やCTでは500 mL以下の腹水も検出可能である。腹水を認める場合には穿刺してアルブミン濃度・細胞数・好中球数を測定する。また細胞診を行うこともある。

2）クモ状血管拡張・手掌紅斑・女性化乳房

　これらは肝硬変にみられる身体所見である。クモ状血管拡張は前胸部を中心に血管がわずかに膨隆し，周囲に細い血管がクモの足のように伸びた状態であり，中心部を圧迫すると細い血管の血流が低下し色調が薄くなる（図5C）。手掌紅斑は母指球・小指球と各指の付け根の血管が拡張し紅斑になった状態で圧迫すると褪色する（図5D）。女性化乳房は，男性でも乳房が女性のように大きくなった状態である。

3）脾腫

　脾静脈は門脈に流入するため門脈圧亢進症の状態では脾臓は腫大する。通常，脾臓は触知しないが軽度の腫大では吸気時に左肋骨弓下に触知する。この他に血液疾患（悪性リンパ腫・溶血性貧血・骨髄増殖性疾患など）や感染症（伝染性単核症・細菌性心内膜炎など）でも脾腫が認められる。

● 表3　肝硬変の機能分類（チャイルドピュー分類）

	1	2	3
血清ビリルビン mg/dL	＜2	2～3	＞3
血性アルブミン g/dL	＞3.5	2.8～3.5	＜2.8
プロトロンビン時間 %	＞80	50～80	＜50
INR	＜1.7	1.7～2.3	＞2.3
時間の延長（秒）	＜4	4～6	＞6
腹水	なし	軽度	高度
脳症	なし	Ⅰ・Ⅱ	Ⅲ・Ⅳ

項目ごとの点数を加えて，5～6点：チャイルド・ピュー A，7～9
点：B，10～15点：Cとする．

2 臨床検査

1）血液生化学検査

❶ 肝酵素

　　AST（GOT）・ALT（GPT）・ALP・γGTPが測定される．AST・ALTは肝細胞の細胞
質，ALP・γGTPは類洞側の肝細胞膜・毛細胆管や胆管細胞の細胞内に存在する酵素（タン
パク質）である．これらは肝障害が起こると肝細胞や胆管細胞から血液中に漏出し，肝静脈
から全身の血流に流出する（ALTは主に肝臓に存在するが，ASTは赤血球・心筋・骨格筋
にも存在する）．一般に肝障害が強ければその上昇も顕著になる．肝内胆汁うっ滞や閉塞性黄
疸を伴う疾患では，ALPとγGTPはASTとALTの上昇に比較して過大に上昇する．AST
の半減期は約半日と4つの酵素のなかでは最も短いため，一過性の胆管炎などでは最も早期
に基準値に回復する．

❷ アルブミン・プロトロンビン時間（PT）

　　肝臓のタンパク質合成を反映する検査である．アルブミンの半減期が約3週間と長いため，
肝臓に障害が起こっても急速に低下することはない．一方，栄養障害や消耗疾患でも低値と
なるため，この点を踏まえて評価する必要がある．PTは血液凝固因子（外因系）の産生能を
反映する検査である．外因系の凝固因子には半減期が7～8時間と短いものもあるため，PT
は肝疾患の病勢を鋭敏に反映する．したがってPTは急性肝不全の診断の1つの指標になって
いる．またアルブミン値とPTは肝硬変の病期を評価するチャイルドピュー分類（表3）に必
要な項目である．

2）色素排泄試験

　　ICG（インドシアニングリーン）という色素を静脈から投与すると，その大半は肝細胞に
取り込まれて胆汁中に排出される．色素排泄試験は取り込まれずに血中に残った色素を15分
後に採血する検査である．これは肝細胞の数や肝臓内の血流の分布を反映するので，慢性肝
炎・肝硬変で肝細胞がんとなった肝臓を手術で切除する際に，切除が可能な範囲を決める検
査として有用である．

3）膵機能検査（PFD）

　　膵臓の外分泌機能を調べる検査である．経口摂取した試薬（BT-PABA[※9]）は，膵臓の消

※9　N-benzoyl-L-tyrosyl-para-aminobenzoic acidの略で合成基質．

122　はじめの一歩の病態・疾患学

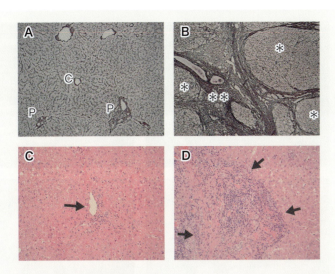

● 図9 肝生検の組織像
A) 正常の肝臓〔鍍銀染色：線維組織が黒く染色される．小葉中心静脈（C），門脈域（P）〕．B) 肝硬変（＊は再生結節，＊＊は線維組織で再生結節を取り囲んでいる）．C) 正常の肝臓（HE染色，➡は門脈域）．D) 肝硬変の門脈域，Cと比較して門脈域➡は線維性に拡大し多数のリンパ球が浸潤している．

化酵素（キモトリプシン）で分解されPABAとなり小腸から吸収される．さらに，肝臓で処理され尿中に排泄される．PFDは尿中に排泄されるPABAを測定するもので膵臓の機能が低下すると排泄率が低下する．小腸の吸収障害・肝障害・腎障害がある場合にも低値となる．

4）肝生検

肝臓の病理検査で超音波を用いて，あるいは腹腔鏡で肝臓の表面を観察しながら，16～18 Gの針を穿刺して肝臓の一部を採取し顕微鏡標本を作製する．肝炎の程度（活動性）や線維化（進行の程度）の他，結核やサルコイドーシスのような肉芽腫性疾患の診断にも有用である（図9）．なお腹腔鏡には肝臓の表面や肝臓辺縁を直接観察できる利点がある．

5）画像診断

❶ 超音波検査

結石・腫瘍・膿瘍などの診断に有用である．肝硬変にみられる肝表面の凹凸や肝臓の萎縮や腹水の有無も評価できる．また肝細胞に脂肪が蓄積する脂肪肝の診断も可能である．

❷ CTスキャン・MRI

超音波検査と同様の目的で検査されるが，肝臓では造影剤を注入して腫瘍などの存在とともに，その性質（肝細胞がん・胆管細胞がん・転移性肝がんの差）をみることも可能である（図10）．

6）内視鏡的逆行性胆道（管）膵管造影法（ERCP）・MR胆管膵管撮影（MRCP）

ERCPは胆管がん・総胆管結石・膵臓がんなどを診断する目的で内視鏡を用いて十二指腸乳頭からカニューレを挿入し，造影剤を注入してX線撮影を行う検査である（図11A）．このため，膵炎や胆道感染などの合併症が起こることもある．これに対してMRCPは造影剤が不要であり，閉塞性黄疸の診断に有用である（図11B）．したがってERCPは乳頭切開やステント留置（6❶参照）を前提として施行されることがほとんどである．

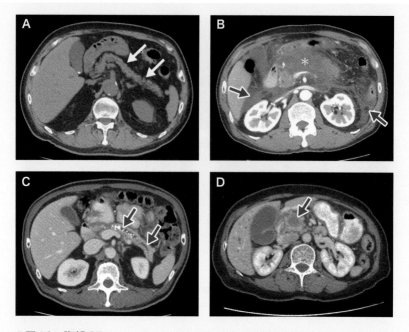

●図10　腹部CT
A）正常の膵臓，B）急性膵炎により膵臓は著明に腫大し，輪郭も不明瞭となっている（＊），腎臓周囲に浸出液が貯留している（→），C）慢性膵炎に伴い主膵管が拡張し膵の石灰化・膵石を認める，D）膵頭部に3 cmの低吸収域がみられる．

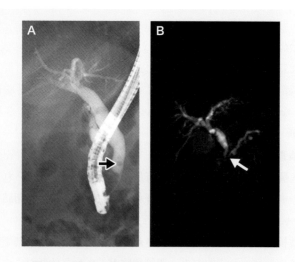

●図11　ERCP・MRCP
A）ERCP（→は総胆管結石），B）MRCP（⇨は膵頭部がんによる主膵管の狭窄）．

7）経皮経肝胆管造影（PTC）（図12A）

　　PTCは拡張した肝内胆管を穿刺し，造影剤を注入して胆管の閉塞部位や原因を確認する検査である．超音波・CT・MRCPなどの非侵襲的な検査法があるため閉塞性黄疸の診断の目的でPTCが行われることはない．

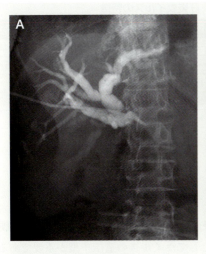 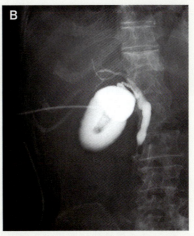

●図12　PTC・PTGBD
A）右肝内胆管に穿刺した管からの造影，肝門部の腫瘍による狭窄（PTC），B）胆嚢に留置した管からの造影〔経皮経肝胆嚢ドレナージ（PTGBD）〕．

3 肝疾患

　肝疾患には肝臓全体の病変（**びまん性肝疾患**）と腫瘍・膿瘍のようにある部位にだけ起こる病変（**局在性疾患**）がある．また前者には一時期のみ病変が認められ完全に回復する疾患（**急性肝障害**）と，急性期から慢性期に移行したり，発症の時期が不明瞭で継続する疾患（**慢性肝疾患**）がある．特に慢性肝疾患は不可逆的な段階である肝硬変にいたることもある．比較的短期間（日や週の単位）で急速に病状が進行する急性肝障害である急性肝炎・亜急性肝炎・劇症肝炎は食欲不振・全身倦怠感などの自覚症状もみられるが，月や年単位でゆっくり進行する慢性肝疾患では自覚症状はほとんど現れない．進行が遅い場合でも肝臓に余力がなくなると食欲不振・全身倦怠感がみられるようになり，黄疸・浮腫・腹水や肝性脳症なども伴う．びまん性肝疾患をみる場合には何が原因か（ウイルス・薬剤・アルコールなど），どの段階か（急性期・慢性期），どの程度の構造的な変化か（正常構造から肝硬変までのどの段階か），どの程度の機能か（代償期・非代償期）という側面から患者をみる必要がある．

1 びまん性肝疾患

1）ウイルス肝炎

　ウイルス肝炎はウイルスに感染した肝細胞がリンパ球によって破壊されウイルスを排除する生体反応の1つである．表4に現在知られている5種類の肝炎ウイルスの特徴を示す．感染様式から経口感染するウイルス（HAV・HEV）と輸血・性的接触・針刺し事故などで非経口的に感染するウイルス（HBV・HCV・HDV）に大別される．HDVはHBVに感染したヒトにのみ重複して感染する特殊なウイルスで，日本ではほとんどみられない．通常は肝炎が沈静化するとウイルスも共に排除される．A型肝炎・E型肝炎・B型肝炎の大半は肝炎が沈静

●表4　肝炎ウイルスの特徴

	HAV	HBV	HCV	HDV	HEV
感染様式	経口	体液・血液	体液・血液	体液・血液	経口
潜伏期間	0.5〜1.5月	1.5〜5月	0.5〜4月	1〜6月	0.5〜1.5月
慢性化	−	+	+	+	−
肝細胞がん合併	−	+	+	+	−
ワクチン	+	+	−	−	−

肝炎の慢性化については本文参照.

化してウイルスが排除される（図8①，下記コラム参照）.

　これに対してB型肝炎の一部では肝炎が持続し，後に述べる慢性肝炎や肝硬変に移行する（図8②）.　この慢性化に関係する要因としてウイルスの遺伝子型が重要である.　HBVにはA〜H型まで8種類の遺伝子型が知られており，わが国にはB型とC型の遺伝子型が多い.　成人が遺伝子型A型のHBVに感染すると約10％のヒトが慢性化する.

　一方，HBVが乳幼児期に感染すると，免疫反応が不十分なためウイルスが共存した状態となる.　大半は母親から，一部は父親から感染するため**垂直感染**とよばれる.　この場合，約90％の人では肝臓の病変はないが一生ウイルスを保有した状態が持続し，ヘルシーキャリアとよばれている.　感染した当初は血中のウイルス量は$10^{13〜14}$個/mL程度であるが，中高年期には$10^{3〜4}$個/mLと徐々に減少していく.　しかし残りの10％の人ではウイルスの増殖が持続し肝炎が継続するため，慢性肝炎・肝硬変へ進行したり肝がんの合併をみることがある（図8③）.

　C型肝炎では約20％の人は急性肝炎のまま治癒し，ウイルスが排除される（図8①）.　しかし残りの80％ではウイルスの感染が持続する（図8②）.　この持続感染にはヒトの遺伝的な要因とウイルス自体の構造の両方が関与すると考えられている.

　肝炎の症状は，どのウイルスでも潜伏期間（感冒症状を示すことが多い）の後に，食欲不振や全身倦怠感とともに黄疸や褐色尿がみられることが多い.　またこの時期には肝酵素の上昇が認められる.　一般的にA型・B型・E型では症状が強くC型では比較的軽度である.　表4に示すウイルス以外にEBウイルス・サイトメガロウイルス・アデノウイルスなどでも軽度の肝炎が起こる.　この場合には全身の感染の一環として肝炎が起こるので，自覚症状も軽度で慢性化することはない（図8①）.　一般的に急性ウイルス肝炎の治療は対症的な処置で

Column

HBVの再活性化

　急性B型肝炎が治癒すると，肝酵素が正常化すると共に，HBVの指標であるHBs抗原が陰性化する.同時に過去の感染であることを意味するHBs抗体やHBc抗体が陽性となる.　この状態は臨床的には「治癒した」と考えられるが，ごく微量のウイルスが肝細胞内に残存している（潜在的感染）.　免疫状態に影響を及ぼす治療（悪性リンパ腫・炎症性腸疾患・膠原病に投与される生物製剤や制がん剤）が行われると，潜在化したHBVが増殖し肝炎特に劇症肝炎・亜急性肝炎となることがあり，これを再活性化とよぶ.

あるが，B型肝炎の場合は劇症化や慢性化を危惧してウイルスの複製を抑制する作用をもつ核酸アナログ製剤を投与することがある.

2）自己免疫性肝疾患

一種のアレルギー反応で肝炎が起こる病態であり，**自己免疫性肝炎**（AIH）と**原発性胆汁性胆管炎**（PBC）が知られている．いずれも女性に多いことが特徴である．AIHは急性肝炎のような食欲不振・全身倦怠感・黄疸などの症状を示すこともあるが，検診などで肝酵素の異常を指摘され診断されることも多い．肝細胞の壊死・炎症が肝臓内にさまざまな程度で認められ，病変が進行すれば肝硬変に移行することもある（図8②）．抗核抗体や抗平滑筋抗体などの自己抗体が陽性で，γグロブリン特にIgGの上昇が認められる．治療には免疫反応を抑制する目的で副腎皮質ステロイドや免疫調整薬が投与される．

PBCは小葉間胆管を中心に変性・壊死が起こる病変で，抗ミトコンドリア抗体とIgMの上昇が特徴的である．多くの場合症状がなく検査値の異常のみで無症候性PBCとよばれるが，ごく一部は肝硬変にまで進行する（症候性PBC，図8②）．症候性PBCでは肝内胆汁うっ滞のため黄疸が著明で，掻痒感が高度であることが多い．他にビタミンDの吸収障害がみられ，骨粗鬆症のため病的骨折がみられることもある．PBCでは肝硬変になる前の段階から門脈域の肉芽腫[※10]や線維化に伴う門脈圧亢進で胃食道静脈瘤がみられることがある（1**2**参照）．PBCに対しては胆汁排泄を促進するウルソデオキシコール酸が投与される．AIHやPBCには他の自己免疫疾患（慢性甲状腺炎・シェーグレン症候群など）を合併することが多い．

3）慢性肝炎・肝硬変

この2つは時間的に連続した一連の病態である（図8②）．**慢性肝炎**では肝細胞の壊死・炎症と同時に肝細胞の再生がくり返し起こる．この状況が持続すると肝臓の線維化も進行し，線維組織と再生結節に置換された**肝硬変に進行する**．門脈圧亢進症の結果，脾腫もみられ血小板減少を伴う．またヒアルロン酸やタイプⅣコラーゲンも増加する．B型肝炎の一部（垂直感染の10％，遺伝子型A型の急性肝炎の10％）・C型肝炎の約80％は慢性肝炎や肝硬変へ進展する（図8②）．実際に臨床の現場で遭遇する慢性肝炎・肝硬変の原因の大半はHCV（70％）・HBV（20％）である．AIHやPBCも含めて原因によらず肝硬変まで進行する可能性があり，さらに肝細胞がんの合併もある（図8②③）．

慢性肝炎・肝硬変の症状としては肝臓の予備能力が低下してくると，黄疸・浮腫・腹水・脳症などを伴ってくる．また門脈圧亢進症のため胃食道静脈瘤を伴う場合もある．静脈瘤は破裂するまでは症状は全くないが，吐血・下血ではじめて静脈瘤の存在が判明したり，肝硬変が診断されることもある．また吐下血による出血のため循環不全を伴い，肝臓の予備能がさらに低下して肝不全が進行することもある．

この他に，非代償肝硬変では腹水に細菌感染が起こり腹膜炎を伴うことがある．これは虫垂炎・憩室炎などに引き続いて起こる続発性腹膜炎に対して特発性細菌性腹膜炎とよばれている．発生機序としては大腸菌や肺炎桿菌などの腸内細菌がbacterial translocation[※11]で血管に侵入するためと考えられている．ただ一般的な細菌性腹膜炎にみられる腹膜刺激症状が

[※10] 類上皮細胞・組織球・マクロファージ・巨細胞などの炎症細胞が集合し，その周囲を形質細胞・リンパ球が取り囲む顕微鏡的に確認できる巣状の病変である．

[※11] 腸管に常在する細菌が何らかの原因で腸管粘膜のバリアーを通過して体内に侵入し種々の臓器に移行する現象．

ないことが多い．また感染を契機に腹水が増量することもある．腹水の顆粒球数（250個／μL以上）が診断に有用で，さらに腹水を血液培養のボトルで培養する必要がある．治療にはセフェム系の抗生剤を投与する．非代償肝硬変患者に急な発熱がみられた場合には考慮すべき病態である．また非代償肝硬変では腎皮質の血管が攣縮するため血流の分布障害が生じ，糸球体濾過が低下することがあり**肝腎症候群**とよばれている．

4）薬剤性肝障害

多くの薬剤は一定期間（2〜3週から1年位までの間）投与されると，肝障害を引き起こす可能性がある．投与量に応じて障害を起こす薬剤やミトコンドリアを障害する薬剤も知られているが，大半はアレルギーのように特異反応で発症するため，肝障害を起こすか否かの予測は不可能である．多くの薬剤は吸収後に門脈を経て肝臓に取り込まれ，肝臓の薬物代謝酵素（群）で代謝される．この代謝産物が薬理活性をもち，新たな抗原になることがある．その後は抱合化やアセチル化を受けて肝外に排泄される．薬剤性肝障害では発熱や発疹を伴うことがあり，肝炎ウイルスの感染や飲酒歴を除外する必要がある（原因の明らかな肝疾患に薬剤性肝障害を合併する場合には診断が困難である）．薬剤性肝障害が疑われる時は原因と考えられる薬剤を中止するため，慢性的な変化が持続して肝硬変にまで進行することは少ない（図8①）．ただ投与を継続すると，病変が高度な急性肝不全に移行する可能性がある（図8④）．また降圧剤・経口糖尿病薬・抗結核薬のように長期にわたって投与される薬剤では，投与開始後に定期的に肝酵素を確認する必要がある（「クスリはリスク」である）．

5）循環障害に伴う肝疾患

肝静脈からの血液の流出障害や肝動脈・門脈からの流入障害が肝疾患の原因となる．特に重要なものは，肝静脈が血栓や腫瘍で閉塞されるバッド・キアリ症候群と右心不全で右房圧が上昇する場合で，肝小葉の中心静脈側への酸素供給の低下と静脈圧の上昇による肝細胞の障害が起こる．この障害の速さで症状の出現の程度が異なってくる．急な場合には腹痛・発熱を認める．また薬剤や骨髄移植後に肝小葉の中心静脈に病変が起こる静脈閉塞病も同様の症状がみられる．いずれも肝酵素の上昇やタンパク質合成の低下がみられ，最終的には肝硬変にまで進行する（図2，図8③）．

6）劇症肝炎・亜急性肝炎

肝炎像を示す急性肝不全の**昏睡型**でウイルス（HAV，HBV，HEV）・薬剤・自己免疫のすべてが原因となりうるが，ウイルス性が最も多くなかでもHBVの頻度が高い（図8④）．これに対してHCVが原因となることはきわめて稀である．治療には栄養管理・脳症・消化管出血の対策を含めた呼吸管理・循環管理・感染対策が必要である．HBVが原因の場合には核酸アナログ製剤が投与されることもある．また肝細胞の再生が回復するまでの間，肝臓で合成されるさまざまな血漿タンパク質を補給する目的で血漿交換が行われる．さらに肝不全が進行する場合には肝移植の適応である．

7）アルコール性肝障害 （図8①③）

エタノールに換算してほぼ連日約60g，5〜10年以上飲酒を続けると肝障害が起こる可能性が高い．単純性脂肪肝から肝硬変までさまざまな段階の病変がある．肝細胞内の脂肪沈着の他に肝細胞や小葉中心静脈の周囲にみられる線維化，マロリー小体という特徴的な構造物が確認される．診断には飲酒歴の聴取が重要で，アルコール性と断定できる血液生化学検査

128　はじめの一歩の病態・疾患学

はない．治療は禁酒が唯一効果的である．

8）非アルコール性脂肪性肝炎（non-alcoholic steato-hepatitis：NASH）

　明らかな飲酒歴がなく，肥満・高血圧・糖尿病など生活習慣病の一環で起こる肝臓の病変である．検診での肝酵素の上昇や腹部超音波検査で脂肪の沈着（bright liver）が認められることが多い（図8③）．肝細胞に脂肪滴が貯留することに加えて，肝細胞の壊死・炎症や線維化，マロリー小体などアルコール性肝障害の病理像と区別が困難な病変が認められる．病変が進行すれば肝硬変に移行し，肝細胞がんの合併を認めることもある．

2 局在性肝疾患

1）肝細胞がん

　肝細胞が腫瘍化したもので，大きさが1.5～2cmになると超音波や造影CTで腫瘤と確認できる．また，腫瘍マーカーのAFP・PIVKA Ⅱが上昇することがある．早期の肝細胞がんは非がん部と同様に門脈と肝動脈の両方から血液が供給されているが，腫瘤が増大すると門脈血流が低下し，肝動脈からの血流が主体となる．肝表面の腫瘍は自然に破裂し，腹腔内に出血することがある．この際には肝臓の被膜が破れるために急な疼痛を伴うことがあり，出血の程度によってはショック状態となる．巨大な肝細胞がんであっても肝臓内に存在するだけでは症状がないことが多い．成人では正常な肝臓に肝細胞がんができることはきわめて稀で，非がん部には慢性肝炎や肝硬変などの慢性肝疾患が認められる．治療に最も影響する要因は肝臓の予備能力であり，腫瘍の部位・大きさ・数に応じて肝切除・ラジオ波焼灼術・肝動脈塞栓術の適応を決めることになる．この基準としてチャイルドピュー分類（表3）やICGの結果が重要となる．

2）肝膿瘍

　主に門脈や胆管を介して細菌・真菌・原虫が肝内に侵入し感染病巣を形成するもので，胆管炎や感染性腸炎に続いて発症する．グラム陰性桿菌（主に大腸菌や肺炎桿菌）が原因となることが多い．赤痢アメーバも原因となるため居住地や渡航歴の聴取も重要である．症状としては心窩部痛や発熱が多い．明らかな感冒症状や尿路感染症状を伴わない発熱の場合には本症を疑う必要がある．細菌による肝膿瘍では抗生物質の投与とともに経皮的に膿瘍ドレナージが行われることが多い．赤痢アメーバが原因の場合はメトロニダゾールが投与される．

---

4 胆道膵疾患

　胆道疾患には**結石**と**腫瘍**（**がん**）があり，図13①～④で示す部位に病変がみられる．これらの病変が胆嚢管や総胆管を閉塞すると，胆汁の流れが障害されたり胆道系の内圧が上昇することによって症状が現れる（図13②③④）．がんは発育に時間を要するが，結石は可動性があるため嵌頓したときに急に症状が出現する（図13②④）．図13④の部位の**膵臓がん**も胆管がん・結石と同様に閉塞性黄疸を示す．また膵臓は消化酵素を内蔵していて，約70gと小さいため，膵炎が起こると周辺臓器に波及しやすい．

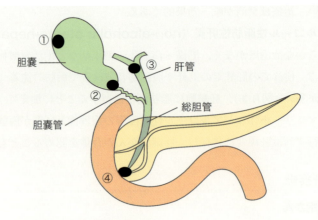

●図13　胆道系疾患の病変
胆道系疾患（胆石とがん）として①～④の部位に病変が起こる可能性がある．

1）胆石症（胆嚢結石・胆管結石，図11A）

　胆汁は黄色・透明の液体であるが，結晶が析出して結石を形成することがある．検診の際に超音波検査で胆嚢結石が偶然発見されることもあるが症状がない場合が多い（図13①）．結石が胆嚢管や総胆管を閉塞すると，胆嚢や胆管内の圧力が上昇するため痛みが出現する（図13②④）．したがって急に出現する疝痛（胆石発作）が多いが，心窩部痛の場合もあり「胃が痛い」と表現されることもある（下記コラム参照）．結石による閉塞が持続すると逆行性感染のため発熱を伴ってくる（胆嚢炎・胆管炎）．

　総胆管結石は嵌頓すると閉塞性黄疸を伴うため，肝酵素の上昇の他に超音波検査などで胆道系の拡張が確認される（図13④）．結石が胆管内に浮上したり，十二指腸に排石されると症状は急に改善する．また傍十二指腸憩室が存在するとオッディ括約筋の攣縮で一過性の胆管炎を起こすことがある（レンメル症候群）．胆管炎は適切な処置が行われないと敗血症性ショック・腎不全・DICを合併することもある．

2）胆管がん（図12A）

　肝管・総胆管に発生する悪性腫瘍で男性に多い．先天性胆道拡張症・膵胆管合流異常[※12]に高率に合併し胆石を伴うことも多い．がんが胆管を明らかに狭窄したり閉塞すると総胆管

Column

胃痛

　「胃痛」という言葉は日常的にも使用され英語でもstomachacheという単語がある．急性肝炎では肝臓が腫大して肝被膜が伸展されるため上腹部の痛みを認めたり胆石や感染性腸炎の際にも上腹部の痛みを訴えることがある．このときに「胃痛」と表現する人も多い．その言葉通りに内視鏡検査や胃透視検査が行われることも稀ではない．「胃痛」という患者の訴えに対して「痛みの性状」，「発症の状況」などを丁寧に聴取することが病状の把握に重要である．病歴を聴取するときのポイントはOPQRSTである．O = onset（発症様式），P = palliative, provocative（寛解・増悪因子），Q = quality, quantity（性質・程度），R = region, radiation（場所・放散），S = symptom（随伴症状），T = time（時間経過）．

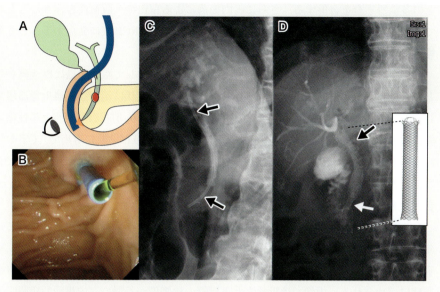

● 図14 胆管ステント
A, B) 図のように内視鏡で観察したチューブステントから胆汁が流出している, C) 総胆管に留置されたステント, D) 総胆管に留置されたネット状の構造をもつステント.

結石と同様心窩部痛や閉塞性黄疸あるいは胆管炎による発熱を認める．下部胆管がんでは胆嚢が腫大し肋骨弓下に触知することがあり，これをクールボアジエ兆候とよぶ（図13④）．黄疸の軽減や感染の治療の目的でPTGBDやPTCDを行う（図12B, 5 1 参照）．下部胆管がんでは膵頭十二指腸切除，上部胆管がんでは肝切除も含めた胆管切除が行われるが手術が困難な場合には胆管ステントが留置される（図14）．

3）胆嚢がん

胆石症・慢性胆嚢炎・先天性胆道拡張症・膵胆管合流異常などに合併しやすく，男女比は1：3で胆管がんとは対照的に女性に多い．頸部のがんでは胆嚢胆石と同様に胆嚢が腫大し，心窩部・右季肋部の違和感や疼痛を伴うことがあるが（図13②），底部のがんは早期には症状はなく腹膜に浸潤し，肝臓を含めた周辺臓器へ波及した状態で発見されることもある（図13①）．

4）急性膵炎 （図10B）

膵臓の腺房細胞の消化酵素，主にトリプシンが活性化され膵臓が自己消化され浮腫・出血・壊死が起こる病態である．症状の特徴は急性の腹痛で特に心窩部痛であり，仰臥位を維持することが困難で上半身を屈曲した方が疼痛が軽減することが多い．圧痛も強く頻脈や発熱を伴い，麻痺性イレウスや血性・混濁した腹水が貯留する場合もある．血中の膵酵素（アミラーゼ・リパーゼ・トリプシン）の上昇とともに造影CTで膵腫大や血流の低下，膵外の腹水・壊死組織の貯留がみられる．重症膵炎（壊死性膵炎）では胸膜炎・腎不全・心不全・DICな

※12 前者は胎生期の障害で肝内胆管・肝外胆管が拡張した状態であり，後者は膵管と胆管が十二指腸壁外で合流する奇形で合流部に括約筋が存在しないため胆汁と膵液が相互に逆流しやすい．また両者は共存することが多く急性膵炎・胆石・胆管がん・胆嚢がんを合併しやすい．

どの多臓器不全を合併する。さらに腸内細菌による菌血症・敗血症を伴うこともある。男性ではアルコール，女性では結石が原因のことが多いがERCP後に発症することもある。

5）慢性膵炎

膵炎が反復したり継続すると膵腺房細胞が破壊・消失して線維組織に置き換わり，石灰化とともに膵臓が萎縮して機能が低下してくる病態で，症状は頑固な腹痛や背部痛である（図10C）。疼痛・食欲不振・悪心・嘔吐をくり返す代償期から消化吸収障害と膵性糖尿病を伴う非代償期に移行する。血中・尿中の膵酵素の上昇やPFDが診断に有用で，CTや超音波では膵石・膵の石灰化，ERCP・MRCPでは膵管の拡張・狭窄・不整を認める。男性ではアルコール，女性では原因不明のことが多い。

6）自己免疫性膵炎

発症に自己免疫機序が疑われる膵炎でIgG4関連疾患[※13]の膵病変と考えられている。中高年の男性に多く，膵臓の腫大や腫瘤の形成を認め閉塞性黄疸を伴うことが多い。膵がんや胆管がんとの鑑別が必要で，高γグロブリン血症，高IgG・高IgG4血症とともに自己抗体が高頻度に認められる。画像では膵腫大と主膵管の狭細像が特徴で，内視鏡的穿刺吸引で採取された組織でIgG4陽性形質細胞の浸潤の他に花筵状線維化などがみられる。唾液腺・涙腺・後腹膜の線維化病変を伴うこともある。治療には副腎皮質ステロイドが効果的である。

7）膵臓がん

膵臓の腫瘍の大半は膵がんで，膵管や腺房の細胞が腫瘍化する（図10D）。膵頭部は総胆管を取り囲むように位置するため閉塞性黄疸や胆管炎をきっかけにがんと診断されることが多いが，膵体部や尾部のがんは早期に発見されることはほとんどなく，がん性腹膜炎や転移性肝がんをきっかけに診断されることも多い。糖尿病患者ではその急な悪化の原因として膵臓がん合併に対する注意が必要である。膵頭部がんに対しては膵頭十二指腸切除，体部・尾部がんでは体尾部切除が行われる。手術後に補助化学療法が併用されるが，手術が可能な例でも5年生存率は40％前後と低い（膵臓がん全体では10％）。

8）内分泌腫瘍

膵臓のランゲルハンス島のα細胞（グルカゴン分泌）・β細胞（インスリン分泌）・δ細胞（ソマトスタチン分泌）に由来する腫瘍で，それぞれグルカゴノーマ・インスリノーマ・ソマトスタチノーマとよばれる。小さな腫瘍であってもホルモンが過剰に分泌されるため特徴的な症状が認められる。いずれもきわめて稀な腫瘍であるが，**インスリノーマ**は内分泌腫瘍のなかでは最も頻度が高い。低血糖症状をきっかけに診断されるが，高齢者では典型的な低血糖症状がなく，痙攣発作や反応性の低下などから脳血管障害や認知症と誤診されることもある。この他に過剰な胃酸分泌を伴うガストリン産生腫瘍（ガストリノーマ，十二指腸・膵臓に多い）が知られている。この腫瘍では難治性の胃十二指腸潰瘍の他に胃酸により膵臓・小腸の消化酵素が不活化されるために水様性下痢が主な症状となる。これはゾリンジャーエリソン症候群ともよばれ家族性のこともあり，多発性内分泌腫瘍症Ⅰ型として副甲状腺機能亢進症や下垂体腫瘍を合併することがある。

[※13] 免疫グロブリン（IgG）には4種類のサブクラス（IgG1～IgG4）がある。IgG4関連疾患はリンパ球やIgG4を産生する形質細胞の著明な浸潤と線維化により全身諸臓器の腫大や結節・肥厚性病変を認める原因不明の慢性の炎症性疾患である。膵臓の自己免疫性膵炎以外にも胆管にみられる硬化性胆管炎・後腹膜線維症・尿細管間質性腎炎などが知られている。

5 治療

1 治療手技

1) S-Bチューブ・内視鏡的食道静脈瘤結紮術 (EVL)・内視鏡的食道静脈瘤硬化術 (EIS)

　食道静脈瘤に伴う吐血・下血の際には，細胞外液の輸液とともに貧血の進行に応じて輸血を行う．上部消化管内視鏡検査で食道静脈瘤が認められる場合には，**S-Bチューブによる圧迫止血**（図15）や，EVL・EISを行う（図16）．**EVL**は食道静脈瘤にゴムのバンドをかけ血流を遮断する方法である．また**EIS**は静脈瘤に直接硬化剤を注入する方法である．いずれも静脈瘤の血流が遮断され，静脈瘤は縮小してくる．EISでは硬化剤の注入に伴う感染や胸水貯留などの合併症が起こることがある．食道静脈瘤の破裂の可能性が高い場合には予防的にEVLを行う．

2) 経皮経肝胆嚢ドレナージ (PTGBD)・経皮経肝胆管ドレナージ (PTCD)

　急性胆嚢炎の治療は一般的には外科手術であるが，全身状態が不良な場合あるいは手術までの感染制御と疼痛軽減の目的で胆嚢にドレナージチューブを留置する（**PTGBD**，図12B）．また胆管がんや結石による胆管炎では胆管にチューブを挿入する．PTCは，超音波を用いて体表から穿刺した針を通して造影剤を注入し，閉塞性黄疸の原因である結石や腫瘍の鑑別と存在部位を明らかにする検査である．またPTCD・PTGBDは，閉塞され貯留した胆汁を胆道系（胆管・胆のう）に留置した管を通して体外に排出・排膿する処置・治療の方法である．手術が困難な胆管がんや閉塞性黄疸を伴った膵頭部がんでは胆管ステントを留置する（図14）．

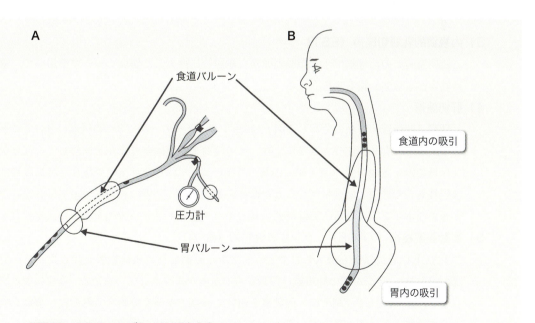

●図15　S-Bチューブによる圧迫止血
A) S-Bチューブの構造，B) 図のように鼻から管を挿入し胃バルーンに200 mL程の空気，食道バルーンに30〜40 mmHgの圧力を加える．

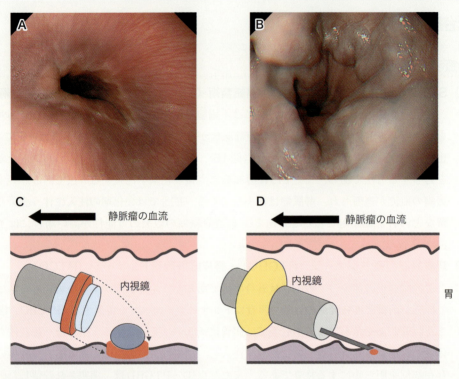

●図16 EVL, EIS
A) 正常の下部食道の内視鏡像．B) 食道静脈瘤．C) EVLの原理．内視鏡の先端に装着したバンドを内視鏡で吸引した静脈瘤にかける．D) EISの原理．内視鏡に装着したバルーンを膨らませて血流を遮断し，静脈瘤に穿刺した針から硬化剤を注入する．

3）内視鏡的乳頭切開術（EST）

総胆管結石の治療法で十二指腸乳頭から総胆管に挿入した切開チューブを用いて，電気的に乳頭部を切開し結石を排石する．

4）肝切除術

肝臓は肝静脈・門脈の分布から図17に示すクイノーの分類で8つの区域に分けることができる．腫瘍の存在部位や大きさにより，どの範囲まで切除が可能かを検討して，部分切除・亜区域切除・区域切除（前・後・内側・外側区域）・葉切除が施行される．特に肝細胞がんは慢性肝炎や肝硬変に合併することがほとんどであり，手術の可否については肝臓の予備能が重要なポイントとなる．切除範囲はICGやチャイルドピュー分類を基準に決定される．

5）肝動脈塞栓術（TACE）・ラジオ波焼灼術（RFA）

TACEは肝動脈から挿入したカテーテルから腫瘍血管に塞栓物質を注入する方法である（図18A, B）．非がん部の肝組織は門脈からの血流が維持されているため，塞栓による影響が少ない．RFAはCT・超音波・腹腔鏡を用いて腫瘍に電極を穿刺して熱変性で腫瘍を壊死させる方法である（図18C, D）．TACEもRFAも非がん部が慢性肝炎や肝硬変であることから，非がん部への影響を可能な限り少なくする局所治療法である．

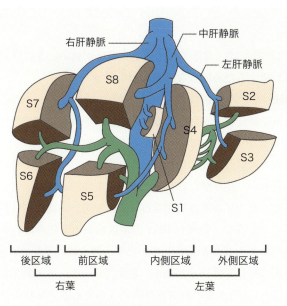

● 図17　肝臓の区域解剖と肝切除

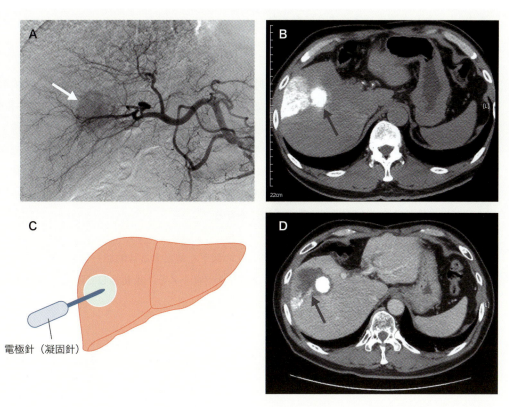

● 図18　TACE, RFA
A) 肝細胞がんの肝動脈造影で腫瘍濃染（⇨），B) TACEで注入した薬剤ががん部に貯留している，C) RFAの模式図，D) ➡はRFAによって壊死に陥った部位の血流が消失している．

2 薬物療法

1）肝庇護療法

急性ウイルス肝炎では，食欲不振・悪心・嘔吐が強いときには対症的な点滴を行う．C型肝炎も20％は治癒するため同様な経過観察を行う．

2）抗ウイルス療法

① B型急性肝炎で劇症化が懸念されるときや遺伝子型がA型で慢性化が危惧される場合には核酸アナログ製剤を投与する．

② B型慢性肝炎・代償肝硬変では抗ウイルス療法として，若年者（35歳未満）ではインターフェロン（IFN）の投与が行われる．IFNは生体内の物質（サイトカイン）で，免疫反応を助長する形で抗ウイルス作用を発揮する．一方，中高年では核酸アナログ製剤が長期に投与されることが多い．以前はHBVの垂直感染の予防のためキャリアの母親からの出産児を対象にワクチン接種が行われていたが，現在は乳幼児期に定期接種が行われる．

③ C型慢性肝炎に対してはIFN治療が一般的であった．その効果には個人差もみられ（多くは遺伝的な差），また大量のIFNが体内に入るため感冒症状を含めた副作用が多いことも問題であった．最近ではHCVの解析が進歩し，ウイルスの複製を阻害する薬剤が多く開発されている．DAA（direct acting antivirals）とよばれているが，単剤の投与では耐性ウイルスを誘発する可能性が高いため作用の異なるDAAが併用される．DAAはIFNのような目立った副作用がなく，短期間（多くは12週間）の治療で有効なウイルス排除（90～％）が達成できるようになった．

3）肝硬変に対する治療

❶ 浮腫・腹水

腹部膨満や呼吸苦が強い場合には2時間程で2～3Lの排液を行う．この際に血管内脱水が進行するためアルブミン製剤を投与する．食塩の制限（4～6 g）とともに一日600～800 mLに水分の摂取も制限する．二次性アルドステロン症の状態であるため利尿剤として抗アルドステロン剤の投与を行う．さらにループ利尿剤を併用することもある．効果が不十分なときはADH受容体拮抗薬を投与する．利尿剤を投与する場合には一日0.5～1 kg程度の体重減少を目安とし，血管内の脱水と電解質（Na，K，Cl）に注意する．不用意な大量の腹水穿刺や利尿剤投与は脳症や肝腎症候群の誘因にもなる．

❷ 肝性脳症

血中のアンモニア上昇やBCAA/AAA比の低下を是正する目的で，ラクツロースや分岐鎖アミノ酸優位の点滴や経口剤を投与する．ラクツロースを注腸薬として注入することもある．

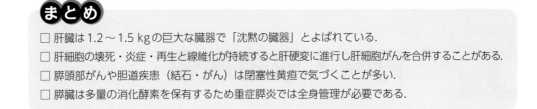

まとめ
- 肝臓は1.2〜1.5 kgの巨大な臓器で「沈黙の臓器」とよばれている.
- 肝細胞の壊死・炎症・再生と線維化が持続すると肝硬変に進行し肝細胞がんを合併することがある.
- 膵頭部がんや胆道疾患（結石・がん）は閉塞性黄疸で気づくことが多い.
- 膵臓は多量の消化酵素を保有するため重症膵炎では全身管理が必要である.

<文献>
1）「第12回A型肝炎・劇症肝炎」（犬山シンポジウム記録刊行会/編），中外医学社，1982
2）「Diseases of the Liver and Biliary System, 11th Edition」（Shiela Sherlock, eds al），Wiley-Blackwell, 2008

6章 腎臓・尿路疾患

腎臓は尿をつくる臓器である．尿をつくることによって，体内にある余分な水分を排泄する．さらに，尿に老廃物や電解質を溶かすことによって，老廃物の除去や電解質の調節もしている．これらのことにより，体内の環境を一定に保つこと（ホメオスタシス）に重要な働きをしている．また，腎臓は血液をつくるホルモンや血圧を調節するホルモンを産生したり，ビタミンDを活性化したりという，尿の生成とは別の働きもしている．尿路は文字通り「尿の通り道」であり，腎臓から尿管・膀胱・尿道とつながって，体外に尿を排出している．腎臓領域は，急性・慢性，腎炎・腎不全などの組合わせから似たような疾患名が多く，初学者にとっては複雑でなじみにくいが，正確に理解してほしい．

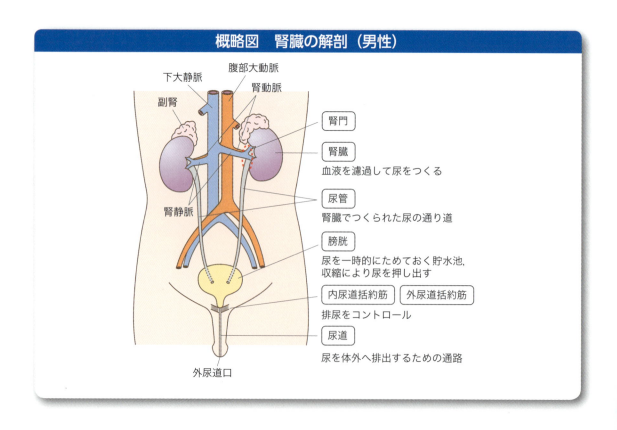

概略図　腎臓の解剖（男性）

1 病態と症候

1 尿量の異常

1）減少（乏尿と無尿）

　一日の尿量は通常1,000〜2,000 mLである．もちろん摂取した水分が多ければ尿量は増えるし，発汗や下痢などで脱水傾向となれば尿量は減少するなど変動が大きく，個人差もかなりある．腎臓でつくられる尿量が400 mL/日未満の場合を**乏尿**，100 mL/日未満の場合を**無尿**とよぶ．

2）増加

　一日の尿量が2,500 mL以上の場合を**多尿**とよぶ．心因性多飲・尿崩症・糖尿病などが原因で多尿となることがある．

　多尿と区別が必要なものに**頻尿**がある．頻尿は，排尿回数は多いが一日の尿量は増加していない．「トイレには何度も行くが，1回のオシッコの量は少ない」という訴えの場合，ほとんどが頻尿であり，膀胱炎などの尿路感染症が原因となることが多い．

3）尿閉

　尿は腎臓でつくられ膀胱に貯まっているが，体外に排泄できない場合を**尿閉**とよび，無尿と区別される．前立腺肥大により尿道が狭くなっている際や，尿道に腫瘍や結石があり尿の流れが妨げられているとき，膀胱の機能が低下して尿を排出できない場合などに尿閉となることがある．

2 浮腫・むくみ

1）浮腫の成因

　血管外でかつ，細胞と細胞の間にある水分を**組織間液**（間質液）という．この組織間液が貯まり過ぎると**浮腫**となる．

　組織間液は，常に血管内外を出入りしている．そして，血管の中にあった水分が多量に血管外に漏れ出ると組織間液が増加して浮腫が生じる．ここでいう血管とは毛細血管のことを指す．血管から水分が漏れ出るためには，まず血管内に水分があふれるなどで，血管内の圧力が高まる必要がある．このしくみを静水圧の上昇とよぶ．

　浮腫がない状態では，水分は血管内に保持されているが，これは血管内の浸透圧（膠質浸透圧）[1]が血管外よりも高いため，水分が血管内に引き込まれているからである．したがって，この浸透圧が低下すると血管内に水分を引き込もうとする力が低下して，浮腫を生じるようになる（5章参照）．

　組織間液はリンパ管にも入るため，リンパの流れが滞ると浮腫が起こる．

※1　浸透圧は水分にどれだけの物質が溶けているか，簡単には液体の濃さの指標の1つである．血液と組織間液との間の水分のやりとりには，アルブミン（タンパク質の一種）の濃度の差が大きく影響する．膠質浸透圧とは，このアルブミンによって発揮される浸透圧のことと考えてよい．

2）浮腫を生じやすい代表的な病態

　静水圧の上昇をきたすのは血管内の水分が過剰になった状態であり，**心不全**[※2]や**腎不全**で浮腫が生じる状態になる．また，血液が心臓に戻る途中の血管に血液のかたまり（血栓）ができる**深部静脈血栓症**や下肢からの血液が心臓に戻りにくくなる**下肢静脈瘤**[※3]などでも，血管内の圧力，つまり静水圧が高くなる．

　また，血管内で浸透圧を発揮している**アルブミン**が低下すると膠質浸透圧が低下し，その結果として浮腫を生じるようになる．後述するネフローゼ症候群では，大量のタンパク尿が生じ，アルブミンが尿中に捨てられてしまうため，血液中のアルブミンが低下する．肝硬変[※4]では，肝臓でのアルブミン合成が低下するため，やはり血液中のアルブミン濃度が低下する．

　リンパの流れが障害されるような，リンパ節へのがんの転移や炎症によるリンパ節の腫大などが起こっても浮腫が発生する．

3 電解質異常

　血液中の重要な電解質には，ナトリウム（Na）・カリウム（K）・クロール（Cl）・カルシウム（Ca）があり，それぞれイオンの状態で存在している．この項ではこれらのうち，NaとKの異常について概説する．

　電解質異常は，重度にならないと自覚症状を呈することがほとんどないため，多くは血液検査で異常が発見される．

1）低Na血症

　軽度の場合は無症状である．高度の低Na血症では，悪心・嘔吐・倦怠感・痙攣発作・意識障害などを生じる．

　血液中のNa濃度が低下した状態で，135 mEq/L未満になると**低Na血症**とされることが多い．ここで大切なことは，**低Na血症とNa不足は別のもの**だということである．したがって，低Na血症をみたからといって，すぐにNa（塩分）補給を考えてはいけない．

　まずNaは十分あるにもかかわらず，水分過剰により血液が希釈されて（薄まって）Na濃度が低下している可能性を考える．この状態は，心不全，腎不全，肝硬変など，前述の浮腫をきたしやすい疾患でみられる．

　次にNaも水分も不足している場合で，かつNaの不足が多い可能性を考える．激しい嘔吐や下痢などや，利尿剤を投与中で脱水になるとこのような低Na血症をきたす．

2）高Na血症

　血清Na濃度が145 mEq/Lを超えた状態を**高Na血症**とよぶ．低Na血症の考え方と同様，必ずしも塩分過剰を意味しない．重症の高Na血症では，不穏状態・筋痙攣・全身痙攣などの症状を呈する．

　まず，脱水によって血液が濃縮し（濃くなり），その結果としてNa濃度が上昇していることを考える．脱水となる原因としては，嘔吐や下痢，利尿剤投与などがある．これらは，前

※2　心不全では心臓の働きが低下して血液が滞り，尿量の減少が大きいため，静水圧が上昇しやすい．

※3　下肢静脈瘤では，下肢から心臓への血液の還流（戻り）が悪くなるため，下肢の血管内の静水圧が上昇する．

※4　ウイルス性肝炎などの慢性肝疾患のため，肝臓の正常な組織が萎縮し，線維化が進行した状態で，肝臓のさまざまな機能が低下する．

140　　はじめの一歩の病態・疾患学

述の低Na血症の原因としてもあげられており，脱水は低Na血症となることも，高Na血症となることもあることに注意が必要である．

抗利尿ホルモン（ADH）が不足する尿崩症という疾患があり，大量の尿が出るために脱水となる．この疾患では高Na血症が認められる（7章参照）．

3）低K血症

Kは筋肉の働きに重要なイオンであり，Kの濃度が3.5 mEq/L未満に低下した状態を低K血症とよぶ．低K血症では脱力感・腱反射の減弱・不整脈などが現れる．

利尿剤投与や原発性アルドステロン症（7章参照）などの疾患により，尿中へのKの排泄が多くなると低K血症をきたす．また，慢性の下痢は便中にKが排泄されることにより，やはり低K血症の傾向となる．下剤の乱用も低K血症の原因となりうる．

4）高K血症

血清K濃度が5.5 mEq/Lを超える状態を**高K血症**とよぶ．高K血症では脱力感や麻痺，不整脈が出現し，重度の場合には心停止にいたることがある．

原因の多くは腎機能障害（急性腎不全，慢性腎不全）であり，腎機能が正常な場合の高K血症はまれである．

4 酸塩基平衡の異常

血液のpHは7.35〜7.45というきわめて狭い範囲に保たれている．この状態が乱れた状態を**酸塩基平衡の異常**という．血液のpHは次式で表される．

$$pH = 6.1 + \log \frac{[HCO_3^-]}{PaCO_2 \times 0.03} \quad \text{（Henderson-Hasselbalch の式）}$$

この式からわかることは，$[HCO_3^-]$が大きくなるか$PaCO_2$が小さくなるとpHは大きくなり（アルカリ性の方に傾き），$[HCO_3^-]$が小さくなるか$PaCO_2$が大きくなるとpHは小さくなる（酸性に傾く）ということである．

$[HCO_3^-]$は血液中の重炭酸濃度，$PaCO_2$は二酸化炭素分圧を示す．$[HCO_3^-]$は主として腎臓で，$PaCO_2$は主として肺（呼吸）で調節されている．

1）アシドーシス

血液が酸性に傾くことをアシドーシスという．前述の式でみたように，$[HCO_3^-]$が小さくなると血液は酸性に傾く．例えば，腎臓から尿中へ$[HCO_3^-]$が過剰に排泄されたり，酸性の物質が血液中に蓄積することによって，血液は酸性に傾く．これを**代謝性アシドーシス**とよぶ．

一方，$PaCO_2$が大きくなっても血液は酸性に傾くが，肺気腫などによって換気障害（3章参照）が生じると，このような状態になる．これを**呼吸性アシドーシス**とよぶ．

2）アルカローシス

血液がアルカリ性に傾くことをアルカローシスという．前述のように$[HCO_3^-]$が上昇するとアルカリ性に傾くが，嘔吐や胃液の吸引などで酸（胃液の主成分は塩酸である）が体外に排出されると，血液はアルカリ性に傾く．これを**代謝性アルカローシス**とよぶ．

呼吸性アルカローシスは，$PaCO_2$が低下することによって生じる．日常臨床でよく遭遇するのは過換気症候群（3章参照）である．

6章 ● 腎臓・尿路疾患

6章-1　病態と症候　141

2 フィジカルアセスメントと臨床検査

1 フィジカルアセスメント

1）血圧

バイタルサインの測定が重要なことはいうまでもないが，腎臓・尿路系の疾患，とりわけ腎機能障害では高血圧がしばしば認められるので，**血圧の測定は特に大切**である．

2）浮腫（むくみ）

身体の観察では，**浮腫の有無を確認する**．浮腫は脛骨（すね）の前面で確認しやすいが，足背や足首のくるぶし周辺でも確認できることがある．皮膚のすぐ下に骨がある部分を指で押さえ，皮膚がへこんで圧痕を残すかどうかを観察する．顔面の浮腫は初対面の患者ではわかりにくいが，医療面接で「朝起きたときに顔（特にまぶた）がむくみやすい」という情報から推察できることがある．また，患者が指輪をしている場合，「いつもは抜ける指輪が抜けなくなった」と訴えることから浮腫がわかることもある．

3）圧痛・叩打痛

尿管結石では自発痛が強いが，**痛みがある側の肋骨脊柱角**（背部の腎臓がある部位）に叩打痛[※5]が認められる．

同部位の叩打痛は，尿路感染症である急性腎盂腎炎でも認められることが多い（この場合には発熱を伴うことがほとんどである）．

4）口臭のチェック

腎機能障害が進行して，尿毒症となってくると**アンモニア臭**とよばれる特有の口臭が出現することがある．

2 尿の臨床検査

1）蓄尿（尿量の測定）

入院患者の場合は一日の尿量を測定して，乏尿・無尿や多尿の状態にないかを確認する．外来患者は蓄尿が困難なので，体重を測定し，急激な体重の増減がないかチェックする．一日に 1 kg 以上の増減がある場合は，やせたり太ったりではなく，脱水であったり水分が過剰になっていたり，という水分量の変化を考える．

また，蓄尿が可能な場合，24時間の尿中に排泄される Na の量は食事などで経口摂取した Na（食塩）の量と等しくなるため，塩分摂取量を推定することが可能である．

2）一般検尿

検尿では，**尿タンパク・尿潜血・尿糖・尿沈渣**をチェックする．

尿タンパクが陽性の場合は，糸球体腎炎[※6]などの腎疾患や全身性疾患の腎合併症[※7]が生じている場合が多い．

[※5] 圧痛は押さえたときに出る痛みである一方，叩打痛は軽く叩いたときに出る痛みのことを指す．

[※6] 臨床の現場では「糸球体腎炎」と「糸球体腎炎症候群」と「腎炎」は同じ意味で使用されることが多く，初学者の混乱の一因となっている．本書では糸球体腎炎と表記する．

[※7] 腎合併症を生じやすい全身性疾患としては，糖尿病，自己免疫疾患（膠原病）が代表的．

142　はじめの一歩の病態・疾患学

尿潜血を認める場合は，糸球体腎炎による場合と，尿路結石・尿路感染症・尿路悪性腫瘍などによる場合があり，注意が必要である．

尿糖が陽性の場合には，まず糖尿病の有無を考えるが，糖尿病が存在しなくても尿糖が陽性になることがある．この場合には**腎性糖尿**とよばれ，予後は良好である．

尿沈渣で種々の円柱[※8]を認める場合には，糸球体腎炎が疑われる．

3）尿培養

膀胱炎や腎盂腎炎など尿路の感染症を疑う場合には，尿の培養を行って細菌数を測定する．**尿1 mLあたり10万個以上の細菌**を認めれば尿路感染を疑う．同時にどのような細菌が出ているのか（同定検査）と，その細菌にどのような抗生剤が有効なのか（感受性検査）を行い，治療方針を決める際の参考にする．

3 血液の臨床検査

1）血算

血液中の赤血球・白血球・血小板などの数を数える検査を**血算**（全血球計算）という．これらのうち，白血球は細菌感染症で増加をするため，腎盂腎炎などの尿路感染で増加を示す．また腎機能障害が進行すると，腎性貧血となる．そのため，赤血球数が減少する．

2）尿素窒素

タンパク質の代謝産物[※9]であり，尿中に排泄される．腎機能が低下すると尿への排泄が減少して血液中の濃度が上昇する．また，タンパク質を大量に摂取したり，消化管出血などがあっても上昇することがある．正常範囲は8.0〜20.0 mg/dLである．

3）クレアチニン

筋肉で生成される老廃物の1つであり，尿素窒素と同様に尿中に排泄されるので，腎機能低下により血液中の濃度は上昇する．筋肉で生成されるという性質上，筋肉量の少ない患者では腎機能が低下しても，クレアチニンが上昇しにくいことがある．正常範囲は男女差があるが，およそ0.5〜1.0 mg/dLである．

また，このクレアチニンの値から後述する糸球体濾過量（GFR）を推定することができる．

4）シスタチンC

全身の細胞で生成され，やはり尿中に排泄される．したがって腎機能低下で血液中の濃度が上昇することは，尿素窒素やクレアチニンと同様である．クレアチニンが，筋肉量の少ない人で上昇しにくい（腎機能低下を見落とす可能性がある）のに対して，シスタチンCは筋肉量の影響を受けない．そのため高齢者などの腎機能を測定する際は，クレアチニンよりもシスタチンCの方が適しているとされる．正常範囲は0.5〜1.0 mg/Lである．

5）尿酸

前述の尿素窒素・クレアチニン・シスタチンCと同様，尿中に排泄されるため腎機能低下で上昇する．一方，遺伝的な素因や食事・飲酒などの習慣によっても変動するため，腎機能障害以外でも上昇することがある．また尿酸は痛風[※10]の原因物質として重要である．クレ

[※8] 棒状物質で尿細管腔を鋳型として形成される．
[※9] ここでは，体内での利用が終わって，尿中に老廃物として捨てられる形となった物質を指す．

6章-2 フィジカルアセスメントと臨床検査　143

アチニン同様，男女差があるが，およそ3.0〜7.0 mg/dLを正常範囲とする．

4 薬剤を使うなどの特殊な臨床検査

1）PSP試験

PSP（phenolsulfonphthalein）という検査薬を静脈内に注射後，15，30，60，120分後に採尿し，この試薬がどのくらい尿中に排泄されるかを測定する．腎機能が低下すると，尿中への排泄が減少する．

2）フィッシュバーグ濃縮試験

体が脱水状態のときには，尿の量を減少させて，脱水の進行を防がなくてはならない．そのしくみがうまく働いているかを，尿が濃くなるかどうかでチェックする検査である．

前夜の夕食以降12時間以上の絶飲食をして，翌朝の覚醒時，1，2時間後に採尿して，尿の比重[※11]や浸透圧を測定する．

この検査では体が脱水状態となるが，脱水は腎臓に悪影響を及ぼすことがあるので，試験を行うかどうかは慎重に決める必要がある．

3）イヌリンクリアランス

糸球体濾過量（glomerular filtration rate：GFR）を測定する検査である．GFRは腎臓の糸球体で血液から1分間に濾過される液（原尿）の量で，90〜100 mL／分が正常値とされる．腎機能を評価する検査のなかで，このGFRが最も基本となる指標として使われている．

イヌリンという糖の一種である検査薬を持続的に静脈内に注射しながら，投与開始前に採血と採尿，投与開始後45，75，105分後に採血，投与開始後60，90，120分後に採尿をする．これらの血液と尿の検体中のイヌリン濃度を測定することによってGFRを計算する．

4）eGFR

前述したように，GFRを測定することは重要だが，イヌリンクリアランスの検査はかなり煩雑である．そこで，臨床の現場ではeGFRが用いられることが多い．eは"estimated"の略で，「推測された」や「推計された」という意味である．3 3）で述べたクレアチニンの値と年齢と性別がわかれば，このeGFRが計算できる[※12]．つまり1回の血液検査だけで結果が出るため，イヌリンクリアランスに比べて格段に簡便である．

5 画像検査による臨床検査

1）X線検査

腹部のX線単純撮影[※13]では，腎臓がうっすらとみえる程度で，尿管を確認することは困難である．尿管結石の場合，その石がみえるときとみえないときがある．

そこで，**ヨウ素を主成分とする造影剤**という検用薬を静脈内に注射し，この造影剤が腎臓か

[※10] 尿酸が足趾の関節などに貯まって結晶をつくり，激しい痛みと腫脹を伴う関節炎を生じる疾患．

[※11] 尿の濃さの指標．尿に多くの尿素窒素やクレアチニン，Naなどが溶けていると，比重は大きくなる．

[※12] 男性の場合は次の式で求められる．eGFR = $194 \times [年齢]^{-0.287} \times [クレアチニン]^{-1.094}$ 女性はこの式で得られた数値を0.739倍する．電卓では計算できないため，換算表や専用の計算機を用いる．ネット上で計算できるウェブサイトも公開されている（http://www.jsn.or.jp/global/general/check.php）．

[※13] 造影剤などを使用せずに撮影する方法．通常の胸部のX線撮影や，骨折の有無を確認する手足のX線撮影は，この単純撮影である．

144　はじめの一歩の病態・疾患学

ら尿路に排泄されるときにX線撮影を行うと，腎盂，尿管や膀胱が観察できるようになる．この造影剤は腎機能を悪化させる可能性があるため，**腎機能が低下した患者では禁忌**とされている．

2）超音波検査

エコーともよばれる検査で，放射線被曝や痛みなどの苦痛がないため，くり返し検査することが可能である．腎臓・膀胱・前立腺の観察に用いられる．

3）CTスキャンとMRI

CTスキャンはX線を用いる検査で，体の断面を観察できる．撮影装置やコンピューターによる画像処理の進歩などにより，より細かく，任意の断面での観察が可能になっている．造影剤を用いて，さらに詳細な観察をすることもある．

MRIはCTスキャンと同じく体の断面を観察できる検査であるが，X線ではなく磁気を用いる点がCTと異なる．X線被曝がないメリットがあるが，検査に時間がかかる[14]，金属（ペースメーカーなど）が体内にあると検査が受けられないことがある，などの弱点もある．

6 内視鏡による臨床検査

腎臓・尿路系での内視鏡検査は，ほとんどが**膀胱鏡検査**である．尿道から膀胱に内視鏡を挿入して，膀胱の内部を観察できるほか，膀胱腫瘍の摘出にも用いられる．

内視鏡には金属製の**硬性鏡**とファイバースコープを用いた**軟性鏡**とがあり，検査や治療の内容によって使い分けがされている．

7 腎生検による臨床検査

診断の確定，治療方針の決定，予後の推定のために組織を顕微鏡で観察する検査を**生検**とよぶ．腎疾患ではこの生検が重要な検査である．組織を採取する方法として，局所麻酔で行うことが可能な**経皮的針生検**と，全身麻酔を必要とする**開放腎生検**とがある．

---

[14] 装置や検査部位によって異なるが，CTでは3〜5分間，MRIでは20〜30分間とかなりの差がある．

Column

塩分制限は難しい

高血圧の予防と治療のために塩分（Na）制限が重要であることはよく知られている．WHO（世界保健機関）では食塩相当で5g／日以下を目標とするように勧告している．日本人は一日10〜11gの食塩を摂っているという調査があるので，日々食べている食事の塩分を約半分にしなさい，といわれていることになる．

塩分制限をするためには，減塩しょう油や減塩みそを活用したり，食塩やしょう油の使用を控えて，コショウや唐辛子などの香辛料をうまく使うことが勧められている．塩分を減らすことを目的としたレシピもたくさん発表されている．

ところが，日本人の約8割は塩分を好む遺伝子をもっている，という

研究結果がある．欧米人でこの遺伝子をもっている人はだいたい4割とのこと．

日本人は生まれながら塩分大好きであり，しょっぱさを控えめにしましょうといわれても，それを実践するのは難しいことは，日常臨床でもよく経験する．

6章-2 フィジカルアセスメントと臨床検査 145

8 尿流動態検査による臨床検査

尿流動態検査はUDS（urodynamic study）と略される．膀胱に尿が貯まっている状態から，排尿がはじまり，終了するまでの膀胱内圧，直腸内圧，尿流などを測定し，膀胱や尿道の働きに問題がないかどうかをチェックする検査である．膀胱内，直腸内に圧力を測定するセンサーを挿入した状態で排尿をしてもらい，尿が排泄されるスピードも同時に測定をする．尿失禁，神経因性膀胱，膀胱出口部の通過障害などを疑った場合に行われる．

3 疾患

1 糸球体腎炎とネフローゼ症候群

腎臓の糸球体に病変があり，タンパク尿・血尿のどちらか，あるいは両者が主症状となる疾患を**糸球体腎炎**とよぶ．糸球体（腎臓）のみに病変がある場合を**原発性**（一次性）**糸球体腎炎**とよび，急性糸球体腎炎と慢性糸球体腎炎に分けられる．他の疾患が存在し，その疾患に伴って糸球体（腎臓）に病変が生じている場合を**続発性**（二次性）**糸球体腎炎**という．

1）急性糸球体腎炎

多くは上気道炎（のどの感染）の後，1〜2週間後にタンパク尿・血尿で発症する．浮腫や高血圧を伴うことが多い．先行する上気道炎は，溶血性連鎖球菌（溶連菌）によることが多く，この場合は**溶連菌感染後急性糸球体腎炎**とよばれる．また，溶連菌感染は小児期に多いため，急性糸球体腎炎も若年者に多くみられる．急性期には糸球体濾過量（GFR）が低下し，乏尿となることがあるが，1〜3カ月で回復することが多い．タンパク尿は6〜12カ月持続することがあり，血尿は数年間持続することもある．治療は安静と食事療法（減塩，場合によってはタンパク制限食）が主体であるが，乏尿期には透析療法（後述）が必要となることもある．

2）慢性糸球体腎炎

急性糸球体腎炎と同様，タンパク尿・血尿が主体であるが，短期間で治癒することはなく，年余にわたり前述の検尿異常が続く．患者のなかで，しだいに腎機能が低下し腎不全となる症例と，長期にわたり腎機能は正常な症例とがある．

これには慢性糸球体腎炎が単一の疾患ではないことも関連している．腎生検で組織を確認し，治療方針を決め，予後を推定する．

治療は**食事療法**として**塩分制限**（食塩換算で6 g／日以下を目標とする）と，腎機能低下があれば**タンパク質制限**を行う．**薬物療法**として，**レニン-アンギオテンシン系阻害薬**（降圧薬の1つ），抗血小板薬[15]，場合によって**副腎皮質ホルモン**（ステロイド薬）などが用いられる．

高血圧が合併したり，尿タンパクの量が多いと予後が悪くなることが知られている．

---

[15] 血液が凝固して止血をする（血栓をつくる）ためには，血小板と凝固因子の両者の働きが必要である．このうち，血小板の働きを抑制する薬剤を抗血小板薬とよぶ．アスピリン（鎮痛薬としても使用される）が代表的．

146　はじめの一歩の病態・疾患学

●表1　成人ネフローゼ症候群の診断基準

（平成22年度厚生労働省難治性疾患対策進行性腎障害に関する調査研究班）

1. タンパク尿：3.5 g/日以上が持続する.
　（随時尿において尿タンパク/尿クレアチニン比が3.5 g/gCr以上の場合もこれに準ずる）.

2. 低アルブミン血症：血清アルブミン値3.0 g/dL以下.　血清総タンパク量6.0 g/dL以下も参考になる.

3. 浮腫

4. 脂質異常症（高LDLコレステロール血症）

注：1）上記の尿タンパク量，低アルブミン血症（低蛋白血症）の両所見を認めることが本症候群の診断の必須条件である.
　　2）浮腫は本症候群の必須条件ではないが，重要な所見である.
　　3）脂質異常症は本症候群の必須条件ではない.
　　4）卵円形脂肪体は本症候群の診断の参考となる.
文献1より引用.

3）ネフローゼ症候群

　大量の尿タンパクが出るため，低タンパク血症をきたす疾患群である．タンパク尿は糸球体障害によって，タンパク質の透過性が亢進するために出現する（表1）.

　原発性（一次性）のものと，続発性（二次性）のものとがあり，続発性のなかでは糖尿病性腎症（原疾患は糖尿病），ループス腎炎（原疾患はSLE）の頻度が大きい.

　治療は原発性ネフローゼ症候群では，副腎皮質ホルモン（ステロイド薬）が投与され，難治性の場合に免疫抑制剤の追加が検討される．続発性ネフローゼ症候群では，原疾患の治療を行いながら，必要に応じて副腎皮質ホルモンや免疫抑制薬が投与される.

　浮腫に対しては利尿薬が用いられる.

2 腎不全

　腎臓の主な機能は，尿をつくることによって，体内の老廃物を排泄し，水分量と電解質・酸塩基平衡のバランスを調節することである．これらの働きが正常にできなくなった状態を**腎不全**という.

　実際にはGFRの減少により，血液中の尿素窒素やクレアチニンが上昇した状態を腎不全とよぶことが多い.

1）急性腎不全

　急激に（数日程度で）腎不全が生じる．腎不全の原因となる部位によって，腎前性・腎性・腎後性の3つに分類される（表2）.

　腎前性急性腎不全は，腎臓への血流が低下することによって生じる．心筋梗塞による心機能低下や大量出血などによるショック，重症の熱傷などが腎血流量の減少から急性腎不全の原因となる.

　腎性急性腎不全は，腎前性急性腎不全の原因となる腎血流量の減少が長引き，腎臓の組織の一部である尿細管が壊死に陥り，**急性尿細管壊死**となった場合や腎毒性のある薬剤，例えばヨード造影剤や抗菌薬などによるものがある.

　腎後性急性腎不全は，尿路の閉塞によって腎機能が低下するものである．両側の尿管閉塞，

6章-3　疾患　　147

●表2　急性腎不全の分類と病因

分類	病因
腎前性急性腎不全	大量出血・心機能低下・重症熱傷などで，腎血流が低下
腎性急性腎不全	腎前性の原因が遷延することによる急性尿細管壊死，腎毒性物質（薬剤）
腎後性急性腎不全	結石・腫瘍などによる尿路の閉塞

前立腺肥大や前立腺がんなどが原因となる．

　腎前性急性腎不全と腎後性急性腎不全では，原疾患の治療が適切かつすみやかに行われれば腎機能は回復する．また，急性尿細管壊死に陥った腎性急性腎不全であっても，後述する腎代替療法（透析療法）を行っていると回復することが多い．

2）慢性腎不全

　腎機能が徐々に低下し（GFRが徐々に低下するとほぼ同義），血液検査でクレアチニンや尿素窒素が上昇するようになると**慢性腎不全**とよばれる．同じ腎不全であるが，急性腎不全と異なり腎機能の回復は難しい．

　慢性腎不全の原因となる疾患は，原発性腎疾患である慢性糸球体腎炎と遺伝性の疾患である多発囊胞腎，続発性腎疾患の糖尿病性腎症や腎硬化症[16]などがあげられる．

　GFRが10 mL/分を下回るころになると全身の状態も考慮しながら，透析療法や腎移植が必要となってくる．

　クレアチニン・尿素窒素の上昇から透析療法がはじまるまでの期間を**保存期慢性腎不全**とよぶ．この期間は，透析療法をなるべく回避できるように腎不全の進行にブレーキをかけながら，全身状態をできるだけ良好に保つことを目標に治療を行う．

　保存期慢性腎不全の具体的な治療としては，塩分制限と高エネルギー低タンパク質を主体とした食事療法，降圧剤による血圧管理があげられる．また続発性腎疾患であれば，その原疾患の治療を行う．

3）急速進行性腎炎症候群

　WHOにより「急性あるいは潜在性に発症する血尿，タンパク尿，貧血と急速に進行する腎不全をきたす症候群」と定義されている．数週～数カ月の間に急激に腎不全が進行し，透析療法が必要になることがまれではない．疾患名が急性糸球体腎炎と似ているが，病状も予後も全く異なる疾患である．

　この急速進行性腎炎症候群も他の腎疾患と同様，原発性のものと全身疾患を伴うものとがある．腎生検で組織を確認した後，副腎皮質ホルモンや免疫抑制薬，抗血小板薬と抗凝固薬[17]など多剤併用による治療を行う．治療による免疫抑制のために，肺炎などの感染症を合併することがあり，また，前述のように治療が奏功せず，結果的に慢性腎不全となって透析治療が必要となることも少なくない．

---

[16]　長期間の高血圧により，腎臓の血管に動脈硬化を生じ，腎機能が低下する疾患．高齢者に多い．

[17]　血栓形成に関する血小板と凝固因子のうち，後者の凝固因子の作用を抑制する薬剤．ワルファリンが代表的．

148　はじめの一歩の病態・疾患学

●表3　慢性腎臓病（CKD）の定義

①尿異常，画像診断，血液，病理で腎障害の存在が明らか．特に0.15 g/gCr
以上のタンパク尿（30 mg/gCr以上のアルブミン尿）の存在が重要

②GFR＜60 mL/分/1.73 m²

①，②のいずれか，または両方が3か月以上持続する場合，CKDと定義する．文献2
より引用．

3 慢性腎臓病

慢性糸球体腎炎，慢性腎不全と疾患の名前が似ているので紛らわしいが，**慢性腎臓病**（chronic kidney disease：CKD）というのは比較的新たに定義された疾患である．①腎障害を示唆する所見（検尿異常・画像異常・血液異常・病理所見など）の存在，②GFRが60 mL/分未満のいずれかまたは両者が3カ月以上続いたときに慢性腎臓病と診断される（表3）．

慢性腎臓病患者では，特にタンパク尿の存在が重要であり，GFRが低下し，タンパク尿を伴っている場合は，末期腎不全にいたる可能性が大きいだけではなく，冠動脈疾患，脳血管疾患，心不全などを生じやすくなることが知られている（図1）．

4 腫瘍

腎臓・尿路にはすべての部位で悪性腫瘍と良性腫瘍が発生しうるが，臨床上重要なのは，**腎細胞がん**（腎がん）・**膀胱がん・前立腺がん**である．腎細胞がんと膀胱がんは血尿を契機に発見されることが多く，前立腺がんは排尿障害や検診での血液検査でPSA[※18]高値をきっかけに発見されることが多い．

治療は早期のがんであれば外科的摘出手術が選択され，手術が選択されない場合には，薬物療法や放射線療法が行われる．

5 感染症

腎臓・尿路の感染症では，**急性膀胱炎**と**急性腎盂腎炎**，**腎結核**が重要である．

1）急性膀胱炎

ほとんどが尿道からの細菌感染である．解剖学的に尿道が短い女性の方が膀胱炎になりやすい．また，原因となる細菌（起炎菌）は腸内細菌である大腸菌が多い．排尿時の痛みと頻尿が主症状で，残尿感や下腹部痛を伴うことが多い．

治療は抗菌薬の投与で，水分を多めに摂取すること，排尿を我慢しないことを指導する．

2）急性腎盂腎炎

膀胱から尿管を通じての感染が多い．膀胱炎と異なり，発熱を伴うことが多い．また，腎臓の部位である肋骨脊柱角に叩打痛を認めることが多い．

治療は膀胱炎と同様，抗菌薬の投与と水分投与である．

※18　前立腺から分泌されるタンパク質で，前立腺がんや前立腺肥大で高値となる．特に，前立腺がんで高くなることが多いため，腫瘍マーカーとして利用され，高値の場合には，精密検査が勧められる．

6章-3　疾患　149

6章 ● 腎臓・尿路疾患

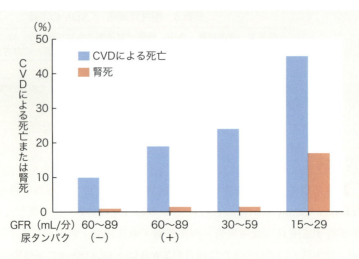

●図1　慢性腎臓病と心血管疾患
GFRが減少すると，透析治療が必要な末期腎不全になる危険が大きくなるだけではなく，心血管疾患による死亡が増える．また，同じGFR 60〜89の群において，尿タンパクが陽性の方が死亡率が大きいことに注目してほしい．CVD：心血管疾患，腎死：透析療法などが必要な腎不全．文献3をもとに作成．

3）腎結核

　結核は結核菌による感染症で，肺結核が約8割と最も多いが，肺以外では腎臓も感染しやすい臓器である．発熱や倦怠感を訴えることがあるが，無症状であることも珍しくないため，発見が遅れることがある．

6 尿の通過障害

1）尿管の通過障害

　尿管は腎臓と膀胱とをつないでおり，左右に1本ずつある．尿管で尿が滞る原因としては結石（尿管結石）が最も多い．通常は腎臓で形成された結石が尿管に詰まって発症する．強い背部・側腹部痛が特徴で，結石の移動とともに痛みの部位もしだいに膀胱に近づいてくる．結石は自然に排出されることが多いが，排出されない場合は体外衝撃波（ESWL）[※19]などの治療が行われる．結石以外では腫瘍により尿管が閉塞されることがあるが，尿管腫瘍はまれである．

　尿管が詰まっても，腎臓は尿をつくるので，腎臓（腎盂）に尿が貯まって腎臓が腫れるようになる．この状態を水腎症という．また，2本の尿管のうち1本だけが閉塞することが多く，閉塞していない側の腎臓−尿管からは尿が膀胱まで届くので，尿量は通常通りのことが多い．

2）尿道の通過障害

　男性の場合は前立腺肥大による排尿障害が最も多い．前立腺は加齢とともにサイズが大きくなるため，高齢者の多くは前立腺肥大の状態である．この肥大した前立腺が尿道を圧迫すると尿が出にくくなり，完全に閉塞することもある．尿道の腫瘍はまれな疾患である．

※19　専用の装置から発する衝撃波をあてることにより，腎臓や尿管にある結石を破砕する．小さくなった石は尿とともに排泄される．

7 排尿障害

排尿のコントロールは膀胱が担っている．膀胱の機能は，尿を貯め，尿が貯まったところで尿意を脳に発信し，ある程度排尿を我慢し，適切な場所と時間に尿を排出することである．これらの機能が十分に発揮できない場合を排尿障害とする．

1）過活動膀胱（overactive bladder：OAB）

尿意が急に起き，いったん尿意をもよおすと我慢できないほどの強い尿意となり，場合によっては失禁することもある．原因は不明のことが多いが，精神的なストレスが増悪因子となっていることがまれではない．加齢とともに増加する傾向がある．

治療は，骨盤底筋訓練や膀胱訓練[20]など日常生活での注意を行いながら，膀胱の収縮を抑制する薬物療法を併用することがある．

2）神経因性膀胱

膀胱の弛緩や収縮を司る神経の障害によって排尿障害をきたすもので，膀胱の弛緩がうまくいかないと頻尿や尿失禁をきたすようになり，反対に膀胱の収縮ができなくなると尿閉や溢流性尿失禁[21]の原因となる．

神経因性膀胱の原因となる疾患には，脳血管障害・パーキンソン病・脊髄損傷などがある．

膀胱の弛緩ができない場合は過活動膀胱と同様の治療を行い，膀胱が収縮できない場合は排尿時に腹圧をかけながら手で下腹部を圧迫する，自己導尿を行う，カテーテルを留置するなどの治療が行われる．

4 治療

1 食事と運動

1）食事療法

多くの腎疾患では，食事療法として**塩分制限**が指示される．特に高血圧を合併している場合は，塩分制限はより重要である．6 g/日以下が目標であるが，日本人の食習慣から考慮すると6〜7 g/日が現実的なことが多い．

腎機能低下（GFRの低下，血清クレアチニンの上昇など）がみられるようになったら，塩分制限に加えて**タンパク質制限**[22]も行う．標準体重1 kgあたり，0.6〜0.8 g/日程度のタンパク質制限とする．

浮腫などの溢水傾向がない腎機能低下や，尿路感染症では水分を積極的に摂るように指導する．

※20　尿道出口や肛門を締める働きをする筋肉を骨盤底筋（群）とよぶ．この筋肉を強化するエクササイズと，尿をある程度我慢する膀胱訓練とを組合わせて行う．

※21　膀胱が尿でいっぱいになってしまい，あふれ出た尿がチョロチョロと漏れ出るタイプの失禁．

※22　食習慣の個人差が大きいが，通常は体重1 kgあたり1.0〜1.5 g/日のタンパク質を摂取しているとされている．

2）運動療法

運動は腎血流を減少させるため，腎機能を保護するためには安静が重要とされてきた．しかし，過度の安静は筋力低下を招き，QOL（生活の質・満足度）を低下させるため，**激しい運動は禁止程度にとどめることが多い**．

2 薬物療法

1）降圧薬

高血圧合併例では，降圧薬を投与する．特に**レニン−アンギオテンシン系阻害薬に分類される降圧薬**が選択されることが多い．腎機能低下に高血圧が合併している場合は，高血圧単独の場合よりも低い血圧の目標値を設定する．

降圧薬には**降圧利尿薬**（単に利尿薬とよばれることもある）に分類される薬剤がある．尿量を増加させることによって，体内の水分と塩分を減少させて血圧を低下させるものであり，浮腫を合併しているときに選択される．

2）副腎皮質ホルモン（ステロイド薬）

ステロイド薬にはさまざまな作用があるが，その主なものは**免疫抑制作用**と**抗炎症作用**である．ネフローゼ症候群・急速進行性腎炎症候群・自己免疫疾患（膠原病）による腎機能障害・腎移植後などに，経口あるいは静脈内注射により全身投与する．

一方，ステロイド薬には**多彩でかつ重篤な副作用がある**ため（表4），次項の免疫抑制薬を併用するなどして，ステロイド薬は必要最小限の投与量にとどめ，早期に減量・中止をする努力が払われている．

3）免疫抑制薬

適応となるのは，ステロイド薬であげた疾患と同様である．

ステロイド薬との併用で，ステロイド薬の減量などが可能となり，同薬の副作用の防止と軽減が図られる．しかし，免疫抑制薬にも**感染という重大な合併症**が起こりやすくなる副作用があるため，投与中には厳重な注意が必要となる．

4）尿酸生成阻害薬

血液の検査で尿酸が高値であったり，痛風や尿酸結石による尿路の結石を発症した場合に，**尿酸の生成を阻害する薬剤**が投与される．

5）ホルモン療法（内分泌療法）

前立腺がんに対してホルモン療法が選択されることがある．前立腺がんは男性ホルモンであるアンドロゲンによって進行が促進されることが知られている．そこで，精巣でのアンドロゲンの産生を抑制するLH-RHアゴニスト（7章参照）やアンドロゲンの作用を阻害する抗アンドロゲン薬などが使用される．

●表4　副腎皮質ホルモン（ステロイド薬）の副作用

免疫力低下による感染症誘発
骨粗鬆症・骨折
動脈硬化
消化管潰瘍
糖尿病の誘発・増悪
白内障・緑内障
高血圧
脂肪沈着（肥満・満月様顔貌）
月経異常
など

3 腎代替療法（血液浄化療法）

　腎機能が低下し，水分が貯留したり尿毒素[23]が蓄積することによって，生命の危険があったり，全身状態を悪化させることが懸念される場合に，腎臓の働きを肩代わりする治療が行われる．これを**腎代替療法**とよぶ．腎臓の主な働きは尿をつくることによって，水分や電解質や酸塩基平衡の調節をし，尿毒素を排泄することであるから，腎代替療法ではこれらの腎臓の機能を肩代わりすることになる．

　腎代替療法には大きく分けて，急性期に行われる治療と慢性期に行われる治療とがある．

1）持続緩徐式血液濾過（continuous hemodiafiltration：CHDF）

　急性期に選択される代表的な治療である．原理は次に述べる血液透析と同様であるが，治療は持続的に（一日24時間）緩徐に行われる．急性腎不全や，重症心不全，多臓器不全など，ホメオスタシスが急激に変化する疾患に対して，腎機能を肩代わりすることによって全身状態の回復を待つ治療法である．入院しての治療であり，呼吸管理や栄養管理をあわせて行いながら，ICU（集中治療室）などで行われることが多い．

2）血液透析（hemodialysis：HD）

　慢性腎不全が進行し，食事療法や薬物療法だけではホメオスタシスが維持できなくなった場合に選択される．

　バスキュラーアクセス（シャントとよばれることが多い）という，血液を体外に取り出しやすくするような血管の手術を行い，通常はこの血管に2本の針を刺す．1本から血液を体外に導き，人工腎臓（透析器，ダイアライザーともよぶ）を通して，水分と尿毒素を除去し，電解質とpHを調整した血液をもう1本の針から体内に戻す（図2，3）．

　通常は週に3回，一回に4～5時間の治療を行う．

3）腹膜透析（peritoneal dialysis：PD）

　血液透析と同じく，慢性腎不全に対する代替療法である．

　腹部から腹腔内に**カテーテル**とよばれる管を留置する．この管を通して，腹腔内に専用の透析液を1.5～2.0 L注入し，一定時間（4～8時間程度）貯留させる．透析液は浸透圧を高く調製してあるので，腹膜を介して毛細血管から透析液側に水分が移動し，これと同時に尿毒

---

[23]　正常な状態で，尿中に排泄される老廃物の総称．数十種類の物質がみつかっているが，臨床では尿素窒素，クレアチニン，尿酸，シスタチンなど数種類が測定されている．これらのなかには体にとって「毒」にならない老廃物も含まれている．

6章-4　治療　**153**

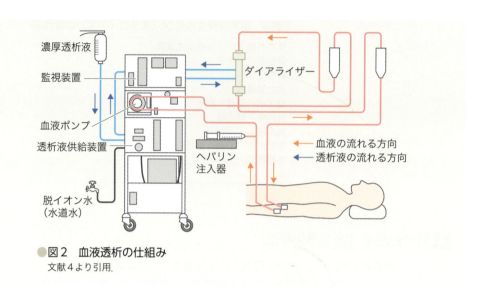

●図2 血液透析の仕組み
文献4より引用.

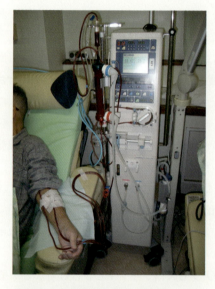

●図3 血液透析治療中の様子
左前腕に2本の針を穿刺して，1本から血液を取り，もう1本へ血液を返している．中央にみえる器械で，血液ポンプの回転数や，水分の除去量などを制御している．患者の了解を得て掲載．

素も透析液側に移動する．

透析液をカテーテルから排出（廃棄）して，新しい透析液を注入・貯留させる．この操作を**バッグ交換**とよんでおり，通常は一日4回，連日行う（図4）．

透析液の注排液を自動化した器械によって就寝中に行う方法もあり，この場合は日中のバッグ交換の回数を減らすことが可能である．

腹膜透析の未解決の問題として**腹膜硬化症**がある．これは，腹膜透析を継続することによっ

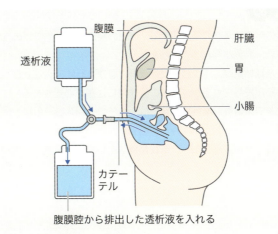

●図4　腹膜透析の模式図
文献4より引用.

●表5　血液透析と腹膜透析の比較

血液透析	腹膜透析
医療従事者が治療	自分で治療
医療機関への通院（入院）が必要	自宅・職場・学校などで治療が可能
通院は週に2～3回	通院は月に1～2回
時間的拘束が長い	自分の時間が確保しやすい
尿量は比較的短期間で減少する	尿量が保たれやすい

て，腹膜を利用した除水機能が低下するものであり，およそ5年間で腹膜透析を中止して，血液透析に治療法を変更することが一般的に行われている．

血液透析と腹膜透析との比較を表5にまとめる．

4）腎移植

脳死・心臓死をしたドナー（提供者）から腎臓を受ける献腎移植と，親・子・兄弟・配偶者などから腎臓を受ける生体腎移植とがある．

移植手術後，拒絶反応を抑えるために副腎皮質ホルモンや免疫抑制剤の投与が必要である．

従来は，透析治療（血液透析・腹膜透析）が開始された後に腎移植が行われていたが，最近は透析治療導入前に腎移植が行われることもある（先行的腎移植という）．

4 腎臓・尿路系の外科手術

前述の腎移植以外の外科手術としては，腎臓・膀胱・前立腺の悪性腫瘍に対する切除術と，前立腺肥大に対する切除術などがある．

悪性腫瘍に対する手術は，腫瘍の除去を目的とし，開腹で行われることも内視鏡下で行われることもある．一方，前立腺肥大に対する手術は肥大した前立腺を切除することによって，排尿障害を治療することを目的としている．通常は内視鏡下（経尿道的）で切除されることが多い．

まとめ

□ 腎臓の疾患は浮腫や検尿異常で，尿路の疾患は痛みや排尿の異常で発見されるが，無症状のことも多く，発見が遅れることがある．

□ 急性糸球体腎炎，ネフローゼ症候群，急速進行性腎炎症候群などでは，副腎皮質ホルモンや免疫抑制薬が投与されるが，薬剤の副作用に注意が必要である．

□ 慢性糸球体腎炎，慢性腎不全では，血圧のコントロールなどに薬剤を投与しながら，食事療法を行う．

□ 慢性腎不全が進行すると，腎代替療法として，血液透析，腹膜透析，腎移植などが必要となる．

＜文献＞

1）「ネフローゼ症候群診療指針［完全版］」（厚生労働省難治性疾患克服研究事業進行性腎障害に関する調査研究班難治性ネフローゼ症候群分科会／編，松尾清一／監），東京医学社，2012

2）「CKD診療ガイド2012」（日本腎臓学会／編），東京医学社，2012

3）Keith DS, et al：Longitudinal follow-up and outcomes among a population with chronic kidney disease in a large managed care organization. Arch Intern Med, 164：659-663, 2004

4）「臨床医学 疾病の成り立ち 改定第2版」（田中 明，他／編），羊土社，2015

Column

日本の腎代替療法は血液透析

　腎不全が進行して腎代替療法が必要になった場合，日本では腎移植のチャンスが少ないため，血液透析か腹膜透析が選択肢となるが，実際には血液透析が選択されることがほとんどである．透析治療を受けている患者のうち，腹膜透析は約3％に過ぎない．つまり95％以上の患者が血液透析を受けていることになる．

　このように，日本で血液透析が圧倒的に多い理由は，血液透析が可能な医療機関が多い，腹膜透析は自分で行う治療なので面倒，腎臓専門医が積極的に腹膜透析を勧めない，などいろいろ指摘されている．一方，米国ではだいたい20％の患者が腹膜透析を選択している．腹膜透析の方が患者数が多い国も珍しくない．日本では「透析」というと血液透析がイメージされるが，これは決して世界の常識ではないのである．

7章 内分泌疾患

　内分泌系とはホルモンを介して生体内の情報伝達を行うシステムである．ホルモンの主な産生部位を以下の概略図に，主な働きを表1に示す．古典的あるいは狭義のホルモンは内分泌腺で産生され，血流を介して標的細胞で作用する情報伝達物質をいう．近年，傍分泌※1や自己分泌※2などの局所分泌系も総括して広義でホルモンとよばれるようになり，現在では，ホルモンは「生体内における細胞間の情報伝達物質」と定義される[1]．本章では狭義のホルモンで生じる疾患，特に下垂体，甲状腺，副甲状腺，副腎の代表的疾患について記載する．

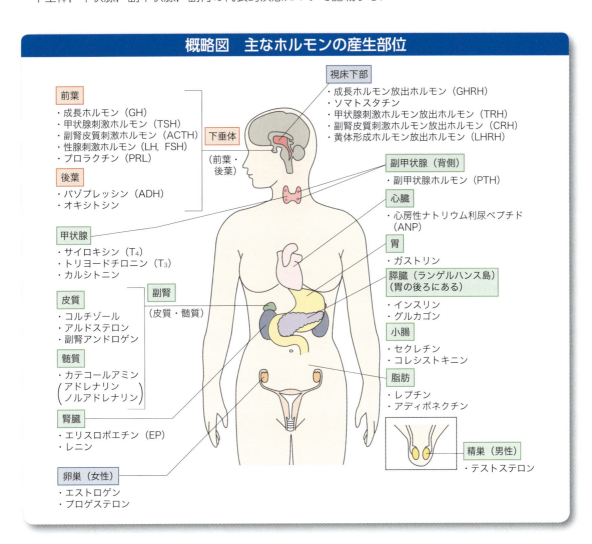

概略図　主なホルモンの産生部位

● 表1　主なホルモンとその働き

内分泌腺		分泌されるホルモン	
視床下部		成長ホルモン放出ホルモン（GHRH）	脳下垂体前葉から成長ホルモン分泌を促す
		ソマトスタチン	脳下垂体前葉からの成長ホルモン分泌を抑制する
		甲状腺刺激ホルモン放出ホルモン（TRH）	脳下垂体前葉から甲状腺刺激ホルモン分泌を促す
		副腎皮質刺激ホルモン放出ホルモン（CRH）	脳下垂体前葉から副腎皮質ホルモン分泌を促す
		黄体形成ホルモン放出ホルモン（LHRH）	脳下垂体前葉から性腺刺激ホルモン（卵胞刺激ホルモン，黄体形成ホルモン）分泌を促す
脳下垂体	前葉	成長ホルモン（GH）	体の成長を促す
		甲状腺刺激ホルモン（TSH）	甲状腺から甲状腺ホルモン（サイロキシン，トリヨードチロニン）を分泌させる
		副腎皮質刺激ホルモン（ACTH）	副腎皮質から副腎皮質ホルモン（コルチゾール，アルドステロンなど）分泌を促す
		性腺刺激ホルモン（ゴナドトロピン） 　卵胞刺激ホルモン（FSH） 　黄体形成ホルモン（LH）	女性の卵巣から女性ホルモン[※3]（エストロゲン，プロゲステロン）分泌を，男性の精巣から男性ホルモン（テストステロンなど）分泌を促す
		プロラクチン（PRL）	乳汁分泌を促し，卵巣の黄体を刺激する
	後葉	バゾプレッシン（ADH）	水を再吸収して尿を濃縮する
		オキシトシン	出産を促進し，乳汁の排出を促す
甲状腺		サイロキシン（T$_4$）	代謝機能を正常に保つ
		トリヨードサイロニン（T$_3$）	
		カルシトニン	カルシウム代謝を調節する
副甲状腺		副甲状腺ホルモン（PTH）	カルシウム代謝を調節する
副腎	皮質	コルチゾール	糖質代謝を調節する
		アルドステロン	電解質〔ナトリウム（Na），カリウム（K）など〕の代謝を調節し，血圧を上昇させる
		副腎アンドロゲン	性器を発育させる
	髄質	カテコールアミン （アドレナリン，ノルアドレナリン）	血圧を上昇させる
膵臓		インスリン	血糖値（血液中のグルコースの量）を低下させる
		グルカゴン	血糖値（血液中のグルコースの量）を上昇させる
胃腸		ガストリン	胃の収縮と胃酸の分泌を促進する
		セクレチン	膵液の分泌を調節する
		コレシストキニン	胆嚢から胆汁を排泄させ，膵液の分泌を促進する
		胃抑制性ポリペプチド（GIP）	膵臓からのインスリンの分泌を促進する
		モチリン	胃などの上部消化管の蠕動運動を調節する
		グルカゴン様ペプチド（GLP-1）	膵臓からのインスリンの分泌を促進する
		血管作動性腸管ペプチド（VIP）	胃酸の分泌を抑え，膵臓を刺激してインスリンの分泌を促進する
		グレリン	食欲を亢進させる．成長ホルモンの分泌を促進する
腎臓		エリスロポエチン（EP）	赤血球を成熟させる
		レニン	アンギオテンシンと協力し，血圧を上昇させる
		活性型ビタミンD$_3$	小腸からのカルシウム（Ca）とリンの吸収を促進し，骨を発育させる．血液中のCa量を一定に保つ
心臓		心房性ナトリウム利尿ペプチド（ANP）	尿中にNaを排出し，血圧を調節する
肝臓		アンギオテンシノーゲン	腎臓から分泌されるレニンによってアンギオテンシンに変化し，血圧を上昇させる
精巣		テストステロン	男性性器の発育，二次性徴の発来，精子の形成，造血などを促す
卵巣		エストロゲン	子宮内膜の増殖，子宮筋の発育，乳腺の増殖，二次性徴の発来，骨や脂質の代謝，性周期の調節
		プロゲステロン	妊娠維持，体温上昇，排卵抑制，乳腺発育など
胎盤		絨毛性ゴナドトロビン（HCG）	排卵を起こさせる．プロゲステロンを産生させる
脂肪		レプチン	食欲を抑制する．エネルギー消費を増やす
		アディポネクチン	動脈硬化を抑制する．インスリンの効きをよくする

1 病態と症候

狭義のホルモンの調節システムを図1に示す．①上位の内分泌腺（主に視床下部[※4]）から分泌されたホルモンは血流を介して下位の内分泌腺（主に下垂体）に作用する．②上位ホルモンの刺激を受けた下位の内分泌腺はさらにホルモンを分泌し，末梢内分泌腺に作用する．③末梢内分泌腺から分泌されたホルモンは血流中に入り全身を循環するが，すべての細胞に作用するわけではなく，そのホルモンに特異的な受容体[※5]を有する標的細胞にのみ作用する．

ホルモンは微量で強力な作用を発揮するので，血中濃度は狭い範囲に保たれ，**ネガティブ・フィードバック**により調節されている．ネガティブ・フィードバックとは，下位や末梢内分泌腺のホルモンが一定の濃度に達すると，そのホルモンの分泌を刺激する，より上位ホルモンの分泌を抑制することである．

内分泌疾患は，これらの調節システムの障害によって生じ，大きく次の4つに分類される[2]．まず，1) 末梢内分泌腺自体における機能不全（原発性障害），2) 下垂体（二次性障害）や視床下部（三次性障害）からの刺激不足や過剰によって機能不全に陥る場合である．これらの障害はホルモン産生の不足（機能低下）または過剰（機能亢進）をもたらす．まれに3) 標的細胞のホルモンに対する反応異常が原因で疾患が生じる（通常は機能低下症）．さらに，4) ホルモンの産生は正常であっても，末梢内分泌臓器にホルモン非産生性腫瘍が存在することもある．

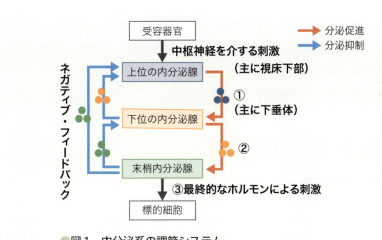

●図1　内分泌系の調節システム

※1　ホルモンが血流で運ばれることなく，近傍の細胞に作用すること．
※2　内分泌腺から分泌されたホルモンが分泌細胞自体に作用すること．
※3　女性が妊娠，出産のできる体をつくるために，視床下部－下垂体系の刺激によって，卵巣でつくられる2つのホルモンの総称である．エストロゲン（卵胞ホルモン）とプロゲステロン（黄体ホルモン）がある．
※4　間脳（視床の前下方の，第三脳室下側壁）に存在し，自律神経系機能の調節を総合的に行う中枢である．中脳以下の自律神経系を司る中枢はそれぞれ呼吸運動や血管運動などの個々の自律機能を調節するが，視床下部は交感神経・副交感神経機能および内分泌機能を全体的・総合的に調節する．
※5　レセプターともいい，細胞外からくるさまざまなシグナル分子（神経伝達物質，ホルモン，種々の生理活性物質など）を選択的に受けとるタンパク質で，細胞に存在する．細胞膜にあるものが多いが，細胞質や核内に存在するものもある．

1 機能低下症

　内分泌腺の機能低下は視床下部や下垂体からの刺激不足および末梢内分泌腺自体の機能低下により起こり，先天性，後天性のいずれでも生じる．機能低下をきたす遺伝子障害は，遺伝子欠損あるいは異常なホルモンの産生を起こす．末梢内分泌腺でのホルモン産生が低下し，その結果下垂体の制御ホルモンが増加して末梢内分泌腺の過形成をきたすこともある．

　ホルモンのなかには，末梢内分泌腺から分泌された後に活性型への変換を必要とするものがあり，この段階が阻害されるものもある（例：腎疾患は活性型ビタミンＤの産生を妨げる）．循環血流中のホルモンやその受容体に対する抗体が形成されると，ホルモンの受容体への結合が阻害されてホルモン作用が発揮されなくなる．また疾患や薬剤によってホルモンの代謝・分解が促進されることや，循環血液中の物質がホルモンの機能を阻害することもある．受容体あるいはそれ以外の細胞内刺激伝達系などの末梢内分泌組織の異常も機能低下をもたらす．

2 機能亢進症

　内分泌腺の機能亢進は視床下部や下垂体からの過剰刺激でも起こるが，**末梢内分泌腺自体の過形成または腫瘍によるもの**が最も多い．一部の例では，他の組織の腫瘍（良性・悪性もある）がホルモンを産生する（異所性ホルモン産生腫瘍）．

　ホルモン過剰は外因性ホルモンの過剰投与（医原性）や，患者が医師に隠れてホルモン剤を使用している場合（虚偽性）もある．またホルモンに対する組織の反応過敏で生じることもある．バセドウ病による甲状腺機能亢進症のように，抗体が末梢内分泌腺を過剰に刺激して機能亢進症をきたすことがある一方，末梢内分泌腺の破壊によって貯蔵されていたホルモンが急速に血中へ放出されて機能亢進症と同じ症状をきたす場合（甲状腺中毒症）もある（例：破壊性甲状腺炎による甲状腺ホルモンの増加）．末梢内分泌腺でホルモン合成酵素が欠損すると，障害部位より上流でのホルモン過剰産生が起こる．さらに，ホルモン過剰産生は病的状態に対する適応反応としても生じる．

Column

内分泌疾患の指定難病

　1972年に調査研究の推進，医療施設の整備，医療費の自己負担の解消をめざし難病対策要綱が制定された．医療費の自己負担の解消のため，特定疾患治療研究事業の推進で2014年までに56疾患を対象として医療助成がなされた．2015年1月に第1次指定難病として110疾患に拡大され，約120万人が医療費助成対象者となった．同年7月からは第2次指定難病として196疾患が追加され，約30万人が新たに医療費助成対象者と認定された．内分泌系疾患では，2016年4月時点，①アジソン病，②ウォルフラム症候群[6]，③下垂体性ADH分泌異常症，④下垂体性ゴナドトロピン分泌亢進症，⑤下垂体性成長ホルモン分泌亢進症，⑥下垂体性TSH分泌亢進症，⑦下垂体性PRL分泌亢進症，⑧下垂体前葉機能低下症，⑨偽性副甲状腺機能低下症，⑩クッシング病，⑪甲状腺ホルモン不応症，⑫先天性副腎低形成症，⑬先天性副腎皮質酵素欠損症，⑭ビタミンD依存性くる病／骨軟化症，⑮副甲状腺機能低下症，⑯副腎皮質刺激ホルモン不応症が指定難病に認定されている．

---

[6]　若年発症で，多くの場合インスリン依存状態に至る糖尿病と視神経萎縮を主徴とする常染色体劣性遺伝性疾患である．糖尿病，視神経萎縮に加えて，尿崩症，感音性難聴，尿路異常，多彩な精神・神経症状を合併する．

2 フィジカルアセスメントと臨床検査

1 フィジカルアセスメント（表2）

　内分泌腺は全身に分布し，また個々のホルモンによって作用を受ける標的細胞も広範囲に存在しているため，ホルモン異常による症状は多彩である．よって内分泌疾患も，皮膚や体毛の変化，各種栄養障害，高血圧や低血圧，頻脈，成長障害，生殖機能の異常など全身にさまざまな障害を生じる．さらに電解質異常，糖代謝異常，骨粗鬆症，およびいろいろな臨床検査値の異常などをきたす．

2 臨床検査（表3）

　内分泌疾患の症状は非特異的で潜行性に進展することも多く，臨床的症候が明らかになるのに数カ月あるいは数年かかることもある．そのため，通常は生化学的診断が不可欠で，一般的には末梢ホルモンおよび下垂体ホルモンの血中濃度の両者同時測定が必要である．

　内分泌疾患の機能検査には，①ホルモン（あるいはその関連物質）の基礎値を測定する方法と，②何らかの抑制や刺激に対するホルモンの応答を評価する方法（抑制や刺激試験）がある．甲状腺ホルモンのような短期的変動が少ないものは，基礎値の測定で十分である．しかし，基礎値の測定でもホルモンには日周期リズムがあるものも多いため，そのようなホルモンは1日のうちの指定された時間に測定する必要がある．また，一部のホルモンでは間接的な推定値が使用される．例えば，成長ホルモン（GH）は血中半減期が短く血清中の測定値の評価が難しいので，GHに反応して産生される血清インスリン様成長因子-1（IGF-1）を測定してGH活性の指標とする．ときには，尿中や唾液中のホルモン濃度などが利用されることもある（例：クッシング症候群で測定される24時間蓄尿遊離コルチゾール［F］量）．さらに，内分泌・代謝臓器の多くは機能が保たれているか否かを血中・尿中ホルモンや代謝パラメータの「基礎値」だけでは判断できないことが少なくない．この場合，動態検査が必要であり，機能亢進の場合は抑制試験を，機能低下では刺激試験を用いて評価を行う（表4）．

Column

内分泌疾患のクリーゼ

　クリーゼは，英語で「危機」の意味で，処置の遅れが死にいたる危険な状態を指す．内分泌疾患では，甲状腺クリーゼ，副腎クリーゼがよく知られている．

・甲状腺クリーゼは，甲状腺中毒症が急激に進行して複数の臓器が機能不全に陥り，生命を脅かす状態である．原因疾患はほとんどがバ

セドウ病であるが，感染症や放射線治療などによる場合もある．

・副腎クリーゼは，何らかの原因で副腎皮質ホルモンの分泌が急激に不足してショックに陥る病態である．原因としては，副腎の感染や出血，血栓，外傷，下垂体機能低下症などがある．副腎クリーゼは副腎皮質ホルモンの急激な絶対的

不足だけでなく，相対的不足でも生じる．例えば，軽症または治療中のアジソン病患者が強いストレスを受けたときなどに副腎ホルモンの必要量が増加し，クリーゼをきたす．また，副腎皮質ステロイド剤の長期大量内服患者が，急に薬の服用をやめた場合にも生じる．

●表2　内分泌疾患を疑う症状・所見

症状，所見	疑うべき主な内分泌疾患
食欲不振，全身倦怠感	副腎不全，甲状腺機能低下症，電解質異常
体重減少（やせ）	甲状腺機能亢進症，褐色細胞腫，副腎不全
体重増加（肥満）	クッシング症候群，甲状腺機能低下症，多のう胞性卵巣症候群[※7]
高血圧	原発性アルドステロン症，クッシング症候群，褐色細胞腫，甲状腺機能亢進症
低血圧	副腎不全，甲状腺機能低下症，電解質異常
耐糖能異常・糖尿病	クッシング症候群，褐色細胞腫，甲状腺機能亢進症，先端巨大症
低血糖	副腎不全，成長ホルモン分泌不全，インスリノーマ[※8]
精神症状	甲状腺機能亢進・低下症，副甲状腺機能亢進・低下症，下垂体機能低下症，クッシング症候群，アジソン病
寒がり	甲状腺機能低下症
動悸，振戦・頻脈	甲状腺機能亢進症，褐色細胞腫
徐脈	甲状腺機能低下症，神経性食欲不振症[※9]
下痢・軟便	甲状腺機能亢進症，VIP産生腫瘍[※10]
便秘	甲状腺機能低下症
無月経・月経異常 勃起不全	プロラクチノーマ，下垂体機能低下症，性腺機能低下症，多のう胞性卵巣症候群
多尿	尿崩症，糖尿病，低K血症，高Ca血症
尿路結石	原発性副甲状腺機能亢進症
色素沈着	アジソン病，クッシング病
多毛	男性型発毛：多のう胞性卵巣症候群，晩発性副腎皮質過形成，男性化腫瘍 非男性型：神経性食欲不振症，先端巨大症
顔貌 　先端巨大症様顔貌 　満月様顔貌 　粘液水腫様顔貌	 先端巨大症 クッシング症候群 甲状腺機能低下症

●表3　内分泌系疾患を疑う一般検査

検査異常	疑うべき主な内分泌疾患
低Na血症	副腎不全，SIADH[※11]，甲状腺機能低下症
低K血症	原発性アルドステロン症，クッシング病，副腎酵素欠損症
高K血症	副腎不全，副腎酵素欠損症，偽性低アルドステロン症
高Ca血症	副甲状腺機能亢進症
低Ca血症	副甲状腺機能低下症
低血糖	副腎不全，成長ホルモン分泌不全，インスリノーマ
高コレステロール血症	甲状腺機能低下症
高クレアチニンキナーゼ（CK）血症	甲状腺機能低下症
肝機能障害	甲状腺機能低下・亢進症

※7　卵巣のなかに発達した卵胞がたくさんできて，排卵が正常に起こらない病態をいう.

※8　膵臓のランゲルハンス島でインスリンを産生するβ細胞から発生する腫瘍である. 90％は良性であるが，悪性のこともある. 低血糖症状を起こす代表的疾患の1つである.

※9　思春期の女子にみられやすい病態で，器質的ならびに特定の精神的疾患がないのに，何らかの心理的因子が契機となって不食（拒食）や過食などの摂食行動の異常・極端なやせ・続発性無月経・ボディイメージの障害などをきたす.

※10　血管作動性腸管ペプチド（VIP）を分泌する非β膵島細胞腫瘍で，水様性下痢，低K血症，および無酸症（WDHA症候群）を呈する.

※11　ADHの調節機能異常により，血管内の水分が過剰にもかかわらず，ADHの分泌が抑制されず，血管内の水分貯留と希釈性低Na血症が生じる病態である.

162　はじめの一歩の病態・疾患学

● 表4　各種内分泌臓器に対する刺激・抑制試験

＜刺激試験＞

1）下垂体前葉：各種の刺激に対する下表左端のホルモンの反応性を検査する

ホルモン	下垂体の直接刺激試験	視床下部を介する刺激試験
GH	GRH	インスリン低血糖，アルギニン，L-DOPA，クロニジン，グルカゴン，GHRH
TSH	TRH	
ACTH	CRH	インスリン低血糖，メチラポン，DDAVP※12
LH，FSH	LHRH	
PRL	TRH	

2）下垂体後葉：各種の刺激に対する尿・血漿浸透圧やADHの反応性を検査する
　　　　　　　・水刺激試験（3％体重減少法）　・高張食塩水試験　・バゾプレッシン試験
3）甲状腺　　・TRH刺激試験
4）副甲状腺　・Ellsworth-Howard試験
5）副腎　　　・コルチゾール-ACTH試験　・アルドステロン-フロセミド立位試験，生理食塩水試験，立位試験　・カテコールアミン-グルカゴン試験，メトクロプラミド試験，レジチン試験
6）性腺　　　・LHRH試験　・クロミフェン試験

＜抑制試験＞

1）下垂体前葉

ホルモン	下垂体の抑制試験
GH	75 g 経口ブドウ糖負荷
TSH	T_3，T_4
ACTH	デキサメサゾン
LH，FSH	エストラジオール※13（女性），テストステロン（男性）
PRL	L-DOPA，ブロモクリプチン

2）下垂体後葉　・水（負荷）試験
3）甲状腺 - 抑制試験なし
4）副甲状腺 - 抑制試験なし
5）副腎　　　・コルチゾール-デキサメゾン抑制試験　・アルドステロン-カプトプリル試験
　　　　　　　・カテコールアミン-クロニジン試験
6）性腺 - 抑制試験なし

※12　デスモプレシンの略称．DDAVPは，下垂体ACTH産生腫瘍のバゾプレッシンV2受容体を介してACTH分泌を促進するが，健常人や異所性ACTH産生腫瘍では，ACTHは無反応であるため鑑別に有用である．

※13　天然のエストロゲンには，大きく分けてエストロン（E1），エストラジオール（E2），エストリオール（E3）の3種類のエストロゲンがあり，生殖可能年齢の女性では，主に卵巣でたくさんのエストラジオール（E2）がつくられる．

Column

アクロメガリー様顔貌

　先端巨大症は特徴的な顔貌（アクロメガリー様顔貌）をきたすので，気付いてみればなぜもっと早く診断できなかったのだろうと反省することも多い．筆者も，一般内科外来の診療をした際，単純な風邪で来院した丸顔の患者さんを一瞥したが，気が付かなかったことがある．医療面接の際に，両側の手根管症候群で当院の整形外科で診療を受けているとの話を聴取した．これを契機に身体所見を取り直したところ，丸顔だった顔がどんどん伸びていく（感じがした）うえに，次々と先端巨大症の特徴的な所見が露わになっていき，自分でも驚いたのを覚えている．かつて，内分泌疾患，特に先端巨大症を専門としている某大学講師の医師が，この疾患は病院のなかでみつかることが非常に多いと述べていたのを思い出す．あなたの隣りにいるかも知れません！

3 疾患

1 下垂体前葉の疾患[3)4)]

　　　　前葉からは6種類のホルモン（成長ホルモン［GH］，甲状腺刺激ホルモン［TSH］，副腎皮質刺激ホルモン［ACTH］，卵胞刺激ホルモン［FSH］，黄体刺激ホルモン［LH］，プロラクチン［PRL］）が分泌される．下垂体機能障害が疑われる場合は，これらの前葉ホルモンと末梢内分泌腺から分泌されるホルモンの基礎分泌量を同時測定する．基礎分泌量の増加時は，抑制試験でホルモンの分泌が生理的な調節機構を逸脱していないかを確定する．一方，基礎分泌量の低下時あるいは正常範囲内にあっても臨床症状から機能低下が強く疑われる場合には，刺激試験で分泌予備能を調べる．分泌異常と診断できた場合は，病因を確定するために，MRI（図2）をはじめとする各種の画像診断を行う．

1）先端巨大症・下垂体性巨人症

　　　　先端巨大症（末端肥大症）・下垂体性巨人症はGH産生過剰により，各種臓器の異常発育，代謝異常，および心血管障害をきたす．病因のほとんどはGH産生下垂体腺腫で，同時にPRLの産生がみられることもある．発病時期が骨端線※14閉鎖後なら先端巨大症，閉鎖前なら下垂体性巨人症となる．

❶病態と診断

　　　　GH過剰による全身症状と腺腫による局所症状がみられる．GH過剰の場合，骨・軟骨部組織の肥大所見として，先端巨大症様顔貌（眉弓部膨隆，鼻・口唇の肥大，下顎の突出），手

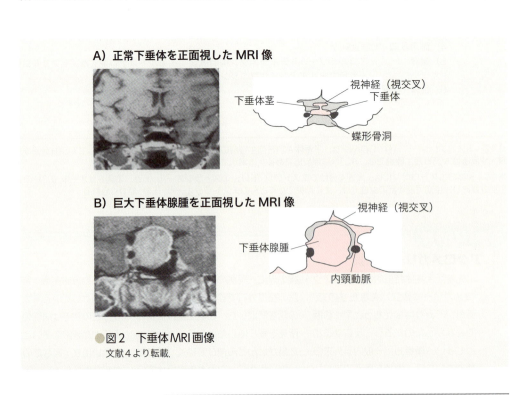

●図2　下垂体MRI画像
文献4より転載．

※14　骨端付近に存在する軟骨層で，骨の長軸方向の成長に寄与する．

●表5　先端巨大症の診断の手引き

Ⅰ主症候	1）手足の容積の増大[注1]
	2）先端巨大症様顔貌（眉弓部の膨隆，鼻・口唇の肥大，下顎の突出など）
	3）巨大舌
Ⅱ検査所見	1）成長ホルモン（GH）分泌の過剰
	血中GH値がブドウ糖75g経口投与で正常域まで抑制されない[注2]
	2）血中IGF-1（ソマトメジンC）の高値[注3]
	3）MRIまたはCTで下垂体腺腫の所見を認める[注4]
Ⅲ副徴候および参考所見	1）発汗過多
	2）頭痛
	3）視野障害
	4）女性における月経異常
	5）睡眠時無呼吸症候群
	6）耐糖能異常
	7）高血圧
	8）咬合不全
	9）頭蓋骨および手足の単純X線の異常[注5]

注1）発病初期や非典型例では症候が顕著でない場合がある.
注2）正常域とは血中GH低値1μg/L（リコンビナント[※19]GHを標準品とするGH測定法）未満である. 糖尿病，肝疾患，腎疾患，青年では血中GH値が正常域まで抑制されないことがある. また本症では血中GH値がTRHやLH-RH刺激で増加（奇異性上昇）することや，プロモクリプチンなどのドパミン作動薬で血中GH値が増加しないことがある. さらに腎機能が正常の場合に採取した尿中GH濃度が正常値に比べ高値である.
注3）健常者の年齢・性別基準値を参照する. 栄養障害，肝疾患，腎疾患，甲状腺機能低下症，コントロール不良の糖尿病などが合併すると血中GH濃度が高値を示さないことがある.
注4）明らかな下垂体腺腫所見を認めない時や，ごく稀にGHRH産生腫瘍の場合がある.
注5）頭蓋骨単純X線でトルコ鞍の拡大および破壊，副鼻腔の拡大，外後頭隆起の突出，下顎角の開大と下顎の突出など，手X線で手指末節骨の花キャベツ様肥大変形，足X線で足底部軟部組織厚heel padの増大＝22mm以上を認める.
附1）ブドウ糖負荷でGHが正常域に抑制されたり，臨床症候が軽微な場合でも，IGF-1が高値の症例は，画像検査を行い総合的に診断する.
[診断基準] 確実例：Ⅰのいずれか，およびⅡをみたすもの
文献5をもとに作成.

足の容積の増大，巨大舌，発汗過多のほか，皮膚は厚くたるんでいたり，前腕の静脈が太く浮き出て，歯間裂隙[※15]の開大などをきたし，女性では月経異常もみられる. さらに高血圧，糖尿病，手足のしびれ，心肥大，性欲低下，睡眠時無呼吸症候群などを呈する. 腺腫自体の症状として頭痛，視力障害を認めることがある.

　スクリーニング検査[※16]として，GHとIGF-1を測定する. これらがごくわずかに高値でも，先端巨大症が疑われるときは経口ブドウ糖負荷試験を行う. 健常者ではGHは1μg/L未満に抑制されるが，活動性先端巨大症では抑制されない.

　頭部単純X線撮影で，トルコ鞍[※17]の拡大や破壊がみられることもある. 下垂体MRIでは腺腫の存在と鞍外進展による視交叉の圧迫や，側方の海綿静脈洞[※18]への浸潤を調べる. また，表5に先端巨大症および下垂体性巨人症の診断の手引きを示す[5].

※15　歯のすきま.

※16　ある集団を対象として，特定の疾患をもつ人をみつけるために一斉に検査をすること.

※17　頭蓋底にある蝶形骨の中央部の深いくぼみで，このくぼみとその前後にある骨性の突起や結節は，トルコの鞍の形をしているのでトルコ鞍とよばれる. 下垂体はこのくぼみのなかに存在している.

※18　脳は硬膜とよばれる薄い膜（被膜）に覆われ，多くの静脈があるが，特に静脈が太く集簇して広がった部分を静脈洞という. 目の奥にある静脈洞が海綿静脈洞で，下垂体の両側外縁を通っていて，下垂体腫瘍が大きくなるとこの静脈に浸潤して手術の成否に影響を及ぼす.

※19　遺伝子組換え製剤のことで，遺伝子操作によって動物細胞または大腸菌などのDNAの一部に目的とする遺伝子を導入し，治療に必要な目的物質を分泌させて製造した製剤のことである.

7章-3　疾患　165

❷治療

IGF-1を正常化し，経口ブドウ糖負荷試験でGHを0.4μg/L未満に抑制すると，さまざまな合併症の改善，発症・進展しやすい血管障害や他部位の腫瘍の発生予防ができる．

経蝶形骨洞的下垂体腫瘍摘出術（TSS）での下垂体腫瘍摘出が第一選択である．薬物療法にはソマトスタチンアナログ製剤，GH受容体拮抗薬，ドパミンD_2受容体作動薬がある．また放射線療法としては定位的放射線治療（ガンマナイフ，サイバーナイフ）を行う．

2）クッシング病 [1) 6)]

クッシング（CS）症候群は，原因にかかわらずコルチゾール（F）の慢性的過剰状態によりさまざまな症状をきたす疾患の総称で，ACTH依存性とACTH非依存性に大別される．ACTH依存性には下垂体性CS症候群（これをCS病という）と異所性ACTH症候群によるものが，非依存性には副腎腺腫・がん・大結節性過形成や医原性によるものがある．

❶病態と診断（図3）

CS徴候として，中心性肥満，満月様顔貌，水牛様肩[※20]，赤色皮膚線状が，その他にざ瘡，手や前腕（下肢にもみられる）の赤味や皮下溢血，皮膚の被薄化，鎖骨上窩の脂肪沈着，多毛などが認められる．これらの症状に加え，近位筋を中心とした筋力低下や筋萎縮，骨粗鬆症や脊椎圧迫骨折，高血圧，糖尿病または耐糖能障害，低K血症をきたす．さらに，精神症状として，精神の不安定，鬱なども呈する．

診断のためには特徴的な身体所見の確認と，FとACTHの分泌過剰およびF分泌がACTH依存性であることの証明が必要である．F分泌過剰は基礎血清Fの高値，日内変動の消失，0.5 mgデキサメタゾン[※21]抑制試験で血清Fが抑制されないことの確認が必要である．尿中Fは増加することが多い．CS徴候があって，F分泌過剰と血漿ACTHが正常または高値（抑制されない）の場合，CS病を疑う．

CS病の確定診断のためには，さらに詳しい刺激・抑制試験を実施する．CS病の場合，少量のデキサメタゾンでFは抑制されないが，大量（8 mg）の場合は抑制されることで確認できる．またCRH試験ではCS病であれば，ACTHは1.5倍以上に増加する．DDAVP試験でもACTHが前値の1.5倍以上に増加する．しかし，非典型的な反応を示す例もみられ，異所性ACTH産生腫瘍との鑑別が困難なこともある．

下垂体MRIが重要だが，検出限界は4 mm程度で，腫瘍を描出できないことも多い．この場合は下錐体静脈洞（IPS）サンプリング[※22]を行い確定診断する．腹部CTでは，両側副腎は正常〜軽度腫大を呈する．

[※20] 野牛肩ともいい，体脂肪分布の異常により，肩甲骨付近に脂肪が沈着して盛り上がった状態．

[※21] デキサメタゾンはコルチゾールの作用を強力にした内服薬である．服用しても，コルチゾールの測定系では測定できない．

[※22] 大腿部の静脈から細いカテーテルを挿入して，海綿静脈洞の周辺から血液採取し，ホルモン値を測定することでクッシング病の存在やその局在部位を診断する手技である．血中ACTH値 のC/P比（中枢／末梢比）＞2以上（CRH刺激後は3以上）ではクッシング病，血中ACTH値 C/P比（中枢／末梢比）2未満（CRH刺激後は3未満）では異所性ACTH症候群の可能性が高い．

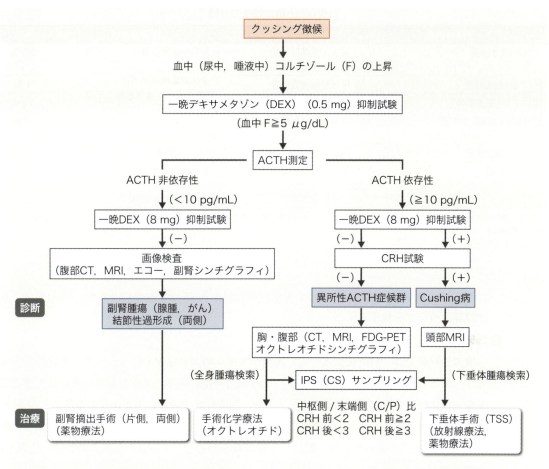

● 図3　クッシング症候群の診断・治療手順
文献1, 7をもとに作成.

❷ 治療

　病型にかかわらず，外科的療法が第一選択である．術前に薬物療法でFの分泌過剰を是正する．

　外科的療法として，下垂体性CS症候群（CS病）ではTSSを，異所性ACTH症候群では腫瘍摘出術を行う．術後に副腎機能低下症をきたすので，グルココルチコイドを補充する．効果が不十分の場合は，両側副腎摘出術を施行することもある．

　放射線療法としては定位的放射線治療を行う．また薬物療法として，高F血症是正のため副腎皮質に直接作用し，速効性のあるメチラポンが第一選択薬となる．その他，副腎に作用する薬物として，ミトタン，トリロスタンがある．CS病にはドパミン作動薬やソマトメジンアナログを用いてACTHの分泌抑制を試みる．異所性ACTH症候群にはソマトメジンアナログを用いる．

3）下垂体腺腫

　視床下部・下垂体部近傍には多くの腫瘍性病変が発生するものの，下垂体腺腫が最も多い．下垂体腺腫は大部分が良性で，そのうちホルモンの分泌過剰症状をきたす機能性腺腫が約

● 表6　下垂体腺腫の分類

下垂体腺腫		疾患	主要な症状	頻度
機能性腺腫	GH産生腺腫	成人：先端巨大症 小児：下垂体性巨人症	ホルモン過剰症状 ＋ 下垂体前葉機能低下症 （腺腫が正常下垂体組織を圧迫・破壊するため） ＋ 腫瘍による局所症状 （頭痛，視野障害，視力低下など）	25％
	TSH産生腺腫	甲状腺機能亢進症		1％
	ACTH産生腺腫	クッシング病		10％
	LH・FSH産生腺腫 （多くはFSH産生腺腫）	ホルモン過剰症状はない		9％
	PRL産生腺腫（プロラクチノーマ）	高プロラクチン血症		30％
非機能性腺腫		ホルモン過剰症状はない	下垂体前葉機能低下症状 ＋ 腫瘍による局所症状	25％

その他，腫瘍の大きさによる分類もある．マクロアデノーマ（大腺腫）：径1cm以上の腺腫，マイクロアデノーマ（微小腺腫）：径1cm未満の腺腫．
文献8をもとに作成．

75％，ホルモン分泌過剰症状のない非機能性腺腫が約25％を占める（表6）．本項では下垂体腺腫について記載する．

❶ 病態と診断

　機能性腺腫では，局所症状とともに各種ホルモンの過剰症状を伴う．一方，非機能性腫瘍では，ある程度大きくなると腫瘍自体による視力・視野異常，頭痛などの局所症状とさまざまな下垂体機能低下による症状が生じるので，局所症状が診断の手がかりとなることが多い．

　頭部単純X線撮影やCTが有用なこともあるが，腫瘍の局在・性状および周辺組織との関係評価にはMRIが優れている．特に，トルコ鞍を中心とした冠状・矢状断の単純，造影T1強調画像が有用である．

　神経眼科的検査で視野検査，視神経の萎縮やその程度の評価が必須である．

　大きな下垂体腺腫では術前に内分泌刺激検査（特にTRHやLH，FSH刺激）を行うと腫瘍内出血や下垂体卒中をきたすことがあるため，最近はホルモン基礎値だけで下垂体予備能を推察する傾向が強くなってきている．

❷ 治療

　手術療法が第一選択で，TSSがなされる．腫瘍摘出が十分でない症例には，定位的放射線治療を行う．プロラクチン産生腫瘍（プロラクチノーマ）は，ドパミンD_2受容体作動薬が第一選択となる．

4）下垂体前葉機能低下症 [9]

　前葉ホルモンのすべてあるいはいくつかの分泌が障害され，ホルモンの欠乏症状を呈する．障害部位で視床下部性と下垂体性に，病因で特発性と続発性に，障害されるホルモンの数によって汎下垂体機能低下症（すべてのホルモン），部分的下垂体機能低下症（2種類以上のホルモン），単独欠損症（1種類のみ）とに分類される．原因疾患としては，特発性と下垂体腫瘍が多く，分娩時の大量出血による下垂体壊死で発症するシーハン症候群は減少している．

❶ 病態と診断

　各ホルモンの欠乏による臨床症候を表7に示す．頻度が低いホルモン単独欠損症を除くと，前葉ホルモンのなかで，GHとゴナドトロピン（LH，FSH）の障害が早期に起こり，TSHや

●表7　下垂体前葉機能低下症の症候と検査所見

欠乏するホルモン	症候	検査所見
成長ホルモン（GH）	低身長・低血糖（小児），筋力・筋肉量の減少，体脂肪の増加	血中GH低値，GH分泌刺激試験で低～無反応，血中IGF-1低値
甲状腺刺激ホルモン（TSH）	耐寒性の低下，不活発，皮膚乾燥，徐脈，脱毛，発育障害（小児）など	血中TSH高値ではない，TSH分泌刺激（TRH）試験で低～無反応（視床下部性では反応を示すこともある），血中T_4・T_3低値
副腎皮質刺激ホルモン（ACTH）	全身倦怠感，易疲労性，食欲不振，意識障害（低血糖，低Na血症による），低血圧など	血中コルチゾール低値，尿中遊離コルチゾール低値，血中ACTH高値ではない，ACTH分泌刺激試験（CRHなど）で低～無反応（視床下部性では反応を示すこともある），迅速ACTH試験で副腎皮質ホルモン分泌は低反応，ただしACTH連続刺激で反応あり
性腺刺激ホルモン（ゴナドトロピン[LH・FSH]）	二次性徴の欠如（小児），月経異常（無月経，無排卵周期症，稀発月経など），性欲低下，ED，不妊，陰毛・腋毛の脱落，性器・乳房萎縮，小陰茎，停留精巣，尿道下裂，無嗅症（Kallmann症候群）を伴うことがある	血中LH・FSHが高値ではない・ゴナドトロピン分泌刺激試験（LHRHなど）で低～無反応（視床下部性では反応を示すこともある）・血中・尿中性ステロイドホルモン低値・ゴナドトロピン分泌刺激試験で性ホルモン分泌増加
プロラクチン（PRL）	産褥期の乳汁分泌低下	血中PRL低値，TRH刺激試験で低～無反応

ACTHの分泌は後期になるまで障害されにくい．また，GH分泌低下では特異的な症状が乏しいので，ゴナドトロピンの欠落症状が最初に出やすい．次いで，TSHやACTHの欠落症状が出現する．

　内分泌検査としては，下垂体機能低下症を疑った場合，一般検査とともに血中・尿中ホルモン検査を行う．血中検査では下垂体ホルモンと末梢内分泌腺のホルモンを必ず同時測定する．下垂体ホルモンの基礎値が正常であっても，末梢内分泌腺ホルモンが低下し，下垂体機能低下症を否定できないこともある．基礎値でホルモン欠乏を疑ったらホルモンの予備能を評価する．この際，ACTH欠乏症の存在時に甲状腺刺激ホルモン放出ホルモン（TRH）試験を実施すると，副腎不全をきたすので十分に注意する．各種ホルモン欠乏による機能試験においては表7の反応がみられる．

　下垂体機能低下症をきたす腫瘍性病変は比較的大きいのでMRIが有用である．腫瘍は正常部位に比して，造影効果が時間的に遅延し，またその効果も弱い．下垂体炎では下垂体前葉全体の腫大と造影効果の増大を認める．出血性病変（下垂体卒中）ではT2強調画像で高信号となる．トルコ鞍内が髄液で満たされ，低信号となる状態をエンプティセラ[23]という．

❷治療

　基礎疾患の治療には，欠乏ホルモンの補充療法を行う．下垂体ホルモンそのものと，末梢内分泌臓器ホルモンの補充をする場合があり，後者が一般的である．ただし，GH分泌不全症やゴナドトロピン分泌不全における挙児希望者では，GHやヒト絨毛性ゴナドトロピンとFSHの併用を行う．

---

[23]　エンプティセラ症候群は，脳周囲の脳脊髄液とトルコ鞍を分離する防御組織に欠損があり，脳脊髄液が下垂体とトルコ鞍の壁を圧迫する．その結果，トルコ鞍は拡大し，下垂体は萎縮する．MRIでは下垂体全体が低信号となる．

5）成長ホルモン分泌不全性低身長症 [1]

種々の原因により下垂体からのGH分泌が低下することで成長障害を起こし低身長になる．GH分泌のみの障害であるGH単独欠損症と，他のホルモンの分泌障害も伴う複合型下垂体ホルモン欠損症がある．さらに，原因が明らかでない特発性と，腫瘍などの原因疾患が明らかな続発性（器質性[※24]）とに分類される．まれに，遺伝性のものがある．

❶ 病態と診断

身体のつり合いがとれていて，身長が標準の−2SD（標準偏差）以下，成長速度が2年以上にわたって標準値の−1.5SD以下，GH分泌不全が原因の症候性低血糖がある場合，あるいは頭蓋内器質性疾患や他の下垂体ホルモン分泌不全があるときに本疾患を疑う．

疑わしい場合は少なくとも2種類の内分泌刺激試験を行う．頭蓋内病変がある場合は，1種類の刺激試験で診断可能である．小児では，インスリン，アルギニン[※25]，L-DOPA[※26]，クロニジンおよびグルカゴン刺激試験，またはGHRP-2試験を実施してGHの頂値で判定する．

器質的疾患除外のため，下垂体MRIを行う．特発性と考えられても下垂体低形成，異所性後葉，下垂体茎断裂などの所見のみられることがある．

❷ 治療

GHだけでなく，他のホルモンも欠乏している場合，それらも補充する．GH製剤はペン型注射器で自己注射を行う．また器質的疾患による場合は，その治療も行う．

2 下垂体後葉の疾患 [10] [11]

後葉から分泌されるバゾプレッシンは，腎尿細管に作用して水の再吸収を促進する抗利尿ホルモン（ADH）である．尿崩症はADH分泌の低下（中枢性尿崩症）やADH作用機序の異常（腎性尿崩症）で尿の濃縮能が低下して多尿が生じる．逆に，ADHが過剰になると，体液量が増加して低Na血症をきたす（ADH分泌異常症候群：SIADH）．下垂体機能検査は，ADHの分泌や作用機序の異常によって生じた多尿や低Na血症の鑑別診断のために行う．本項では，中枢性尿崩症を中心に記載する．

1）中枢性尿崩症

後葉におけるADHの合成・分泌の障害によって口渇・多飲・多尿をきたす．視床下部−下垂体に器質的異常のない特発性中枢性尿崩症と，器質的異常を認める続発性中枢性尿崩症，および主に常染色体優性遺伝[※27]を示す家族性中枢性尿崩症に分けられる．

❶ 病態と診断

主症状は口渇・多飲・多尿である．一日中尿意が持続するため頻回の夜間尿をきたし，睡眠障害を起こす．口渇に対し，適切な飲水ができないと脱水傾向になる．よって，皮膚や口

※24　症状や疾患が臓器・組織の形態的な異常によって生じる状態．

※25　天然に存在するアミノ酸の1つである2-アミノ-5-グアニジノペンタン酸（2-アミノ-5-グアニジノ吉草酸）のことで，成長ホルモン（GH）の刺激試験などに使用される．

※26　4-ジヒドロキシフェニルアラニンは，動物，植物の体内で生成される化学物質である．さまざまな酵素の作用を受けて，カテコールアミン（カテコラミン）として知られる神経伝達物質であるドーパミン，ノルアドレナリン，アドレナリンになる．

※27　ヒトには22対（44本）の常染色体と2本の性染色体（男：XY，女：XX）がある．常染色体優性遺伝および劣性遺伝はこのうち常染色体のどこかに原因となる遺伝子が存在する．遺伝子は父母からそれぞれ22本の常染色体と1本の性染色体を受け継ぐが，この際，例えば父方の遺伝子に強力な発現力をもつ疾患遺伝子が存在すると，ペアになる母方の遺伝子は正常に働かず，父方の疾患遺伝子が優位となって発病する．これを常染色体優性遺伝という．

170　　はじめの一歩の病態・疾患学

腔内乾燥，全身倦怠感，微熱，体重減少を生じる．

　尿量は3,000 mL/日以上で，尿浸透圧は300 mOsm/kg以下となる．血液検査では，脱水により血清Na濃度や血漿浸透圧は正常上限から軽度高値になる．

　内分泌検査では，高張食塩水試験で血清Na濃度に対しADHの相対的低下を認める．また，水制限試験では，尿浸透圧が300 mOsm/kgを超えず，その後に行うバゾプレッシン試験では尿浸透圧が300 mOsm/kg以上に上昇する．

　単純MRIにおいて，中枢性尿崩症ではT1強調画像で後葉の高信号が消失する．中枢性尿崩症の80％以上は続発性なので，MRIで視床下部−下垂体の器質的異常の有無を確認する．

❷ 治療

　ADHのアナログ製剤を投与する．投薬においては，低Na血症に注意する．

2）その他の疾患

　その他にはSIADHなどがあげられる．

3 甲状腺の疾患 [10) 12)]

　甲状腺ホルモンの過剰状態（甲状腺中毒症）は，①甲状腺でのホルモン合成増加（甲状腺機能亢進症），②甲状腺の破壊性病変によるホルモンの漏出（破壊性甲状腺中毒症），③ホルモンの誤用，④異所性ホルモン産生などで生じ，治療上，鑑別が必要である．甲状腺機能低下は，わが国ではほとんどが自己免疫性甲状腺疾患によるもので，病因によっては可逆性なので正しい診断が必要である（表8）．本項ではバセドウ病を中心に記載する．

1）バセドウ病

　甲状腺ホルモンの合成が高まり甲状腺の活動性が亢進する．甲状腺機能亢進症の大部分は，自己免疫機序の異常によるバセドウ病で，まれにTSH産生下垂体腫瘍や中毒性多結節性甲状腺腫瘍[※28]などによることもある．バセドウ病の病因は，TSH受容体に対する自己抗体の刺激作用によると考えられている．

❶ 病態と診断

　過剰な甲状腺ホルモンにより動悸・頻脈，発汗過多，暑がり，食欲亢進，体重減少，手指または全身の振戦，排便回数の増加などの甲状腺中毒症状がみられる．さらに心房細動から心不全をきたす．周期性四肢麻痺[※29]は男性に多く，低K血症を伴う．高齢者では体重減少のみだったり，錯乱状態を生じたりすることがある．甲状腺はびまん性に腫大し，時にbruit[※30]を聴取する．特徴的なバセドウ眼症として，眼球突出，眼裂の開大，眼球運動障害，眼瞼腫脹，複視などを呈する．その他，前脛骨粘液水腫をきたす．

　ALPの上昇，AST，ALTの軽度上昇，総コレステロールの低下，血清Caの上昇，血清クレアチニンの低下，高血糖，白血球数の低下，血清総タンパクや血清アルブミンの低下などがみられる．

※28　プランマー病ともいう．TSH非依存的に甲状腺ホルモンを産生・分泌する甲状腺の結節性病変で，甲状腺機能亢進症を呈する良性腫瘍である．

※29　突然，発作的に両側性の全身性筋力低下を起こし，しばらくすると再び正常になる可逆性疾患である．日本では甲状腺機能亢進症に伴う低K性周期性四肢麻痺が多い．甲状腺機能亢進症を伴わない遺伝性疾患の場合もある．

※30　バセドウ病では血流増加により，血管雑音を聴取することがある．これをbruitという．

●表8　甲状腺系に異常をきたす疾患・病態

種類	疾患・病態
Ⅰ甲状腺中毒症	1）甲状腺機能亢進 ・バセドウ病 ・TSH産生腫瘍 ・甲状腺ホルモン不応症 ・絨毛性腫瘍 ・機能性腫瘍 2）破壊性甲状腺中毒症 ・無痛性甲状腺炎 ・亜急性甲状腺炎 3）Thyrotoxicosis factitia ・T_4，T_3過剰服用 4）異所性ホルモン産生 ・Struma ovarii[31] ・機能性転移がん
Ⅱ甲状腺ホルモン欠乏	（甲状腺機能低下） 1）可逆性 ・無痛性甲状腺炎 ・亜急性甲状腺炎 ・特発性甲状腺機能低下症の一部 　（TSH受容体阻害抗体） ・ヨード過剰摂取 ・ヨード欠乏 ・薬剤性（抗甲状腺薬，PAS[32]，リチウム） 2）不可逆性 ・自己免疫性甲状腺疾患 ・甲状腺無形性・低形成 ・甲状腺切除術後 ・^{131}I治療後，頸部放射線治療後 ・アミロイドーシス[33] ・先天性甲状腺ホルモン合成障害 ・視床下部−下垂体性甲状腺機能低下症
Ⅲ低T_3症候群	1）生理的状態 ・胎児，新生児 2）病的状態 ・飢餓，低栄養状態 ・重症疾患 ・急性心筋梗塞 ・糖尿病 ・肝不全 ・慢性腎不全 ・妊娠中毒症 ・手術後 3）薬剤性 ・グルココルチコイド ・プロピルチオウラシル ・β遮断薬 ・アミオダロン[34] ・ドーパミン ・有機ヨード剤

[31]　卵巣甲状腺腫のことで，卵巣腫瘍のなかに甲状腺の組織ができてしまうものをいう．径が3cmを超えると甲状腺機能亢進症状をきたすものが多くなる．

[32]　パラアミノサリチル酸のことで，抗結核薬の1つである．機序としては葉酸合成を阻害する．

[33]　アミロイドとよばれるナイロンに似た線維状の異常タンパク質が全身のさまざまな臓器に沈着し，機能障害を起こす疾患である．

[34]　抗不整脈薬の一種．

内分泌検査ではF（free：遊離）T_3とFT$_4$[※35]の高値およびTSHの抑制がみられる．ただし，FT$_4$が正常で，FT$_3$のみが高値のこともある．FT$_3$（pg/mL）/FT$_4$（ng/dL）が高値（2.5〜3.0以上）の場合はバセドウ病であることが多い．TSH受容体抗体（TRAb，TB II）または甲状腺刺激抗体（TSAb）が陽性となる．これらの抗体は無痛性甲状腺炎で偽陽性[※36]になることもあるが，最近の測定法でTRAbが陰性ならバセドウ病とは診断されない．一方，抗甲状腺抗体（抗サイログロブリン［Tg］抗体や抗TPO抗体）は，バセドウ病の多くの症例で陽性のため，これで慢性甲状腺炎とは鑑別できない．

放射性ヨード（^{123}I）または^{99m}TC摂取率は高値となり，カラードップラーにより甲状腺の血流増加がみられる．

バセドウ病診断ガイドラインを参考に，臨床所見，検査所見をもとにバセドウ病，確からしいバセドウ病，バセドウ病の疑いの診断を行う．鑑別診断としては，無痛性甲状腺炎が重要である[13]．

❷ 治療

わが国では，未治療患者の初回治療の9割以上が薬物療法である．抗甲状腺薬にはチアマゾール，プロピルチオウラシルがあり，いずれも重篤な副作用として500人に1人程度に無顆粒球症[※37]が起こる．投薬前の患者へ "高熱や原因不明の咽頭痛が生じた場合は直ちに医療機関を受診する" よう指示する．

さまざまな理由で薬物療法ができない場合に放射性ヨード療法（^{131}Iの内服）を行う．外科療法も適応は放射性ヨード療法とほぼ同じであるが，悪性腫瘍の合併があったり，早期の挙児希望のTRAb高値女性患者，著明な活動性眼症状を有する患者などでなされる．

2）無痛性甲状腺炎

慢性甲状腺炎の経過中に何らかの原因で自己免疫異常が急に増悪し，一時的な甲状腺組織の破壊が生じ甲状腺中毒症をきたす．分娩後やステロイド内服中止後，あるいはCS症候群の術後などが誘因となることもある．分娩後に起こる場合を分娩後甲状腺炎ともいう．誘因不明なことも多い．

❶ 病態と診断

甲状腺中毒症状を一過性にきたした後，短期間の甲状腺機能低下症を経て1〜3カ月後には軽快する．潜在性甲状腺機能低下症が数カ月続くこともある．

甲状腺ホルモン（特に，FT$_4$）高値，TSH低値で，TRAb陰性および抗Tg抗体や抗TPO抗体が陽性になる．甲状腺腫大は軽度で，甲状腺エコーでは慢性甲状腺炎と同様の所見を呈する．また，^{123}I摂取率は1％未満と極端に低くなる．

診断のガイドラインを参考にし，特に甲状腺中毒症をきたしている場合にバセドウ病と鑑別することが重要である[13]．まれに，バセドウ病の寛解中や治療中に発症して，一過性に

※35　甲状腺ホルモンであるサイロキシン（T$_4$）は，血中ではそのほとんどが甲状腺ホルモン結合タンパク質（TBG，アルブミンなど）と結合し，タンパク質結合しているT$_4$は体内でホルモンとしての作用は発揮しない．結合タンパク質と結合していないT$_4$（約0.03％），すなわちFT$_4$（遊離サイロキシン）がホルモン作用を発揮する．そのため，一般的に検査ではFT$_4$（遊離サイロキシン）を検査する．

※36　実際は陰性であるのに，誤って陽性と判定されること．

※37　主に薬剤によって顆粒球（特に，好中球）が著減（500/μL以下）または消失して，高熱や口腔・咽頭の壊死性潰瘍をきたす疾患．

TRAbが陽性になる例もあり鑑別が難しいことがある．このような場合はすぐに治療を開始せず慎重に経過を観察する．

❷ 治療

漏出した甲状腺ホルモンを減らす方法はないので，動悸や手の震えなどの症状が強いときは対症療法としてβ遮断薬を使い，甲状腺ホルモンが低下するのを待つ．

3）亜急性甲状腺炎

甲状腺に炎症が生じ，破壊をきたす病態である．ウイルス感染が原因と考えられ，流行性耳下腺炎や肝炎ウイルス感染，ワクチン接種やインターフェロン治療後などに生じるが原因不明のことも多い．HLA[※38]-Bw35との関連性が指摘されている．

❶ 病態と診断

甲状腺の炎症による発熱，甲状腺の腫大，圧痛，自発痛と破壊性病変による甲状腺中毒症状およびその修復が混在する．甲状腺の痛みは下顎や耳介に放散する．甲状腺は硬く，圧痛のある部位は腫瘤状に触知する．圧痛は左右差があり，痛みの部位は同一部位にとどまらず，経過とともに他側に移動することもある．

白血球増加，赤沈亢進，CRPの上昇がみられる．内分泌検査では，FT_3，FT_4の上昇とTSHの低下がみられる．Tgは上昇するが，TRAbは正常である．また，抗Tg抗体，抗TPO抗体も陰性であるが，時に破壊された甲状腺組織に反応してTRAbは弱陽性になることがある．

エコー検査では，甲状腺がびまん性に腫大し，疼痛部位に一致した境界不鮮明な低エコー領域がみられる．^{123}Iの摂取率は測定下限以下となる．

後述する橋本病の急性増悪，嚢胞内出血，急性化膿性甲状腺炎，甲状腺未分化がんを除外する必要がある．

❷ 治療

発熱，自発痛，圧痛など自覚症状が強い場合は，副腎皮質ステロイドを使用する．軽症の場合は，非ステロイド系消炎鎮痛薬とβ遮断薬で対応できることもある．

4）甲状腺機能低下症

甲状腺ホルモンの量的欠乏，作用の不足によってさまざまな症状を生じる．病変部位により原発性（甲状腺性），二次性（下垂体性），三次性（視床下部性）および甲状腺ホルモン不応症に分類される．慢性甲状腺炎による原発性甲状腺機能低下症が大部分を占めるので，本項では慢性甲状腺炎（橋本病）を中心に記載する．

❶ 病態と診断

無症状のものが多いが，甲状腺ホルモンの減少する典型的な症状として，無力感，耐寒性の低下，顔面浮腫などがみられる．その他，皮膚の乾燥，発汗低下，便秘，過多月経，嗄声，緩慢な動作や話し方，徐脈などがみられる．さらに，アキレス腱反射の回復相遅延が特徴的である．びまん性で，弾性硬の甲状腺腫大を認める．

高コレステロール血症，LDH，AST，CPKの上昇がみられる．内分泌検査では，FT_4の低

[※38] 遺伝子の第6染色体短腕部に存在する主要組織適合遺伝子複合体（MHC）の産物である．赤血球以外のほぼすべての細胞と体液に分布し，自己と非自己の識別に関与する重要な免疫機構として働く．A座，B座，C座，DR座，DQ座，DP座など多くの抗原の組合わせで構成され，それにさらにそれぞれが数十種類の異なるタイプ（アレル）をもち，ハプロタイプ（父母それぞれから受け継いだ遺伝子座の一対）の組合わせは数万通りある．

下とTSHの上昇（二次性，三次性では正常〜低下）をきたす．また，抗Tg抗体や抗TPO抗体が陽性となる．

甲状腺エコー検査が有用で，びまん性で，内部構造が不均一の甲状腺腫がみられる．

抗Tg抗体，抗TPO抗体のいずれかが陽性で，バセドウ病を否定できれば慢性甲状腺炎と診断できる．いずれの抗体も陰性であれば，慢性甲状腺炎は否定される．

❷治療

甲状腺ホルモン薬を少量から開始し，FT_4とTSHをチェックしながら維持量を決定する．高齢者や動脈硬化性疾患のある場合は，虚血性発作の誘発に注意する．また，副腎皮質機能低下症を合併する場合はグルココルチコイドを投与した後に甲状腺ホルモンを補充する．

5）甲状腺腫瘍 [1) 4) 6) 12) 14)]

良性と悪性腫瘍があり，さらに悪性腫瘍には甲状腺がん，悪性リンパ腫，転移性がんがある．甲状腺がんには乳頭がん，濾胞がん，髄様がん，未分化がんの4種類がある．おのおののがんは生物学的特徴が互いに大きく異なり診療に注意が必要である．本項では甲状腺原発のがんについて記載する．

❶病態と診断

①乳頭がん

甲状腺がんの約90％以上を占め，一般的には予後は良好である．また甲状腺腫は痛みのない非常に硬い凹凸不正の結節である．典型的な例では，気管と癒着して可動性が悪く，転移による所属リンパ節も触知する．

特異な腫瘍マーカーはないが，Tgは甲状腺分化がんにおける甲状腺全摘出後の再発指標として有用である．

エコー検査で腫瘍は形状が不整で境界明瞭な低エコー像を呈する．内部に石灰化を示す大小不同の点状高エコーが多発するのが特徴である．CTやMRIは局所浸潤や遠隔転移の診断には有用だが，腫瘍自体の良性・悪性の鑑別は困難である．

確定診断には穿刺吸引細胞診※39 が必要で，乳頭がんでは特徴的な核内封入体や核溝などの細胞形態を認める．

②濾胞がん

典型例では，辺縁や表面が不整で気管に対して可動制限のない無痛の柔らかい腫瘤を触知するが，触診で良性濾胞腺腫と見分けるのは困難である．

エコー検査で，境界不明瞭，内部血流が豊富な径4 cm以上の充実性腫瘍のことが多く，Tgが1,000 ng/mL以上であれば手術を行う．

臨床診断は，被膜浸潤，血管浸潤，転移の有無によって判断されるので，原発巣で良性腫瘍との鑑別は難しい．さらに確定診断は，病理組織学的所見によるが，腫瘍の被膜浸潤と血管侵襲のある場合になされるので，術前エコーや穿刺吸引細胞診での診断も困難である．病理診断によってでさえ意見の分かれることもある．

※39 エコーで確認しながらしこりに細い針を刺し，注射器で吸引した細胞を顕微鏡で調べる検査方法．麻酔の必要がなく，他の細胞を採取する検査方法と比べて患者への負担が少ない．診断を確定するのが難しい場合は，麻酔をかけてやや太めの針を刺す針生検などを行うこともある．

③髄様がん

C細胞※40由来で，カルシトニンとCEAを産生する．約60％が散発性で，残り約40％が遺伝性の常染色体優性遺伝形式により家族内発生する．*RET*遺伝子※41の変異によるもので，変異部位により後述する多発性内分泌腺腫症（MEN）2AやMEN2Bを呈する．

痛みのない，硬い孤立性，充実性の腫瘤を触知する．血中カルシトニンとCEAの高値を示し，エコーでは境界明瞭な円形腫瘤で内部に粗大石灰化をみる．穿刺吸引細胞診でアミロイド沈着を伴う異型細胞がみられる．MENを合併している場合は，^{131}I-MIBGシンチグラフィで副腎病変に集積像を認めることがある．

確定診断は，穿刺吸引細胞診でアミロイド沈着を伴う異型細胞の存在でなされる．褐色細胞腫や副甲状腺腫大を認めた場合はMENの存在を疑い，精査を要する．

④未分化がん

高齢者に多く，予後不良である．分化がんが未分化転化することもある．

高齢者で急速に増大する充実性，表面不整で，硬くて可動性がない圧痛のある腫瘤を触知する場合に疑う．所属リンパ節の腫大・頸部の疼痛・皮膚の発赤を伴うことがある．また，周辺臓器への浸潤で，嗄声や嚥下困難をきたすこともある．白血球増多，赤沈亢進，CRP高値がみられることが多い．

初診時にすでに周囲臓器への高度な浸潤や遠隔転移を有することが多い．CT，MRIが原発巣の局所浸潤の評価に有用である．頸部から上縦隔での原発巣の周囲の大血管や気管への浸潤の評価を行うことで切除の可否を判断する．遠隔転移評価にはCTやPET-CT※42による全身検索を行う．

穿刺吸引細胞診では，同一腫瘍内に分化がん成分と未分化がん成分が混在することもあるので，超音波ガイド下に複数個所から細胞の採取を試みる．典型的な未分化がん細胞は，高度な核および細胞異型が特徴である．しかし，穿刺吸引細胞診で確定診断困難例もあり，必要な場合には鑑別のために試験切除による組織診を行う．

⑤悪性リンパ腫

甲状腺の悪性腫瘍全体の2～3％にすぎないが，橋本病を発生素地とすることが多いので，橋本病の経過観察する際は注意が必要である．

甲状腺内で急速・浸潤性に腫瘍細胞が増殖するため，患者自身が甲状腺腫に気づくことが多い．未分化がんと似た臨床症状を呈するが，局所の炎症症状や気管，食道の圧迫・狭窄症状は比較的少ない．所属リンパ節を触れることが少なく，両葉が腫大することも多いため辺縁が明瞭なことから橋本病との鑑別が難しい．

エコー検査では，偽性のう胞パターンと称される非常に低エコーの腫瘤像を示す．^{67}Gaシンチグラフィでは腫瘍に合致した集積がみられる．

穿刺吸引細胞診や試験切除を行い，免疫染色でB細胞系かT細胞系かを確定する（ほとん

※40　哺乳類の甲状腺の濾胞や濾胞細胞の間に存在する細胞で，傍濾胞細胞あるいはC細胞（calcitonin cells）ともよばれる．PTHほど強い作用はきたさないが，血液中のカルシウム濃度の調節を助けるホルモンであるカルシトニンを産生する．

※41　ヒト10番染色体にある遺伝子で，この遺伝子に通常の遺伝子配列とは異なる配列の変化（変異）があると，遺伝子でコードされてつくられるタンパク質に異常をきたし，遺伝性の病気（MEN 2型など）になる．

※42　PET（ペット）検査は，がんを検査する方法の1つで，PETは「ポジトロン・エミッション・トモグラフィー（陽電子放射断層撮影）」の略である．PET-CT検査は，CT装置を併用することで，画像のズレを防ぎ，高精度な位置合わせが可能になる．

どがB細胞系である）.

❷治療

　組織の型によって手術，放射線および化学療法の選択と併用療法が行われる.

　手術療法として，乳頭がんや濾胞がんでは甲状腺亜全摘と患側のリンパ節郭清を行う. 髄様がんで散発性の場合，乳頭がんと同様に取り扱うが，家族性の場合は甲状腺の全摘を行う. 未分化がんでは手術による腫瘍の完全摘出は不可能なことが多い. 分化がんでは術後TSHを抑制するためにT4製剤を投与する.

　放射線治療には放射線外照射と^{131}I内服療法がある. リニアックでの外照射は未分化がんと悪性リンパ腫に行う. 悪性リンパ腫ではステージ分類の後，病期に応じて化学療法のみか，化学療法と放射線療法を行う. ^{131}I内服療法は分化がん（特に濾胞がん）の遠隔転移に行う. 甲状腺全摘後に^{131}I全身シンチグラフィを行い，転移がみられた場合は^{131}Iの大量投与がなされる.

　化学療法は未分化がんと悪性リンパ腫でなされる. 未分化がんでは多剤併用療法を行うが，効果は不良である. 悪性リンパ腫では，甲状腺外に病巣がある場合にCHOP療法[43]またはリツキマブを併用したR-CHOP療法が行われ，ほとんどがB細胞系であるため有効なことが多い.

4 副甲状腺の疾患 [1] [12]

　副甲状腺ホルモン（PTH）と1,25-水酸化ビタミンD［1,25(OH)$_2$D］は，血中Ca濃度を維持するために必須である. PTHと1,25(OH)$_2$Dは両者とも血中Ca濃度を上昇させる. PTHは血中リン濃度を低下させるが，逆に1,25(OH)$_2$Dは血中リン濃度を上昇させる. このことから，PTH作用過剰では高Ca血症，低リン血症が，1,25(OH)$_2$D作用過剰では高Ca血症，高リン血症が生じる. また，これらのホルモンの作用障害により低Ca血症を生じるが，PTHの作用不足では高リン血症を，1,25(OH)$_2$Dの作用障害では低リン血症をきたす.

1）副甲状腺機能亢進症

　原発性副甲状腺機能亢進症（PHPT）は，副甲状腺の腫瘍や過形成によりPTHが過剰分泌され高Ca血症をきたす. 血中Ca低下で二次的にPTH分泌過剰をきたす状態を続発性HPTという. 高Ca血症を生じる疾患には，PHPT以外に悪性腫瘍，家族性低Ca尿性高Ca血症[44]，サルコイドーシスなどの疾患があるが，一般外来患者で高Ca血症がみられる場合は多くがPHPTである. 高Ca血症が主症状の化学型，尿路結石が主症状の結石型，骨病変が主症状の骨型に分類されるが，最近は血清Caの測定が一般的になったため，化学型としてみつかることが多く，この場合は身体症状に乏しい. しかし，本疾患の存在がMEN発見の契機になることもあり，注意が必要である. 本項ではPHPTを中心に記載する.

---

[43]　悪性リンパ腫の代表的な化学療法で，3種類の抗がん剤（シクロホスファミド，ドキソルビシン，ビンクリスチン）に副腎皮質ホルモン（プレドニゾロン）を組合わせた治療である.

[44]　血清Ca濃度は，副甲状腺や腎尿細管のCa感受性受容体（calcium sensing receptor：CaSR）に感受されることにより，狭い範囲にコントロールされている. 家族性低Ca尿性高Ca血症は，このCaSRの不活性型変異によって引き起こされる疾患で，軽度の高Ca血症とそれに比較すると尿中のCa排泄量が少ないことを特徴とする.

7章-3　疾患　**177**

●表9　無症候性原発性副甲状腺機能亢進症／手術適応の変遷

	1990年	2002年	2008年
血清Ca値（mg/dL，基準上限値より）	1〜1.6	1.0	1.0
24時間尿中Ca（mg/dL）	＞400	＞400	
腎機能	GFR（Cockcroft-Gault）30％以上の低下		eGFR＜60 mL/分
骨密度	Z-score＜−2.0（前腕）	T-score[47]＜−2.5（橈骨，腰椎，大腿骨）	T-score＜−2.5（部位は同左）脆弱性骨折の既往※
年齢			＜50

※50歳未満の男性または閉経前女性はZ-scoreを用いる．文献15をもとに作成．

❶病態と診断

　PTHの分泌過剰により骨吸収亢進と尿中Ca排泄の増加が起こり，線維性骨炎，骨密度の低下，尿路結石や消化性潰瘍をきたす．高Ca血症で，脱力，不眠，イライラなどの精神症状をきたすことがあり，重篤な場合は意識障害に陥る．

　高Ca血症とともにインタクトPTH[45]の高値を確認することで，家族性低Ca尿性高Ca血症が否定できれば，PHPTと存在診断できる．

　局在診断として頸部エコーは簡便かつ非侵襲的で，解像力に優れ有用である．必要に応じて^{201}Tl，^{99m}Tcを用いたサブトラクション法[46]によるシンチグラフィや^{99m}Tc-MIBIシンチグラフィがなされる．CTは感度がよく，異所性副甲状腺腫の描出も可能である．

❷治療

　骨病変，腎病変，消化器病変がある場合は手術適応となる．無症状の場合は米国国立公衆衛生院のカンファレンス基準（表9）により手術の適否を決めることが多く，血清Ca値が基準上限より1.0 mg/dL以上増加した場合，および血清Ca値の上昇によりeGFRが60 mL/分未満に低下したり，骨密度がT-scoreで−2.5未満に減少した場合に適応となる．

　手術療法としては，腺腫の場合は腺腫を摘出，過形成の場合は4腺を摘出して，1腺を自家移植[48]する．

2）副甲状腺機能低下症[11]

　副甲状腺機能低下症は，PTHの分泌低下または作用不全による．前者の代表的疾患が特発性副甲状腺機能低下症であり，後者は偽性副甲状腺機能低下症である．

❶病態と診断

　低Ca血症によるテタニー（トルソー徴候やクボステック徴候，3章参照）や全身けいれん，

※45　正常のPTHは84個のアミノ酸が連結したものであり，1-84PTHと記載される．血中にはさまざまなPTHの断片（フラグメント）が存在し，腎不全になると，7-84PTHが蓄積する．これは1-84PTHと反対の作用，すなわち骨吸収と骨形成を抑制する作用がある．インタクトPTHの測定では1-84PTH，7-84PTHの両方を測定する．ホールPTHの測定では1-84PTHだけを測定する．

※46　^{201}Tlは副甲状腺腫や副甲状腺過形成と甲状腺に集積するが，^{99m}Tcは甲状腺だけに集積するので，前者の画像から後者を引き算することにより腫大した副甲状腺を同定することができる．

※47　WHO（世界保健機関）から提案されている骨密度（BMT）の評価基準で，若年齢の平均BMD値（基準値）を0として，標準偏差を1SDとして指標を規定した値をいう．骨密度値がTスコアで−2.5以下の場合を骨粗鬆症という．

※48　病的腫大腺を3個以上摘出すると，手術の後にホルモンが足りなくなることがあるため，摘出した副甲状腺を細かく切って上腕の筋肉のなかに埋める手術をすることがある．

しびれ，異常感覚などがみられる．偽性副甲状腺機能低下症では，特有の身体症状として，オールブライト骨異栄養症（低身長，円形顔貌，第4，5中手骨や中足骨の短縮，皮下組織の石灰化など）があり，中手骨の短縮が1〜数本にみられ，握りこぶしをつくると中手骨頭に陥凹ができるⅠa型と，Ⅰa型の身体所見はないが生化学的に類似するⅠb型がある．

低Ca血症と高リン血症がみられる．血清インタクトPTHは，特発性副甲状腺機能低下症では感度以下〜正常下限程度で，偽性副甲状腺機能低下症では正常または高値である．両者の鑑別と偽性における型分類のためにエルスワース−ハワード試験[49]を実施することもある．

低Ca血症の鑑別のために，腎不全や低マグネシウム血症を除外する．また，偽性副甲状腺機能低下症が疑われる場合は，Gsαタンパク[50]の活性を測定する．

❷ 治療

基本的には，活性型ビタミン製剤と乳酸Caを併用する．テタニー発作の場合は，グルコン酸Caの静注を行う．

5 副腎の疾患

副腎皮質からは，コルチゾール（F）に代表されるグルココルチコイド，アルドステロンをはじめとするミネラルコルチコイド，それと副腎性男性ホルモンが分泌される．副腎性男性ホルモンのうち分泌量が最も多いのはデヒドロエピアンドロステロン（DHEA）である．一方，髄質からはカテコールアミンが分泌される．

1）副腎皮質

F，副腎性男性ホルモンの分泌は，もっぱら副腎皮質刺激ホルモン（ACTH）により調節されている（図4）．したがって，これらのホルモンの分泌異常を疑った場合には，Fと副腎性男性ホルモンの血中濃度，尿中排泄量とともにACTHの分泌能を調べる．一方，アルドステロンの分泌はACTHの影響を受けるものの，レニン−アンジオテンシン系でも調節されている（図4）．アルドステロン過剰症や欠乏症の可能性があるときは，アルドステロンと同時に血漿レニン活性あるいはレニン濃度を測定する．

❶ クッシング（CS）症候群

ACTH非依存性CS症候群は，副腎皮質から自律的なFの過剰分泌が起こり，その結果フィードバックにより下垂体からのACTHの分泌は抑制される．大部分は副腎皮質腺腫（片側性，両側性）によるが，頻度は低いものの副腎がん，ACTH非依存性大結節性副腎皮質過形成（AIMAH），原発性色素沈着結節性副腎皮質病（PPNAD）によることもある．最近，典型的なCS症候群の身体所見のみられない例が多数報告され，サブクリニカルCS症候群[51]と称される．

---

[49]　副甲状腺機能低下症において，PTHを静注し，投与前後の尿中リン排泄，cAMPの変動を調べることにより，特発性副甲状腺機能低下症か，偽性副甲状腺機能低下症かを鑑別するために行われる試験で，さらに偽性ではⅠa，Ⅰbに型分類できる．

[50]　PTH受容体と細胞内シグナル伝達系に介在するタンパク質で，この活性低下が偽性副甲状腺機能低下症の成因である．

[51]　Fの過剰分泌腫瘍または過形成があるものの，クッシング症候群特有の身体所見はみられず，糖尿病，高血圧などのクッシング症候群と同様の併存疾患を有する．

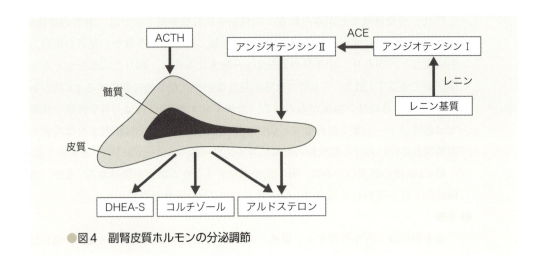
●図4　副腎皮質ホルモンの分泌調節

①病態と診断

臨床徴候はCS病に準ずる．副腎腺腫では男性化徴候はみられないが，がんの場合は生じることがある．

血清Fは正常〜高値，血漿ACTHは低値である．血清Fの日内変動は消失し，尿中Fは高値を示す．デキサメサゾン抑制試験では，2 mg，8 mgともに抑制されない．CRH試験ではACTHは無反応から低反応で，メトピロン試験では無反応である．

腹部CTでは，腺腫は径が3 cm前後のことが多く，5 cm以上ではがんを疑う．AIMAHでは両側に数mm〜数cmの結節を多数認め，PPNADでは結節の描出は難しい．^{131}I-アドステロール[※52]シンチグラフィが有用である．

診断は臨床徴候，検査所見を組合わせれば，比較的容易である．

❷ 原発性アルドステロン症[1)]

副腎皮質からアルドステロンが自律的に過剰分泌されるため，遠位尿細管[※53]からNaが過剰に再吸収され，その結果Kと水素イオンの排泄が増加する．アルドステロン産生腺腫（APA）と両側副腎皮質の過形成による特発性アルドステロン症（IHA）に大別される．最近，その頻度が高いことが知られ，高血圧患者の5〜10％を占めるとの報告もある．

①病態と診断

高血圧，低K血症および代謝性アルカローシス（6章参照）をきたし，筋力低下や四肢麻痺を生じる．低K血症をきたすのは本症の30〜50％程度である．

血中アルドステロン濃度（PAC）が高値（120〜150 pg/mL以下）で，血漿レニン活性（PRA）は低値（1.0 ng/mL/時未満）である．その結果，PACとPRAの比（ARR），すなわちPAC（pg/mL）/PRA（ng/mL/時）は高値となる．ARRが複数回200以上なら本症を疑い精査する．

存在診断のためにフロセミド立位試験，生理食塩水試験，カプトプリル試験を行う．

※52　副腎皮質シンチグラフィで用いられる放射性医薬品．
※53　尿細管は，糸球体と腎盂をつなぐ，無数の管である．うねり曲がった形状で，たくさんの毛細血管が取り巻いている．そのうち，糸球体に近い場所にある管を近位尿細管，ヘンレループの後に続く管を遠位尿細管という．

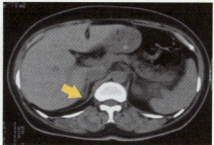

●図5　腹部CT画像の副腎の見え方

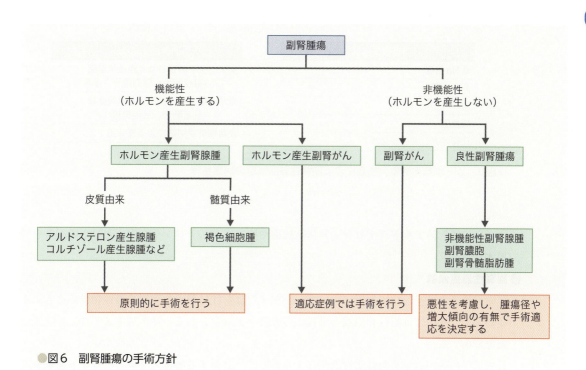

●図6　副腎腫瘍の手術方針

　局在診断として腹部CT（図5）が用いられる．腺腫が小さく，局在診断が出来ない場合は，手術治療希望症例において副腎静脈サンプリング※54を実施する．存在診断は比較的容易であるが，局在診断は最終的に副腎静脈サンプリングを必要とすることも多い．観血的手技※55なので，手術を前提としてなされる．

②治療

　副腎腺腫やがんの場合は手術療法を行う（図6）．過形成による特発性アルドステロン症の

※54　原発性アルドステロン症で，太もも（大腿）の付け根の静脈からカテーテルを入れて，左右の副腎静脈の採血を行い，どちら側の副腎から過剰のアルドステロンが産生されているかを確認する検査．
※55　医療行為のうち，出血を伴う処置のことで，メスで皮膚を切開するなどの外科的処置を行うこと．

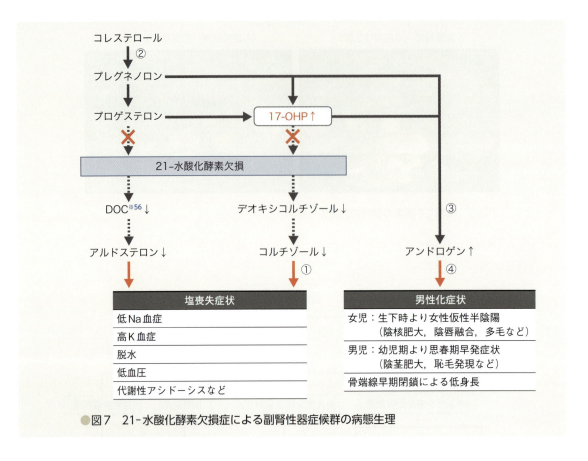

●図7 21-水酸化酵素欠損症による副腎性器症候群の病態生理

場合は，選択的アルドステロン受容体拮抗薬や抗アルドステロン薬を中心とした降圧薬を使用する．

❸ 副腎性器症候群[6) 14)]

先天性または後天性の原因によって，小児または女性に種々の程度の男性化徴候をきたす症候群で，診断には男性化徴候と副腎からのアンドロゲンあるいはテストステロンの産生過剰を証明する．

先天性の成因は常染色体劣性遺伝によるもので，欠損する酵素の上位ステロイド過剰分泌と，下位ステロイドの分泌低下をきたす．先天性副腎過形成（CAH）のうち男性化型は21-水酸化酵素欠損症，11β-水酸化酵素欠損症，3β-HSD欠損症などがあり，CAHの中でも塩類喪失型の21-水酸化酵素欠損症が副腎性器症候群の成因のほぼ90％を占める．副腎性器症候群の10％が後天性の成因で，男性化副腎腫瘍（腺腫とがん）による．本項では，21-水酸化酵素欠損症を中心に記載する．

①病態と診断

21-水酸化酵素欠損により，Fとアルドステロンの産生が障害される（図7）．17-ヒドロキシプロゲステロン（17-OHP）が蓄積するために副腎アンドロゲンが分泌され，女児では外

※56　11-デオキシコルチコステロン（DOC）は，副腎皮質刺激ホルモン（ACTH）の作用によって副腎皮質でつくられる副腎皮質ステロイドの1つで，コレステロールを材料にしてプロゲステロンから生合成される．

陰部の男性化，男児では成長促進，早期の男性化をきたす．塩類喪失の完全型では，低Na血症，低K血症，循環不全を生じる．新生児マススクリーニング[※57]として血清17-OHPの測定がなされる．

②治療

男女ともに副腎皮質ホルモンの欠乏症症状やゴナドトロピン分泌異常の発現，女性患者では男性化と月経不順，および男性患者では副腎遺残腫瘍[※58]の発症を防ぐことが治療の基本である．グルココルチコイドの補充に加え，ミネラルコルチコイドも使用する．必要に応じて，外性器形成外科的治療を行う．

❹アジソン病

90％以上の副腎皮質破壊により，F，アルドステロンおよび副腎性アンドロゲンのすべてが欠乏し副腎不全をきたす．両側副腎病変により皮質ホルモンが低下する原発性，下垂体や視床下部病変によりCRHやACTHの分泌低下により皮質ホルモン低下をきたす続発性，およびステロイド薬の長期投与によって副腎皮質の萎縮が生じる医原性のものがある．病因としては，自己免疫性副腎炎（特発性アジソン病），感染症（結核，真菌症，AIDSなど），悪性腫瘍，サルコイドーシスなどがある．特発性アジソン病と副腎結核によるものが多い．多内分泌自己免疫症候群（APS）の一病型のこともある．臨床経過からは急性と慢性に分けられる．

①病態と診断

るいそうと色素沈着が特徴である．特に，色素沈着は特異的で，口腔粘膜，舌，爪，手掌のしわ，乳輪などにみられる．さらに，全身倦怠感，易疲労感，食欲不振，悪心，嘔吐，低血圧など多彩な症状を呈する．また低Na血症，高K血症，低血糖，貧血，好酸球増多，赤沈亢進などがみられる．

内分泌検査において，原発性では血清Fの低値と血漿ACTHの高値がみられる．PACやDHEA-Sの低下，PRA活性の増加も認める．続発性では血清F，血漿ACTHのいずれもが低値であるが，PACの欠乏はみられない．

迅速ACTH試験では，血清Fが無〜低反応である．ACTH連続刺激試験に対し，原発性では無〜低反応であるが，続発性では反応がみられる．特発性アジソン病では抗副腎抗体がしばしば陽性になる．

腹部CTにおいて，特発性では副腎の萎縮が，結核では病期に応じて両側腫大から萎縮，石灰化所見がみられる．

下垂体MRIは続発性病変の診断に有用である．

②治療

グルココルチコイドを補充する．わが国では，ミネラルコルチコイドの補充も必要な症例が多い．

※57 新生児における先天性代謝異常などの疾患やその疑いを早期発見し，発病前から治療ができるようにすることを目的とした検査のことである．
※58 異所性に発生した副腎組織由来の腫瘍のことである．

2）副腎髄質

カテコールアミンとその代謝産物の尿中排泄量の測定が褐色細胞腫の診断に最も重要な検査である．尿中のカテコールアミンとしては，アドレナリン，ノルアドレナリン，ドーパミンを測定する．ただし，健康人では，尿中ドーパミンの大半が腎由来である．スクリーニング検査のためにカテコールアミンの代謝産物として，メタネフリンとノルメタネフリンを選択する．

❶ 褐色細胞腫[1]

副腎髄質や傍神経節のクロム親和性細胞から発生するカテコールアミン産生腫瘍である．副腎髄質以外から発生した場合はパラガングリオーマという．カテコールアミンが過剰に産生・分泌されるので，高血圧や代謝亢進によるさまざまな症候を呈する．褐色細胞腫は早期には悪性と診断することが困難なので，術後も長期の経過観察が必要となる．

①病態と診断

典型的には，高血圧，頭痛，発汗過多，高血糖，代謝亢進がみられる．その他に，起立性低血圧，動悸，顔面蒼白，体重減少などをきたす．

尿中のメタネフリン，ノルメタネフリンおよび血中・尿中のカテコールアミンが高値を示す．必要に応じクロニジン試験でノルアドレナリン分泌の自律性を評価する．

画像診断で腫瘍の局在を確認するが，副腎に病変がない場合は，発生部位の同定のために，CT，MRI，^{131}I-MIBGシンチグラフィなどがなされる．

②治療

腹腔鏡下腫瘍切除が原則である．薬物療法は高血圧と不整脈のコントロールのために行われ，前者にはα1遮断薬，後者にはβ遮断薬を使用する．

悪性褐色細胞腫の場合，原発巣，転移巣ともに手術による腫瘍容積の減少は予後改善に寄与する．化学療法としてはCVD（シクロホスファミド＋ビンクリスチン＋ダカルバジン）療法がある．^{131}I-MIBGシンチグラフィで取込がある場合は^{131}I-MIBG療法がなされることもある．

6 多発性内分泌腺腫症 （multiple endocrine neoplasia：MEN）

複数の内分泌腺に腫瘍または過形成を生じる常染色体優性遺伝性疾患である．APUD[※59]系細胞の遺伝子的変異により腫瘍化するためと考えられているので，関連する腫瘍に遭遇した場合，合併しうる他の腫瘍を検索する．

MEN1型（ウェルマー症候群）は*MEN1*遺伝子の変異により下垂体，副甲状腺，膵臓に腫瘍を生じる．

MEN2型は，*RET*遺伝子の変異により甲状腺髄様がん，褐色細胞腫などを生じる．2型のうち，2A（シップル症候群）は副甲状腺腫を，2Bは粘膜神経腫，巨大結腸症などを合併する．家族性甲状腺髄様がん（familial medullary thyroid carcinoma：FMTC）は甲状腺髄様がんのみを生じる（表10）．

※59 ペプチドホルモンをつくるため，前駆体を取り込み脱炭酸によりアミン類を合成するという共通の性質があり，発生学的には神経外胚葉細胞に起源を有する．

● 表 10　多発性内分泌腫瘍症 (MEN) の分類

A) MEN1 型に発生する腫瘍

腫瘍	罹病率
副甲状腺過形成	＞95％
下垂体腫瘍 ・プロラクチノーマ ・GH 産生腫瘍 ・ACTH 産生腫瘍 ・非機能性腫瘍	50％
膵消化管神経内分泌腫瘍 ・ガストリノーマ[※60] ・インスリノーマ ・グルカゴノーマ[※61] ・ソマトスタチノーマ[※62] ・非機能性腫瘍	60％
胸部腫瘍（カルチノイド） ・胸腺神経内分泌腫瘍 ・気管支腫瘍	10％
副腎皮質腫瘍	20％
顔面血管線維腫	40〜50％
脂肪腫	30％

B) MEN2 型の病型と表現型

	MEN2A	MEN2B	FMTC
甲状腺髄様がん	〜100％	100％	100％
褐色細胞腫	60％	50％	0％
副甲状腺過形成/腺腫	10％	0％	0％
マルファン様体型[※63]	0％	＞90％	0％
粘膜神経腫	0％	100％	0％
巨大結腸症	0％	70％	0％

文献 1，7 をもとに作成.

※60　膵臓または十二指腸にできる腫瘍で，ガストリンを過剰に産生して胃酸や消化酵素の分泌を促進し，消化性潰瘍を生じる.

※61　グルカゴンを産生する膵臓の腫瘍で，グルコース濃度が上昇したり，特有の発疹を呈したりする.

※62　膵臓または十二指腸にできる腫瘍で，ソマトスタチンの過剰分泌により，多くのホルモンの分泌を抑制する. 糖尿病，下痢・脂肪便，胆石，体重減少などをきたす.

※63　マルファン症候群における特徴の 1 つである比較的背が高く，手足が長い体型のことである.

Column

その他の特徴的な疾患

・粘液水腫：典型的な成人の甲状腺機能低下症では，全身の皮下にムチンがたまり，浮腫状となるので粘液水腫と称される. 本来は重症の甲状腺機能低下症を指していたが，最近は早期診断されるためしばしば甲状腺機能低下症と同義に用いられる. 一方，通常の粘液水腫のほかに，特発性粘液水腫という病態がある. これは甲状腺腫のない原発性甲状腺機能低下症で，その約 20〜50％は TSH 受容体に対する阻害型抗体（TSBAb）が存在することが原因である. 他は甲状腺組織が慢性甲状腺炎と同じく萎縮しているため，慢性甲状腺炎の burn out したものと考えられている.

・クレチン病：小児で先天性に生じる甲状腺機能低下症をクレチン病という. 出生時体重は正常だが，しだいに成長・発達が遅れる. 新生児黄疸から引き続く黄疸がとれにくく，顔つきに特徴があり，眼瞼がはれぼったく，鼻は低く，いつも口をあけ，大きな舌を出している（クレチン顔貌）. 出生直後から甲状腺ホルモンが少ないと中枢神経の発達に悪影響を及ぼすので，新生児で TSH の測定によるマススクリーニングがなされ，異常の際は精密検査をする.

・多腺性自己免疫症候群（autoimmune polyendocrine syndrome：APS）は，自己免疫疾患が合併する症候群で現在，1〜4 型に分類される. APS-1 は，皮膚カンジダ症，アジソン病，副甲状腺機能低下症を合併し AIR（autoimmune regulator）遺伝子の異常であることが解明され，1 型糖尿病も 4〜12％合併する. APS-2 はアジソン病に自己免疫性甲状腺疾患または 1 型糖尿病を合併し，APS-3 は自己免疫性甲状腺疾患にアジソン病や副甲状腺低下症以外の疾患の合併するもので，1 型糖尿病を合併する. また，APS-4 はアジソン病に高ゴナドトロピン性性腺機能不全症，萎縮性胃炎，悪性貧血，白斑などを合併するものである.

7章-3　疾患　185

4 治療

1 手術手技

1）経蝶形骨洞的下垂体腫瘍摘出術（TSS）

脳下垂体手術は開頭と鼻からアプローチする方法がある．現在は後者が主流で，経蝶形骨洞的下垂体腫瘍摘出術（TSS）という．ヒトの鼻の奥にある副鼻腔の1つである蝶形骨洞を経由して，下垂体前方から行う手術である．下垂体腫瘍を底の方からほじり出すので，脳組織には触れない．切開は鼻の中か上唇の裏側からなされるので傷は外からみえない．

2）甲状腺切除術

甲状腺切除はバセドウ病，良性・悪性腫瘍に対してなされる．

バセドウ病においては，甲状腺を亜全摘してホルモンの過剰分泌を抑え甲状腺機能を早期に安定化させる．最大の長所は他の治療法と比較し治療効果が短期間で確実に得られることである．手術前に飲んでいた抗甲状腺薬は手術後にすぐ中止できる．

良性腫瘍においては，甲状腺にできたしこりを摘出する．原則的にはしこりがある側の甲状腺を切除する．橋本病の合併がなければ，ほとんどの場合，術後にホルモン不足にはならない．また，術後に行う病理学検査で悪性腫瘍との鑑別も可能になる．

悪性腫瘍においては，病巣がある側の甲状腺を切除（片葉切除）し，関連深い頸のリンパ節を脂肪組織と一緒に摘出（リンパ節郭清）するのが標準的である．また，副甲状腺は原則的に残すが，悪性腫瘍のそばの副甲状腺は切除することもある．

3）副腎切除術

腹腔鏡下副腎切除が主流である．内視鏡および鉗子類を腹腔内または後腹膜腔内に挿入して副腎腫瘍を切除する．特に内分泌ホルモン分泌腫瘍では各種疾患別に周術期管理の熟知が重要である．開腹術と異なり，周囲組織と癒着が強い腫瘍や非常に大きな腫瘍などでは適応に限界がある．また気腹操作に伴う皮下気腫やガス塞栓，トロカー穿刺に伴う気胸や大血管損傷などの合併症に注意する．

2 薬物療法

1）甲状腺ホルモン補充療法

甲状腺ホルモン剤にはT_4とT_3製剤があるが，一般的に半減期の長いT_4製剤が使用される．少量から開始し，漸増する．特に，高齢者や虚血性心疾患患者では虚血性発作の誘発に注意し，症状や心電図変化をみながら維持量を決定する．

中枢性甲状腺機能低下症や橋本病では二次性・原発性副腎機能低下症の合併もあるので，副腎クリーゼをきたさないように一週間程度副腎皮質ホルモン製剤を先行投与してから甲状腺ホルモン剤の補充を行う．

2）ステロイドホルモン補充療法

原発性副腎皮質機能不全症では，ヒドロコルチゾン20 mg／日の補充，続発性副腎皮質機能不全症では，15～20 mg／日の補充を要することが多い．補充療法の副作用として脂質異常症，耐糖能異常，メタボリックシンドローム，骨粗鬆症の合併などが起こりやすいので投

与量には注意する.

副腎クリーゼの発症予防のために, シックデイ (外傷, 感染, 出血などの急性ストレス時) 時は, ステロイドの補充量を通常の2〜3倍に増量することを患者に注意喚起しておく.

まとめ

- □ 内分泌系とはホルモンを介して生体内の情報伝達を行うシステムで, ホルモンは「生体内における細胞間の情報伝達物質」である.
- □ 上位ホルモンと下位ホルモンは関連して変化しており, 上位からの刺激だけでなく, 下位ホルモンもフィードバックによって上位ホルモンを制御している.
- □ ホルモン異常によって出現する症状はきわめて多様であり, さまざまな臨床症候や検査所見を呈する.
- □ ホルモン基礎値検査においては, 常に上位ホルモンと下位ホルモンの両者を同時測定する.
- □ ホルモン測定の際は, 測定するタイミングが重要である.
- □ ホルモン基礎値に異常がある場合は, 動態検査として刺激・抑制検査を実施する.
- □ 内分泌疾患には先端巨大症様顔貌やクッシング徴候などの特徴的な所見を呈するものもある.
- □ 機能低下症では潜在性に病態が進行することも多く, 初期徴候はごく一般的な所見のこともある.
- □ 内分泌疾患は, 高血圧, 糖尿病, 脂質異常症, 骨粗鬆症などの日常診療でよくみられる疾患のなかに潜んでいるので, 常に内分泌疾患を念頭に置くことが重要である.
- □ 多くの内分泌疾患は, 外科療法, 薬物療法, 放射線療法を単独または組合わせて治療する.
- □ 副腎不全を伴う病態では, 刺激検査や治療において, 副腎ステロイドを補充しなければ不測の事態を招くこともあるので, 必要な場合は躊躇せずすみやかに治療する.

<文献>

1) 「内分泌代謝疾患専門医ガイドブック 改訂第4版」(成瀬光栄, 他/編), 診断と治療社, 2016
2) 「メルクマニュアル 第18版 日本語版」(福島雅典/監), 日経BP社, 2006
3) 「日常診療における内分泌疾患の見つけかた—問診と診察のコツから診断まで」(山下直秀, 他/著), 文光堂, 1998
4) 「Williams Textbook of Endocrinology, 12th Edition」(Melmed S, et al, eds), Elsevier, 2011
5) 「先端巨大症および下垂体性巨人症の診断と治療の手引き」
6) 「今日の治療指針 2016年版」(山口 徹, 他/監), 医学書院, 2016
7) 「内分泌代謝疾患専門医ガイドブック 改訂第3版」(成瀬光栄, 他/編), 診断と治療社, 2010
8) 「病気がみえる vol.3 糖尿病・代謝・内分泌」(医療情報科学研究所/編), メディックメディア, 2005
9) 「内分泌代謝疾患レジデントマニュアル 第3版」(吉岡成人, 他/著), 医学書院, 2010
10) 「内分泌機能検査ハンドブック」(山下直秀, 他/編), 文光堂, 1997
11) 「最新医学 71巻10号」, 最新医学社, 2016
12) 「甲状腺疾患診療実践マニュアル」(伊藤國彦/監), 文光堂, 1999.
13) 甲状腺疾患診断ガイドライン 2013 http://www.japanthyroid.jp/doctor/guideline/japanese.html
14) 「今日の治療指針 2010年版」(山口 徹, 他/監), 医学書院, 2010
15) Bilezikian JP, et al：Guidelines for the management of asymptomatic primary hyperparathyroidism: summary statement from the third international workshop. J Clin Endocrinol Metab, 94：335-339, 2009
16) new 臨床便覧 2017 http://taka-yuki.com/index.php? 副腎CT%2FMRI画像

8章 代謝疾患

われわれが口にする食べ物，飲み物にはさまざまな栄養成分が含まれている．これらの栄養を体内に取り込み，エネルギーなどに利用することを代謝とよぶ．各栄養素は適切に代謝されないと不足状態や過剰状態となって，疾病の発症にいたる．代表的な代謝疾患は糖尿病，脂質異常症，高尿酸血症などであるが，これらはいずれも生活習慣病とよばれている．また肥満は代謝疾患の病態を悪化させる重要な要因であり，食習慣や運動習慣の改善による肥満の解消は代謝疾患の病態を改善させる有効な治療手段である．本章では生活習慣病を主とした代謝疾患について解説する．

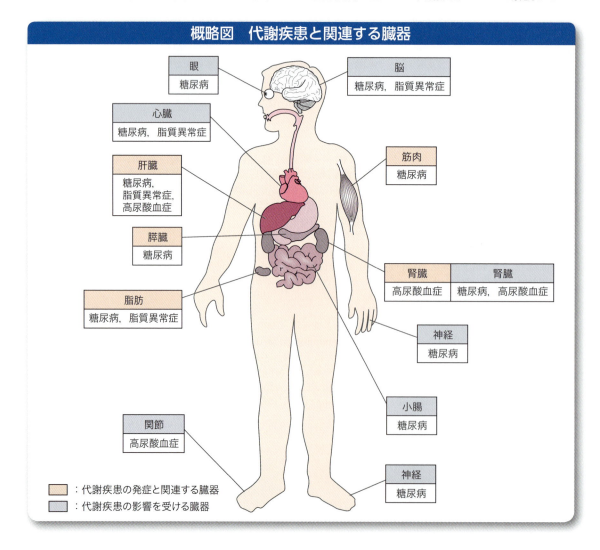

概略図　代謝疾患と関連する臓器

1 病態と症候

1 代謝

　代謝とは，体外から取り入れた物質から他の物質を合成，あるいはエネルギーを産生して利用する生体内の化学反応を意味する．また**代謝学**とは食物の摂取により生体内に生じる，熱，仕事，貯蔵，骨格や臓器の形成などの反応を栄養素別に理解するものである．

　植物は光合成や，根から水分と栄養分を吸収することで自らの細胞に必要な栄養を合成できるが，動物は自分にとって必要な栄養を外部から摂取しなければ，生きていくことができない．つまり，**必要な栄養を摂取すること**が代謝のスタートとなる．食物の消化吸収は消化器系の臓器が担当しており，消化された栄養素の大半は小腸から吸収されて血液中に入り，血液中に入った栄養素のほとんど（例外は脂肪酸）が門脈を経由して肝臓に運ばれる．肝臓は食事によって得た栄養をいったん蓄積し，次の食事までの間に全身の細胞が必要とするエネルギーや栄養素を適宜供給する役目を果たしている．また肝臓はアルブミンをはじめとする各種タンパク質やコレステロール，グリコーゲンなどさまざまな物質を合成しており，さまざまな栄養素の代謝に重要な役割を果たしている．

2 栄養素と代謝疾患

　生きているということは全身の臓器がそれぞれの役割を果たしているということであり，それは臓器を構成する1つ1つの細胞が正常に機能していることに他ならない．細胞を動かすエネルギーの中心はグルコースであり，臓器によっては脂肪酸もエネルギーに利用される．細胞を構成する構造物をはじめ，臓器・組織を形づくっているものの大半はタンパク質から成り立っており，骨ではカルシウム（Ca），リンなどのミネラルも利用されている．生体のホメオスタシスを維持するためには自律神経機能や内分泌機能の維持が必要となるが，これらを調節するためには各種の酵素やホルモンが必要となる．こういった酵素，ホルモンも大半はタンパク質を中心にできている．**代謝疾患**とは，こういったさまざまな栄養素の代謝に障害が生じた結果起こる疾患の総称である．なお，疾患として取り扱うタンパク質の代謝異常はすべて先天性代謝異常であり，これは臨床的には小児科領域の疾患に分類されるため本章では割愛する．

3 肥満とやせ

　現在のわが国は飽食の時代となっているが，生物全体の歴史のなかで「食べものが余る」時代というのはごく限られた短い時間であり，大半は「いかにして飢えをしのぐか」が問題であった．哺乳動物の場合，過剰に摂取したエネルギーは脂肪の形に変換されて，皮下脂肪として貯蔵される．これが過剰になったものが**肥満**である．日本肥満学会から，肥満とは**BMI**（body mass index：体格指数）が25 kg/m^{2}以上と基準が示されている（欧米ではBMI 30 kg/m^{2}以上が肥満に分類されている）．BMIは個人の体重（kg）をその人の身長（m）の二乗で割った値であり，18.5〜25を正常範囲としている．すなわち18.5以下は**やせ**に分類される．このやせのなかでも病的にやせている状態を**るいそう**とよぶ．反対にBMI 25以上を肥満

8章-1　病態と症候　　**189**

●表1 肥満判定と肥満症の診断基準

肥満の定義
脂肪組織に脂肪が過剰に蓄積した状態で,体格指数（BMI＝体重（kg）/身長（m）²）≧25のもの
肥満の判定
身長あたりのBMIをもとに右表のごとく判定する
肥満症の定義
肥満症とは肥満に起因ないし関連する健康障害を合併するか,その合併が予測される場合で,医学的に減量を必要とする病態をいい,疾患単位として取り扱う
肥満症の診断
肥満と判定されたもの（BMI≧25）のうち,以下のいずれかの条件を満たすもの 1）肥満に起因ないし関連し,減量を要する（減量により改善する,または進展が防止される）健康障害を有するもの 2）健康障害を伴いやすい高リスク肥満 　　ウエスト周囲長のスクリーニングにより内臓脂肪蓄積を疑われ,腹部CT検査によって確定診断された内臓脂肪型肥満

文献1より引用.

肥満度分類

BMI（kg/m²）	判定	WHO基準
<18.5	低体重	Underweight
18.5≦～<25	普通体重	Normal range
25≦～<30	肥満（1度）	Pre-obese
30≦～<35	肥満（2度）	Obese class Ⅰ
35≦～<40	肥満（3度）	Obese class Ⅱ
40≦	肥満（4度）	Obese class Ⅲ

ただし,肥満（BMI≧25）は,医学的に減量を要する状態とは限らない.なお,標準体重（理想体重）はもっとも疾病の少ないBMI22を基準として,標準体重（kg）＝身長（m）²×22で計算された値とする.BMI≧35を高度肥満と定義する.

●表2 肥満に起因ないし関連し,減量を要する健康障害

肥満症の診断基準に必須な健康障害
耐糖能障害（2型糖尿病・耐糖能異常など） 脂質異常症 高血圧 高尿酸血症・痛風 冠動脈疾患：心筋梗塞・狭心症 脳梗塞：脳血栓症・一過性脳虚血発作（TIA） 非アルコール性脂肪性肝疾患（NAFLD） 月経異常・不妊 閉塞性睡眠時無呼吸症候群（OSAS）・肥満低換気症候群 運動器疾患：変形性関節症（膝・股関節）・変形性脊椎症,手指の変形性関節症 肥満関連腎臓病
診断基準には含めないが,肥満に関連する健康障害
悪性疾患：大腸がん,食道がん（腺がん）,子宮体がん,膵臓がん,腎臓がん,乳がん,肝臓がん 良性疾患：胆石症,静脈血栓症・肺塞栓症,気管支喘息,皮膚疾患,男性不妊,胃食道逆流症,精神疾患
高度肥満症の注意すべき健康障害
心不全 呼吸不全 静脈血栓 閉塞性睡眠時無呼吸症候群（OSAS） 肥満低換気症候群 運動器疾患

文献1より引用.

とよび,肥満に伴って健康障害を合併している人,すなわち治療が必要な肥満を**肥満症**とよんでいる（表1,2）.統計学的にはBMI 22が健康上最も優れており,疾病の少なさや長寿との関連が示されている.このため,これを理想的な身長・体重バランスと考え,身長に対してBMIが22となる体重を**標準体重**とよんでいる.

2 フィジカルアセスメントと臨床検査

1 身体計測

　日常診療で遭遇する代謝疾患は，ほとんどが**生活習慣病**に含まれる．生活習慣病の特徴は，発症初期には自覚症状がなく，肥満・過食・運動不足などによって病態が悪化し，進行すると心臓病や脳卒中など，動脈硬化性疾患の誘因となる点である．

　無症状である人に治療の必要性を説明しても，大半の人は病院受診の必要性を理解できない．このため，生活習慣病と関連する検査項目は健康診断の基本項目に含まれ，血液検査，尿検査などから疾患の早期発見が行われている（図1）．詳しくは後述するが，肥満は多くの生活習慣病を悪化させる要因となっており，**身体計測**による肥満の検出は生活習慣病発見の第一歩といえる．

　また近年，BMIから算出される肥満の他に，立位でヘソの高さの腹囲を測定することから検出される内臓脂肪蓄積にも注目が集まっている．正常な機能をもつ脂肪は皮下組織に蓄積すると考えられており，**内臓脂肪**とよばれる腹腔内臓器の周辺に蓄積した脂肪は異所性脂肪ともよばれ，本来の脂肪細胞とは異なる機能を発現する．同様のことは肝臓や筋肉に蓄積した脂肪にもあてはめることができ，これらの蓄積と代謝疾患や動脈硬化の発症は密接に関連している．

2 血液検査

　基本的に健康診断は前日の夕食を21時までにすませ，当日の午前中に少なくとも10時間以上絶食した状態で実施される．この条件（空腹時）での血液検査では血清脂質値（中性脂肪，LDLコレステロール，HDLコレステロール），尿酸などの異常を発見できる．糖尿病は，空腹時血糖値が高ければ発見可能であるが，初期や軽症の糖尿病では空腹時血糖値は正常で，食後血糖値にのみ異常がみられる例も多く存在する．このため血糖値の平均を反映するとされるヘモグロビン（Hb）A1cを測定したり，75gブドウ糖負荷試験を行って，糖負荷後の血糖値に異常がないか判断する．

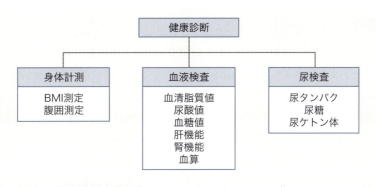

●図1　健康診断と測定値

3 血糖値

血糖値とは血液中のグルコース濃度を意味するが，糖質を摂取することで血糖値が異常に上昇する状態を耐糖能障害とよぶ．糖質を含む代表的な食品は，米飯，パン，麺類，イモ類などであり，各国の食文化のなかで主食の位置を占めている．これはグルコースが細胞にとって最も重要なエネルギー源だからであり，自動車にとってのガソリンのような役目を果たしている．食事で摂取された糖質は単糖に分解されると小腸から吸収される．吸収された糖質は血中に入ると腸間膜静脈を通って肝門脈に合流する．膵臓は血液中の血糖値の上昇に反応してインスリンを分泌する．分泌されたインスリンも門脈血中に入り，糖質とともに肝臓に流入する．インスリンが十分に分泌されていると，肝細胞は流入してきた糖質をインスリンの作用によって自らの細胞内に取り込み，貯蔵糖であるグリコーゲンへと変化させる．

耐糖能が正常な場合，空腹時血糖値は70〜90 mg/dLであり，食後血糖値は100〜140 mg/dLとされている．これに対して食後の門脈血中の血糖値は1,000 mg/dLを超えるといわれている．肝臓からの流出路である肝静脈中では血糖値は100 mg/dL前後になっており，そこから全身循環するなかでグルコースは個々の細胞にエネルギーとして利用される．肝臓は食事によって得た糖質を，次の食事までの間の全身のエネルギーとして蓄え，血糖値の低下に応じてグルコースを放出する．耐糖能障害や糖尿病ではインスリンの作用不足から，この肝臓での糖の取り込みが十分に行われず，食後に高血糖が起こりやすくなる．一定の基準値を超えた耐糖能障害を，基準値別に境界型糖尿病や糖尿病と診断する．

4 ブドウ糖負荷試験

耐糖能を定量的に評価する方法として75 gブドウ糖負荷試験がある．ブドウ糖負荷試験は10時間以上絶食した状態で，午前中に検査を実施する．まず空腹状態で採血を行い，次いで検査用の75 gブドウ糖液を服用する．服用後30分，60分，120分に採血を行って血糖値を測定し，糖尿病の診断に利用する．空腹時血糖値100 mg/dL未満かつ2時間値140 mg/dL未満を正常型，空腹時血糖値126 mg/dL以上または2時間値200 mg/dL以上を糖尿病型と判定する．空腹時血糖値100〜109 mg/dLを正常高値，空腹時血糖値110 mg/dL以上125 mg/dL以下または2時間値140 mg/dL以上200 mg/dL未満を境界型と判定する．また血糖値と同時にインスリン値を測定することで血糖上昇に反応するインスリン分泌能を評価することができる．

5 HbA1c

ヘモグロビンA1c（HbA1c）は糖化Hbともよばれ，赤血球に存在する血色素Hbにグルコースが非酵素的に結合したものをあらわす．血糖値が正常な場合およそ5％のHbに糖が結合しているといわれており，高血糖状態が長く続くと糖化Hbの割合は増加する．またこの酵素を介さない糖の結合は一度結合すると赤血球が寿命を迎えて分解されるまで離れることはないといわれている．赤血球は骨髄で産生され，約120日で寿命となって脾臓で分解される．この間に高血糖があると糖化されるHbの数が増えることになり，HbA1cは過去1〜2カ月の血糖値の平均的な状態を反映する．後述するように糖尿病に伴う合併症のなかには，このHbA1cの値と合併症の発症頻度が関連することが示されている．

3 疾患

1 糖尿病

1）疾患概念

　糖尿病はインスリンの作用不足による慢性の高血糖状態を主徴とする代謝症候群と定義される．インスリンの作用不足には，インスリン分泌が絶対的に不足する状態の**インスリン分泌不全**と，インスリンが分泌されているにもかかわらず高血糖をきたす状態の**インスリン抵抗性**の2つの状態が存在する．つまり糖尿病は単一の原因によって生じる単一の疾患ではなく，複数の成因によって高血糖をきたす疾患の集まりであるといえる．糖尿病は表3のように分類される．どの成因に分類されても，慢性的に高血糖をきたすことには変わらず，この慢性の高血糖状態を放置すると糖尿病特有の合併症を発症しやすくなる．糖尿病特有の合併症とは，**網膜症，腎症，末梢神経障害**の3つであり，これらは慢性的な高血糖によって細小血管に閉塞や出血，細胞の機能障害が生じて発症すると考えられている．この他に糖尿病では動脈硬化性疾患の合併，感染症なども多くなることが知られており，手術などの侵襲性の高い治療を行う際には高血糖を是正しておかないと感染症や縫合不全など，手術に関連する合併症が多くなる．

　糖尿病の診断手順は表4のようになっており，空腹時血糖もしくは随時血糖で高血糖を確認することで，診断が確定する．わが国では糖尿病の患者数は1950年以降急速に増えている．はじめて患者数の実態調査が行われた1997年は糖尿病が強く疑われる人が690万人，糖尿病の可能性が否定できない人が650万人だったのに対し，2012年では糖尿病が強く疑われる人が950万人，糖尿病の可能性が否定できない人が1,100万人となっている．これは，1950年の推定患者数のおよそ40倍である．

●表3　糖尿病と糖代謝異常*の成因分類

Ⅰ．1型（膵β細胞の破壊, 通常は絶対的インスリン欠乏に至る）
A．自己免疫性
B．特発性
Ⅱ．2型（インスリン分泌低下を主体とするものと, インスリン抵抗性が主体で,それにインスリンの相対的不足を伴うものなどがある）
Ⅲ．その他の特定の機序, 疾患によるもの
A．遺伝因子として遺伝子異常が同定されたもの （1）膵β細胞機能にかかわる遺伝子異常 （2）インスリン作用の伝達機構にかかわる遺伝子異常 B．他の疾患, 条件に伴うもの （1）膵外分泌疾患 （2）内分泌疾患 （3）肝疾患 （4）薬剤や化学物質によるもの （5）感染症 （6）免疫機序によるまれな病態 （7）その他の遺伝的症候群で糖尿病を伴うことの多いもの
Ⅳ．妊娠糖尿病

注：現時点では上記のいずれにも分類できないものは分類不能とする．
*一部には, 糖尿病特有の合併症を来たすかどうかが確認されていないものも含まれる.
文献2より引用.

●表4　糖尿病の診断手順

臨床診断

1) 初回検査で，①空腹時血糖値≧126 mg/dL，②75 gOGTT2 時間値≧200 mg/dL，③随時血糖値≧200 mg/dL，④HbA1c（NGSP）≧6.5％のうちいずれかを認めた場合は，「糖尿病型」と判定する．別の日に再検査を行い，再び「糖尿病型」が確認されれば糖尿病と診断する*．但し，HbA1cのみの反復検査による診断は不可とする．また，血糖値とHbA1cが同一採血で糖尿病型を示すこと（①～③のいずれかと④）が確認されれば，初回検査だけでも糖尿病と診断してよい．

2) 血糖値が糖尿病型（①～③のいずれか）を示し，かつ次のいずれかの条件がみたされた場合は，初回検査だけでも糖尿病と診断できる．
　・糖尿病の典型的症状（口渇，多飲，多尿，体重減少）の存在
　・確実な糖尿病網膜症の存在

3) 過去において，上記1）ないしは2）の条件がみたされていたことが確認できる場合には，現在の検査値が上記の条件に合致しなくても，糖尿病と診断するか，糖尿病の疑いを持って対応する必要がある．

4) 上記1）～3）によっても糖尿病の判定が困難な場合には，糖尿病の疑いをもって患者を追跡し，時期をおいて再検査する．

5) 初回検査と再検査における判定方法の選択には，以下に留意する．
　・初回検査の判定にHbA1cを用いた場合，再検査ではそれ以外の判定方法を含めることが診断に必須である．検査においては，原則として血糖値とHbA1cの双方を測定するものとする．
　・初回検査の判定が随時血糖値≧200 mg/dLで行われた場合，再検査は他の検査方法によることが望ましい．
　・HbA1cと平均的な血糖値とが乖離する可能性のある疾患・状況の場合には，必ず血糖値による診断を行う．

疫学調査

糖尿病の頻度推定を目的とする場合は，1回だけの検査による「糖尿病型」の判定を「糖尿病」と読み替えてもよい．なるべくHbA1c（NGSP）≧6.5％あるいはOGTT 2時間値≧200 mg/dLの基準を用いる．

検診

糖尿病およびその高リスク群を見逃すことなく検出することが重要である．スクリーニングには血糖値，HbA1cのみならず，家族歴，肥満などの臨床情報も参考にする．

*ストレスのない状態での高血糖の確認が必要である．
文献2より引用．

2）1型糖尿病

❶ 病態

　1型糖尿病はインスリン産生細胞である膵臓のβ細胞が，自己免疫反応あるいは特発性に破壊され，インスリン分泌能が極端に低下もしくは枯渇した状態である．インスリンの主な生理作用は，①肝臓に作用して門脈から運ばれてくるグルコースを肝細胞に取り込ませる，②筋肉に作用して血液中のグルコースを筋細胞に取り込ませる，③過剰なグルコースを脂肪に変えて脂肪組織に蓄積させる，などである．グルコースは細胞にとって最も重要なエネルギーであり，おのおのの細胞はインスリンが作用することで効率よく血液中のグルコースを自分の細胞内へ取り込むことが可能となる．1型糖尿病ではこのインスリン作用が絶対的に不足してしまうため，インスリンを補充しないと容易に高血糖になってしまう．またグルコースをエネルギーとして利用できなくなるため，脂肪やタンパク質を分解してエネルギー源とする反応が生じやすくなる．このため，インスリンの補充が絶対的に不足した状態の1型糖尿病では筋肉や脂肪の分解が進みやすく，体重減少をきたす病態に陥りやすくなる．

❷ ケトアシドーシス

　脂肪は分解されるとその過程でケトン体[※1]を生じる．ケトン体は酸性の物質であり，血中に蓄積すると血液を酸性にしてアシドーシスを引き起こす．ケトン体蓄積によるアシドーシスをケトアシドーシスとよぶが，1型糖尿病では急性合併症としてしばしばこのケトアシドーシスに遭遇する．ケトアシドーシスは適切に治療しないと生命予後に影響する重篤な病態と

194　はじめの一歩の病態・疾患学

なりうる．また無治療の1型糖尿病や感冒，胃腸炎などで摂食不良となり，インスリンの補充を停止した状況下でケトアシドーシスは発症しやすくなる．体内のインスリンが絶対的に欠乏し，グルコースをエネルギーとして利用できなくなったときに，脂肪の分解とケトン体の蓄積は起こりやすくなる．インスリンが欠乏すると高血糖になり，浸透圧利尿[※2]から脱水を引き起こす．通常ケトン体は尿中から体外へ排泄されるが，脱水によって尿量が低下するとケトン体を十分に排泄できなくなり，体内への蓄積が生じやすくなる．インスリン不足，高血糖，脱水の悪循環によってケトアシドーシスは生じる．この悪い流れを断ち切るためには，十分な水分，インスリン，グルコースの補給が必要になる．一般的には輸液によってこれらの治療が可能となるため，ケトアシドーシスと診断された場合には直ちに輸液治療を開始する必要がある．

3）2型糖尿病

❶ 遺伝的要因と環境因子

2型糖尿病はインスリンの分泌低下やインスリン感受性の低下（インスリン抵抗性）に相対的インスリン分泌低下が種々の程度に加わってインスリン作用不足をきたし，慢性の高血糖状態にいたる代謝疾患と定義される．2型糖尿病は1型に比べて同一家系内での発症が多くみられ，強い遺伝的要因が存在すると考えられている．実際にいくつかの遺伝子多型と2型糖尿病発症との関連性が示されているが，単一の遺伝子ではなく，複数の遺伝的要因の関連が指摘されている．この遺伝的要因に過食，運動不足，肥満，ストレスなどの環境因子が加わって2型糖尿病は発症すると考えられている．わが国では1型と2型の患者比は1型5％，2型95％程度と考えられており，大半が2型糖尿病である．2型糖尿病の発症に遺伝的要因が重要であることは前述したが，第二次世界大戦後の70年間で患者数が40倍に増えた現象は遺伝子の変化ではなく，**生活習慣の変化**によるところが主な要因と考えられている．実際には獣肉，脂質，精白米や精白小麦の摂取量が増え，交通や機械化の発達による身体活動量の低下，肥満者の増加，夜型の生活，朝食を欠食する生活習慣などが糖尿病患者数の増加に関連していると考えられている（表5）．

❷ インスリン抵抗性

2型糖尿病の病態に深く関連する**インスリン抵抗性**は主に肥満によって引き起こされると考えられている．肥満は過剰な脂肪が体に蓄積した状態といえるが，このとき1つ1つの脂肪細胞が肥大化することが知られている．この肥大した脂肪細胞からはインスリン作用を阻害する生理活性物質が分泌されており，このためインスリン抵抗性が亢進した状態では正常血糖値を維持するためにより多くのインスリンが必要となる．生体にはホメオスタシスを維持するための代償機能が備わっており，血糖値が正常値よりも上昇するとインスリンを過剰に分泌することで血糖値を正常範囲内に収めようとする代償反応が生じる．膵β細胞はインスリンを過剰に分泌して代償を果たしているが，糖尿病患者では膵β細胞の質，量が経年的に低下すると考えられており，この代償が破綻したときが糖尿病を発症するときといわれている．

※1　飢餓状態など，グルコースをエネルギーとして利用できないときに肝臓では脂肪を分解してエネルギーに利用する．この代謝経路で生成される物質はβヒドロキシ酪酸，アセト酢酸，アセトンであり，これらを総称してケトン体とよぶ．

※2　高血糖は血清の浸透圧を上昇させる．血清浸透圧が高いと腎尿細管では高浸透圧の原尿が生成され，これが尿細管細胞から水分を尿中へ引き出す利尿作用が生じ，尿量が増加する．

●表5　糖尿病の比較

	1型糖尿病	2型糖尿病
成因	自己免疫異常を基礎にした膵β細胞の破壊により絶対的なインスリン欠乏にいたる	インスリン分泌低下にインスリン抵抗性が加わり，インスリン作用不足が生じる
分類	自己免疫性 特発性	インスリン分泌低下が主体のもの インスリン抵抗性が主体のもの
病態	インスリン依存状態となることが多い	インスリン非依存状態が多いが，糖尿病昏睡を発症する場合もある
自己抗体	抗GAD抗体などの陽性率が高い	陰性
遺伝的要因	少ない	多い
発症形式	急激な発症が多い	緩徐に発症する
発症年齢	25歳以下が多い	40歳以上が多い
HLA	特異的な型を認める	特異的な型を認めない
肥満	少ない	多い

❸ 高インスリン血症・グルカゴン分泌異常

　2型糖尿病患者では食事を摂取した直後の早期インスリン分泌反応が低下することが知られている．この分泌の遅れは，食後の高血糖を引き起こす．高血糖は膵臓に対してインスリン分泌刺激となるため，2型糖尿病では遅れてインスリンの追加分泌が起こる**遅延過大反応**がしばしば観察される．この現象は肥満者でより顕著に観察され，アジア人よりも欧米人で多くみられる．インスリン分泌能には人種差があり，アジア人は欧米人に比べてインスリン分泌能が低いことが知られている．2型糖尿病でみられる高血糖を是正するためのインスリン遅延過大反応は，結果的に高インスリン血症を引き起こす．先述したようにインスリンは血糖値を低下させるだけではなく，脂肪合成を促進する働きがある．高インスリン血症は肥満を助長しやすい状態であり，これに過食が重なるとさらに肥満は悪化する．また，高インスリン血症は動脈硬化病変の形成に促進的に作用することが動物実験などで示されており，肥満−高血糖−高インスリン血症の連関は動脈硬化促進の悪循環を形成する．

　2型糖尿病ではグルカゴン分泌の異常が生じる．グルカゴンは膵α細胞から分泌され，血糖値を上昇させる働きのあるホルモンである．健常者では食事の摂取によってグルカゴン分泌が低下し，血糖上昇に抑制的に反応することが知られている．一方，糖尿病患者では食後のグルカゴン分泌が必ずしも低下せず，奇異的に上昇することも報告されている．これはインスリンの作用不足によって起きていると考えられている．

❹ インクレチン作用低下・迷走神経異常

　2型糖尿病では消化管ホルモンであるインクレチン作用の低下が起こる．インクレチンは小腸のK細胞，L細胞から分泌されるホルモンであり，食事に伴って分泌が亢進することが知られている．K細胞からはGIP（gastric inhibitory peptide），L細胞からはGLP-1（glucagon-like peptide-1）が分泌されている．インクレチンの分泌によって，膵臓からのインスリン分泌が亢進することがわかっており，食後の血糖上昇を調節するメカニズムとして重要と考えられている．2型糖尿病では迷走神経を介した脳と消化管との連携の異常が起こる．迷走神経は第10脳神経であるが，脳細胞と胸腔・腹腔内臓器を直接結びつけており，食事摂取に伴う消化管の変化に反応して，さまざまな刺激を脳から伝達している．高血糖は神経線維

に有害に作用し，糖尿病性末梢神経障害を引き起こす．迷走神経の機能もこの高血糖によって障害されることが知られており，これによって食後の血糖調節機構にも影響が及ぶと考えられている．

4）その他の特定の機序，疾患による糖尿病および妊娠糖尿病

❶ その他の糖尿病

糖代謝やインスリン分泌，インスリン作用に関連する分子機構に遺伝子異常が生じた場合に糖尿病を発症することがある．特定の原因遺伝子が同定されており，遺伝性が確認されている糖尿病は1型，2型とは別に分類されている．膵疾患，肝疾患を合併した場合や，手術によってこれらの臓器を切除した場合，あるいは内分泌疾患（クッシング症候群，先端巨大症，褐色細胞腫など）の合併やステロイド薬など特定の薬剤の使用によっても糖尿病を発症する場合がある．こういった場合も1型，2型とは区別して分類する．

❷ 妊娠糖尿病

妊娠によって母体にかかる負荷は非常に大きく，妊娠中は耐糖能が悪化しやすい状態となる．また母体の高血糖環境は胎児に及ぼす影響が大きく，流産・早産や巨大児による分娩時のトラブルなどのリスクが高血糖によって高まることがわかっている．このため妊娠中の糖代謝異常は通常の糖尿病とは区別することになっている．

妊娠糖尿病（gestational diabetes mellitus：GDM）は，「妊娠中にはじめて発見または発症した糖尿病にいたっていない糖代謝異常」と定義されており，妊娠前から糖尿病と診断されている例や，妊娠中に「明らかな糖尿病」と診断された例はGDMには含まれない．GDMの診断は75 gブドウ糖負荷試験で行い，負荷前血糖値92 mg/dL，1時間値180 mg/dL，2時間値153 mg/dLのいずれか1つでも基準値を超えるとGDMと診断される．GDMと診断されたら，食事療法やインスリン治療によって妊娠経過中の血糖値を可能な限り正常値に近づけることで，胎児に起こりうる妊娠中の合併症リスクを最小限に抑えることを治療目標とする．GDM妊婦の出産後は，耐糖能が正常に戻る場合が多く，出産後に治療を必要とする例は少ない．しかし，GDM既往歴を有する女性は40歳以降に糖尿病を発症する率が高いため，定期的なフォローアップを計画して，糖尿病発症を見逃さないことが重要である．一方，妊娠前から糖尿病と診断されている場合を**糖尿病合併妊娠**とよぶ．糖尿病合併妊娠では，妊娠成立から器官形成期となる初期の8週間に高血糖があると，胎児の奇形合併率が有意に高くなってしまう．このため妊娠前からの十分な血糖コントロールが必要であり，計画妊娠を原則とする．

5）慢性合併症

糖尿病は高血糖をきたす疾患の集まりであり，発症のメカニズムは1型と2型で異なるが，結果的には高血糖に伴う**合併症**が問題となる．1型糖尿病も2型糖尿病も一度発症した患者が治癒することは通常無く，糖尿病と診断されてからは生涯にわたっての疾患管理が必要となる．このため罹病期間が長くなる患者も多く存在し，罹病期間の長期化に伴って，合併症を併発する頻度も高くなる．糖尿病によって起こりやすくなる合併症は大きく2つに分類される（図2）．

❶ 大血管合併症

1つ目は**大血管合併症**とよばれ，これは動脈硬化性疾患と同じものを意味する．代表的な疾

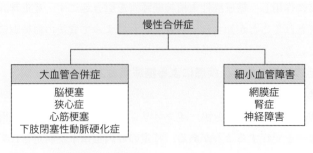

●図2　慢性合併症の特徴

患としては狭心症，心筋梗塞などの虚血性心疾患，脳梗塞などの脳血管疾患，下肢閉塞性動脈硬化症などの末梢動脈疾患があり，どれも発症すると生命予後に影響する重篤な病状となりうる．これらの疾患は糖尿病以外にも高血圧，脂質異常症，肥満，喫煙などが原因になることがあり，糖尿病に特有の合併症ではない．ただし，動脈硬化性疾患を発症した患者は糖尿病を合併する頻度が非常に高く，動脈硬化の原因として糖尿病は非常に重要な位置を占めている．糖尿病の治療目標は血糖値を正常値に近づけることであるが，糖尿病患者の大血管合併症予防には血糖コントロールの他に肥満の是正，血圧のコントロール，血清脂質値のコントロール，禁煙指導などが重要とされている．

❷細小血管障害

　2つ目の慢性合併症は**細小血管障害**とよばれ，具体的には**網膜症**，**腎症**，**神経障害**があげられる．細小血管障害は糖尿病に特有の合併症といわれており，糖尿病三大合併症ともいわれる．この三大合併症の予防には血糖値の管理が重要となる．

　糖尿病性網膜症は眼底の網膜に血管閉塞と出血が起こる疾患であり，放置するとくり返す眼底出血から視力が低下し最悪の場合，失明にいたることもある．現在わが国では失明の原因の第2位に糖尿病性網膜症がある．

　糖尿病性腎症は腎臓の糸球体に障害が起こる病態であり，初期には尿中微量アルブミンの出現が特徴となる．進行するとタンパク尿を伴うようになり，さらに進行すると慢性腎不全にいたって腎代替療法（血液透析，腹膜透析，腎移植など）が必要となる．現在わが国では，新規血液透析導入の原因の第1位を糖尿病性腎症が占めている．

　糖尿病性神経障害は末梢神経に障害が起こる合併症であり，末梢神経のなかでは知覚神経と自律神経に障害が生じる．初期の神経障害では，足底や足趾の知覚低下が起こり，身体所見としてはアキレス腱反射の消失が特徴的である．神経障害には網膜症や腎症のような末期の病態は存在しないが，知覚神経障害が進行すると極度の知覚障害から神経障害性疼痛にいたり，自立神経障害が進行すると極度の自律神経障害によって起立性調節障害（立ちくらみ），不整脈，交代性便通障害（便秘と下痢をくり返す）などが起こりやすくなる．また知覚神経障害は下肢に発症しやすく，下肢の動脈の血流障害と相まって，糖尿病性足病変，足壊疽の原因となり，場合によっては下肢切断の原因ともなる．神経障害は糖尿病の三大合併症のなかでは最も早期に出現し，最も頻度が高いといわれている．

目標	コントロール目標値[注4]		
	血糖正常化を目指す際の目標[注1]	合併症予防のための目標[注2]	治療強化が困難な際の目標[注3]
HbA1c（%）	6.0未満	7.0未満	8.0未満

●図3　血糖コントロールの目標

治療目標は年齢，罹病期間，臓器障害，低血糖の危険性，サポート体制などを考慮して個別に設定する．
注1）適切な食事療法や運動療法だけで達成可能な場合，または薬物療法中でも低血糖などの副作用なく達成可能な場合の目標とする．
注2）合併症予防の観点からHbA1cの目標値を7％未満とする．対応する血糖値としては，空腹時血糖値130 mg/dL未満，食後2時間血糖値180mg/dL未満をおおよその目安とする．
注3）低血糖などの副作用，その他の理由で治療の強化が難しい場合の目標とする．
注4）いずれも成人に対しての目標値であり，また妊娠例は除くものとする．
文献3より引用．

❸ 慢性合併症の同定

　これらの慢性合併症は**慢性**とよばれるだけあって，長い経過のうえに進行する．血糖値の上昇は軽度の場合，自覚症状として感じることはないため初期の糖尿病は検査をしなければ発見することは不可能である．このため2型糖尿病の正確な発症時期はほとんどの患者で確定困難であり，毎年健康診断を受けている人で，適切な時期に75 gブドウ糖負荷試験を実施できた場合にのみ正確な発症時期を同定できる．1型糖尿病は無治療でいると1〜数カ月以内に激しい口渇や急激な体重減少，ケトアシドーシスによる意識障害などを発症することが多く，発症後の比較的早い時期に病院を受診する機会が多くなる．このため1型糖尿病ではおよその発症時期が推定可能となる場合が多い．慢性合併症は糖尿病発症後に無治療で放置した場合5〜10年くらいで出現しはじめ，20〜30年くらい放置すると末期的な状態になると考えられている．軽症の合併症では適切な治療によって発症前の状態に回復可能であるが，進行した合併症では不可逆的な変化が生じてしまい，回復困難となる．そしてこれらの合併症は糖尿病治療を適切に行っていれば，予防可能であることが臨床試験で証明されている．したがって，糖尿病診療は早期発見，早期治療と，治療を中断しないことが非常に重要となる（図3）．

6）急性合併症

　慢性合併症と異なり，**急性合併症**は比較的短期間で発症する．糖尿病発症時および治療中に起こりうる急性合併症には，**糖尿病性ケトアシドーシス**，**高血糖高浸透圧症候群**，**乳酸アシドーシス**，**低血糖性昏睡**があげられ，これらはすべて重症化すると意識障害をきたす重篤な病態となる．

　糖尿病性ケトアシドーシスは前述したようにインスリンが絶対的に不足した状況で発生する．したがって1型糖尿病で発症しやすい急性合併症といえる．病態としては高血糖，脱水，血中・尿中のケトン体上昇がみられ，身体徴候としては脱水所見の他に呼気のアセトン臭や

●表6　低血糖の症状

血糖値（mg/dL）		症状
40〜50	副交感神経反応期	空腹感，悪心，あくび
35〜40	大脳機能減退期	あくび，だるい，無表情，会話の停滞
30〜35	交感神経反応期	冷や汗，頻脈，腹痛，ふるえ，顔面蒼白・紅潮
25〜30	低血糖昏睡前期	奇異行動，意識喪失
20〜25	低血糖昏睡期	けいれん，昏睡

クスマウル呼吸（3章参照）が特徴である．発症時の状況にもよるが，病態が急激に悪化することもあり，1日で意識障害にいたることもある．

　高血糖高浸透圧症候群は主に2型糖尿病で生じる急性合併症である．血中にインスリンが残存するためケトン体産生亢進は起こらないが，著しい高血糖をきたし，高度の脱水を呈する．脱水症状を自覚しにくい高齢者に起こりやすく，感染症やステロイド薬の投与，高カロリー輸液などが加わったときに起こりやすい．通常は数日間かかって異常高血糖にいたり，病態が形成されるといわれている．

　乳酸アシドーシスは，糖尿病治療薬の1つであるビグアナイド薬を服用している患者で起こりうる急性合併症である．高齢者，腎機能低下者，肝機能低下者，心機能低下者がビグアナイド服用中に感染症や脱水を併発した際に起こりやすいといわれている．血液中に乳酸が異常に蓄積して，アシドーシスを引き起こし，ショックや多臓器不全をきたす場合がある．

　低血糖性昏睡はインスリンやスルホニル尿素薬（SU薬）を治療薬として使用している患者に起こりうる合併症である．ヒトの体には血糖値を一定に保とうとする恒常性機能が備わっており，血糖値が低下するとグルカゴン[※3]やコルチゾール[※4]，アドレナリン[※5]など，血糖上昇作用を有するホルモンが分泌されて血糖値を維持しようとする生理的な反応が生じる．しかし治療薬によって血糖値を低下させた場合には，薬理作用が生理作用を上回ってしまう場合があり，過度に血糖値が低下することがある．低血糖の症状は多彩で，軽いものは空腹感から重篤になると意識障害をきたすものまである（表6）．近年の血糖持続測定器の普及によって，低血糖を本人が認識していない無自覚低血糖の頻度が予想されていた以上に高頻度であることが報告されている．わが国では糖尿病患者の高齢化が進んでおり，高齢者の低血糖は認知症リスクを高めると報告されていることから，高齢患者における低血糖予防は，糖尿病治療において重要な課題となっている．

2 脂質異常症

1）疾患概念

　血清脂質値に異常をきたす疾患を**脂質異常症**とよぶ．以前は「高脂血症」という名称が一般的であったが，低比重リポタンパク質コレステロール（LDL-C）の測定が普及したことで，

※3　膵臓のα細胞から分泌されるホルモン．肝臓からグルコースを放出させる作用があり，血糖値を上昇させる．
※4　副腎皮質から分泌されるステロイドホルモン．血糖上昇，血圧上昇，ナトリウム貯留作用などがある．
※5　副腎髄質から分泌されるアミン型ホルモン．強力な血圧上昇作用を有しており，昇圧剤として治療薬にも使用される．

●表7　脂質異常症診断基準（空腹時採血）※

LDL コレステロール	140 mg/dL 以上	高 LDL コレステロール血症
	120～139 mg/dL	境界域高 LDL コレステロール血症※※
HDL コレステロール	40 mg/dL 未満	低 HDL–コレステロール血症
トリグリセライド	150 mg/dL 以上	高トリグリセライド血症
Non-HDL コレステロール	170 mg/dL 以上	高 non-HDL コレステロール血症
	150～169 mg/dL	境界域高 non-HDL コレステロース血症※※

※　10時間以上の絶食を「空腹時」とする．ただし水やお茶などカロリーのない水分の摂取は可とする．
※※スクリーニングで境界域高 LDL–C 血症，境界域高 non-HDL–C 血症を示した場合は，高リスク病態がないか検討し，治療の必要性を考慮する．
・LDL–C は Friedewald 式（TC－HDL–C－TG/5）または直接法で求める．
・TG 値が 400 mg/dL 以上や食後採血の場合には non-HDL–C（TC－HDL–C）か LDL–C 直接法を使用する．ただしスクリーニング時に高 TG 血症を伴わない場合は LDL–C との差が＋30 mg/dL より小さくなる可能性を念頭においてリスクを評価する．
文献4より引用．

LDL-Cと高比重リポタンパク質コレステロール（HDL-C）を別々に評価するようになり，HDL-Cが異常に低い病態も含む疾患として，「脂質異常症」とよばれるようになった（表7）．

　生体内に存在する主な脂質はコレステロール，中性脂肪（トリグリセリド，TG），遊離脂肪酸，リン脂質などがある．生体内における脂質の主な役割は，コレステロールは細胞膜の構成成分，胆汁酸の前駆物質，ステロイドホルモンの前駆物質として機能しており，中性脂肪は貯蔵エネルギーとして，リン脂質は細胞膜の成分として機能している．このなかで疾患としてガイドラインに取り上げられているものは，コレステロールと中性脂肪である．脂質とは文字通り「あぶら」であり，水溶性の液体である血液中にはそのまま溶け込むことができない．このため，血中に存在する脂質は水とも油とも親和性をもつ，両極性のタンパク質と結合することでミセル※6をつくり，血液中に存在することができるようになる．脂質と結合するタンパク質はアポタンパク質とよばれ，アポ A，アポ B，アポ C，アポ E などがある．アポタンパク質と脂質が結合した状態をリポタンパク質とよび，このリポタンパク質は密度によって，カイロミクロン，超低比重リポタンパク質（VLDL），中間比重リポタンパク質（IDL），低比重リポタンパク質（LDL），高比重リポタンパク質（HDL）の5つに分類されている．

2）脂質異常症と動脈硬化

　心臓病や脳卒中の原因となる動脈硬化の病変部分には粥腫（アテローム）とよばれる，コレステロールや中性脂肪などの脂質を含む蓄積物が存在することが古くから知られている．これは血管壁の内膜下に入り込んだ脂質をマクロファージ※7が貪食して形成されると考えられている．この粥腫のできやすさや，心臓病の発症率などは血液中のLDL-C濃度が高いほど頻度が高くなり，HDL-C濃度が低いほど頻度が高くなることがわかっている．またTGが高い場合にも動脈硬化は多くなる．重要なことは，これらの異常値を治療することで心臓病や脳卒中の発症頻度を抑制することが，数多くの臨床試験で確認されていることである．特に

※6　疎水性である脂質に両極性のタンパク質が結合し，外側を親水性，内側を疎水性とすることで水のなかにすみやかに分散する水溶性粒子となった状態．コロイドの一種で，細胞膜から容易に取り込まれる状態になる．
※7　白血球のなかの単球から分化する貪食細胞．血管内皮下に蓄積して変性した脂質を貪食して泡沫化し，粥腫形成に至るといわれている．

8章-3　疾患　201

●表8　成人（15歳以上）家族性高コレステロール血症ヘテロ接合体の診断基準

| 高LDL-C血症（未治療時のLDL-C値180 mg/dL以上） |
| 腱黄色腫（手背，肘，膝などまたはアキレス腱肥厚）あるいは皮膚結節性黄色腫 |
| FHあるいは早発性冠動脈疾患の家族歴（2親等以内） |

・続発性脂質異常症を除外したうえで診断する．
・2項目異常でFHと診断する．FHヘテロ接合体疑いは遺伝子検査による診断が望ましい．
・皮膚結節性黄色腫に眼瞼黄色腫は含まない．
・アキレス腱肥厚はX線撮影により9 mm以上にて診断する．
・LDL-Cが250 mg/dL以上の場合，FHを強く疑う．
・すでに薬物治療中の場合，治療のきっかけとなった脂質値を参考にする．
・早発性冠動脈疾患は男性55歳未満，女性65歳未満と定義する．
・FHと診断した場合，家族についても調べることが望ましい．
・この診断基準はホモ接合体にも当てはまる．
文献4より引用．

LDL-Cの異常値と動脈硬化性粥腫の大きさ，冠動脈疾患の発症頻度，脳梗塞の発症頻度などは臨床的に強い関連性が示されており，治療によってLDL-C値を低下させるほど，これらの疾患の頻度は低下することがわかっている．こういった臨床成績からLDL-Cのことを悪玉コレステロール，HDL-Cのことを善玉コレステロールといったよび方をすることもある．

3）遺伝性の脂質異常症

　　脂質異常症には遺伝性の疾患があり，優性遺伝の疾患は両親のどちらかに疾患が存在すると，それが子に受け継がれる可能性が非常に高くなる．病型はLDL-Cが高くなるもの，TGが高くなるもの，LDL-CとTGの両者が高くなるものなどさまざまであり，特定の遺伝子の異常が同定されているものと，遺伝性はあるが責任遺伝子は未確定のものがある．また血清脂質値は食事，運動の影響を受けやすく，特にTGは検査直前の食事の影響を受けやすい．このため，TGを評価する場合には10時間以上の絶食条件で検査されているか，必ず確認する必要がある．脂質異常症は通常，自覚症状がみられず，検査によってのみ発見可能であるが，遺伝子異常が同定されている家族性高コレステロール血症（familial hypercholesterolemia：FH）や家族性Ⅲ型高脂血症[※8]では，眼瞼，手背，肘，臀部，膝，アキレス腱などに脂肪が蓄積する黄色腫を認めることがあり，診断の補助になる場合がある．

4）家族性高コレステロール血症

　　脂質異常症を診断，治療する最も重要な意義は，将来の動脈硬化性疾患の発症を予防することであり，早期発見，早期治療が重要である．2015年の国民健康栄養調査で，総コレステロール値が240 mg/dLを超えている人の割合は，男性9.8％，女性17.8％となっており，TGの異常を合わせるとわが国には1,000万人以上の脂質異常症患者が存在すると推測される．なかでもFHは常染色体優性遺伝をきたすことがわかっており，冠動脈疾患を発症する頻度が高いため，動脈硬化性疾患予防ガイドラインにおいても重要視されている（表8）．FHはLDL-Cを肝細胞内に取り込むLDL受容体もしくはそれに関連した遺伝子の異常によって生じる疾患であることが解明されており，対立する遺伝子の片方に変異が存在するヘテロ型と両方に変異が存在するホモ型がある．わが国ではヘテロ型の頻度は500人に1人，ホモ型の

[※8]　LDL-C，TGともに高値となる遺伝性の高脂血症．アポタンパク質Eの遺伝子型の違いによって発症し，血中にIDL-Cが増えやすく，動脈硬化が起こりやすい病態となる．

202　　はじめの一歩の病態・疾患学

頻度は100万人に1人といわれており，日本全体の患者総数は30万人以上と考えられている．ヘテロ型のLDL値は150～420 mg/dL，ホモ型のLDL値は500～900 mg/dLとなり，ヘテロ型では，10代後半から角膜輪や黄色腫が現れ，30歳までに約半数の患者に症状が出現する．無治療の場合，冠動脈疾患は男性で30～50歳，女性で50～70歳で出現する．ホモ型では出生時より著しい高LDL血症を呈し，乳幼児期より皮膚黄色腫，角膜輪などがみられ，小児期より全身の動脈硬化が進行する．ヘテロ型では強力な薬物療法，ホモ型では透析膜を用いたLDL吸着療法（アフェレーシス）が必要になる．

3 高尿酸血症と痛風

1）高尿酸血症

尿酸はヒトの体内においてはプリン体の最終代謝産物として存在する．プリン体はアデニンやグアニンなどの核酸塩基を構成する有機化合物であり，DNAやRNAの構成成分である．すなわち，プリン体は細胞の核内に多く存在しており，細胞が大量に壊れるような状況や，肉や魚など細胞成分をたくさん含む食品を多く摂取したときに血液中のプリン体，尿酸は上昇しやすくなる．また遺伝的な体質として，尿酸の産生が亢進している人，尿酸の代謝・排泄が低下している人で**高尿酸血症**は起こりやすくなる．すなわち遺伝的な素因を有している人に肥満，過食，大量飲酒などが重なったときに高尿酸血症は起こりやすくなる．高尿酸血症，痛風は女性に比して男性で頻度が高く，男女比は10～20：1といわれている．日本痛風・核酸代謝学会による診断基準では男女を問わず，血清尿酸値7.0 mg/dL以上を高尿酸血症としている．

2）痛風

痛風は関節内に蓄積した尿酸塩が炎症を引き起こすことで生じる関節炎であり，主に足の小関節に起こる．原因として高尿酸血症があり，高尿酸血症の状態が持続することで関節内に尿酸塩の結晶が蓄積し，何らかの誘因でこの結晶が炎症反応を引き起こしたときが痛風発作となる．痛風による関節炎は激痛を伴い，消炎鎮痛剤による治療が必要となる．また，高尿酸血症は腎臓に負担をかけ，慢性腎臓病（痛風腎）や尿路結石の原因となる．このため適切な治療（生活習慣改善と薬物）を必要とする．

4 肥満症

前述したようにわが国ではBMI 25 kg/m²以上を肥満に分類し，これに健康障害を伴うと肥満症と診断している．多くの肥満症患者は単純性肥満であり，生活習慣改善が治療の中心となるが，二次的に肥満をきたす疾患も存在する．二次性肥満をきたす代表的なものには，内分泌性，遺伝性，中枢性（視床下部性），薬剤性などが存在する．内分泌性肥満には，クッシング症候群，甲状腺機能低下症，偽性副甲状腺機能低下症，インスリノーマなどがあり，遺伝性肥満にはプラダー・ウィリー症候群[9]，バルデー・ビードル症候群[10]などがある．中枢性肥満には前頭葉の外傷によるものやフレーリッヒ症候群[11]，頭蓋咽頭腫などある．肥満をきたしやすい薬剤にはステロイド薬，インスリンをはじめとする数種類の糖尿病治療薬，エストロゲン製剤，抗精神病薬などがある．

5 メタボリックシンドローム

　肥満がインスリン抵抗性の原因となることは前述したが，なかでも腹腔内臓器への脂肪の蓄積（内臓脂肪）が動脈硬化性疾患の発症と強く関連することが明らかとなっている．このため，内臓脂肪に着目した病態として，**メタボリックシンドローム**の概念が提唱され，わが国の特定健診においても診断基準に取り入れられている．わが国におけるメタボリックシンドロームの診断基準を表9に示すが，この基準は欧米と異なり，日本独自のものとなっている．特徴は，男女ともにヘソの高さの腹部横断面において内臓脂肪面積が$100 \ cm^2$となる腹囲をCTスキャンを用いて策定した点であり，女性は皮下脂肪が多いことから，腹囲の基準は男性が85 cmに対して女性90 cmとなっている．この内臓脂肪蓄積の基準値に加えて，血圧，脂質，血糖値のいずれか2項目が基準に該当した場合，メタボリックシンドロームと診断される．過去の疫学調査から，メタボリックシンドロームと診断された人が動脈硬化性疾患を発症するリスクは，メタボリックシンドロームの基準に全く該当しない人に比べて30〜60倍高くなることがわかっており，動脈硬化の高リスク群を早期に検出する目的で特定健診は実施されるようになった．また，メタボリックシンドロームは早期の保健指導によって内臓脂肪肥満を改善すると動脈硬化リスクが軽減することもわかっていることから，特定健診実施の意義があると考えられている．現在，特定健診は40歳以上75歳未満で受診が義務付けられており，男性では受診者の約半数が腹囲85 cmを超えていることがわかっている．

6 ビタミン欠乏症，過剰症

　生体内で起こる化学反応のほとんどは酵素が触媒となって，反応を促進させている．一部の酵素では，ビタミンを補酵素として利用することで，その反応を促進させている．ビタミンは食品中に少量含まれる物質であり，摂取必要量も三大栄養素に比べれば少量であるが，生体内では合成できないため，食品からの摂取が不足すると欠乏症に陥ってしまう．表10に各ビタミンの欠乏症，過剰症を示す．

　栄養失調に陥った患者では，ほぼすべての栄養素が不足状態となる．このような患者の治療を開始する場合，一般的にはグルコースを含む輸液を投与し，糖質からエネルギー補充を行うことになる．飢餓状態にグルコースが急激に補充されると，細胞内ではグルコースを利用したエネルギー合成反応が生じるが，この反応が正常に進行するためには，ビタミンB_1，カリウム（K），リン，マグネシウム（Mg）などが必要となる．これらが不足した状態で糖質の補給を急激に行った場合，心不全，不整脈，肝障害などが急速に進行することがある．これをリフィーディング症候群という．したがって慢性的な栄養失調状態の患者を治療する場合には，急激な補正は避け，必要な栄養素を少量から補充することが重要となる．

※9　最も頻度の高い遺伝性肥満で，1万5千人から2万人の出生に1人の頻度とされる．乳幼児期からの筋緊張の低下，高度肥満，発達指数（DQ）低下，知能指数（IQ）低下，性腺発育不全，アーモンド様眼裂，魚様口唇，歯の異常，低身長，短頸，手足の短小化などを伴うことがある．

※10　15万人の出生に1人の割合で発生する常染色体劣性遺伝性肥満．網膜色素変性症，多指症，腎のう胞，進行性腎機能障害，学習障害，性腺機能低下症，低身長を伴うことがある．

※11　視床下部−下垂体に炎症や腫瘍が生じて障害をきたし，肥満と性腺機能低下をきたす症候群．視床下部の腹内側核，傍室核，弓状核など食欲抑制に作用する神経核の機能が障害されて生じる．

204　はじめの一歩の病態・疾患学

●表9　メタボリックシンドローム診断基準

内臓脂肪（腹腔内脂肪）蓄積	
ウエスト周囲径	男性≧85 cm 女性≧90 cm
（内臓脂肪面積　男女とも≧100 cm² に相当）	

上記に加え以下のうち2項目以上	
高トリグリセリド血症 かつ／または 低HDLコレステロール血症	≧150 mg/dL <40 mg/dL
収縮期血圧 かつ／または 拡張期血圧	≧130 mmHg ≧85 mmHg
空腹時高血糖	≧110 mg/dL

*CTスキャンなどで内臓脂肪量測定を行うことが望ましい.
*ウエスト径は立位・軽呼気時・臍レベルで測定する. 脂肪蓄積が著明で臍が下方に偏位している場合は肋骨下縁と前上腸骨棘の中点の高さで測定する.
*メタボリックシンドロームと診断された場合, 糖負荷試験が薦められるが診断には必須ではない.
*高TG血症・低HDL-C血症・高血圧・糖尿病に対する薬剤治療をうけている場合は, それぞれの項目に含める.
*糖尿病, 高コレステロール血症の存在はメタボリックシンドロームの診断から除外されない.
文献5より引用.

●表10　ビタミン欠乏症と過剰症

脂溶性ビタミンの欠乏症, 過剰症		
	欠乏症	過剰症
ビタミンA	皮膚の角化, 夜盲, 角膜乾燥	頭痛, 皮膚の落屑, 脱毛, 筋肉痛, 肝障害
ビタミンD	くる病, 骨軟化症	高カルシウム血症, 腎障害
ビタミンE	溶血性貧血, 網膜の退化	出血傾向
ビタミンK	出血傾向	悪心, 嘔吐, 呼吸困難, 腎障害
水溶性ビタミンの欠乏症, 過剰症		
	欠乏症	過剰症
ビタミンB₁	食欲不振, 無気力, 脚気	頭痛, いらだち, 不眠, 接触性皮膚炎
ビタミンB₂	口角炎, ペラグラ, 舌炎, 陰部皮膚炎	（該当するもの無し）
ナイアシン	ペラグラ	消化不良, 下痢, 肝障害
ビタミンB₆	脂漏性皮膚炎, 口角炎, 舌炎	（該当するもの無し）
葉酸	舌炎, 貧血	神経障害, 発熱, 蕁麻疹
ビタミンB₁₂	貧血	（該当するもの無し）
ビタミンC	壊血病	下痢
パントテン酸	皮膚の異常感覚, 易怒性	（該当するもの無し）

7 骨粗鬆症

　骨の強度は壮年期以降, 加齢とともに低下していくことがわかっている. 骨は骨芽細胞によって新しい骨がつくられ（骨形成）, 破骨細胞によって古い骨が吸収されており（骨吸収）, 新陳代謝をくり返している. この新陳代謝を**リモデリング**とよび, このリモデリングは加齢とともに骨吸収が骨形成を上回るようになる. 女性ホルモンであるエストロゲンには, 破骨

細胞の分化・成熟を抑制する作用があり，閉経期を過ぎて血中のエストロゲン濃度が低下した女性では，破骨細胞の機能が亢進することがわかっている．したがって，個人差はあるが高齢者ほど骨は脆弱になっており，なかには外傷を自覚していないのに骨折をきたしている例が存在する．このような骨折を**脆弱性骨折**とよぶ．WHOでは**骨粗鬆症**について，「骨粗鬆症は，低骨量と骨組織の微細構造の異常を特徴とし，骨の脆弱性が増大し，骨折の危険性が増大する疾患である」と定義している．わが国でも脆弱性骨折をきたしている人はその後の骨折リスクが高いということが確認されている．このためわが国では脆弱性骨折のある例では，骨密度が若年成人平均値（young adult mean：YAM）の80％未満，脆弱性骨折のない例ではYAMの70％未満を骨粗鬆症とする診断基準が定められている．

骨密度の評価には腰椎の椎体，大腿骨頸部，橈骨遠位端などが用いられる．これらの部位はいずれも高齢者の骨折の好発部位であり，この他には上腕骨も高齢者の骨折の好発部位となっている．骨粗鬆症の予防と治療ガイドライン2015年版によると，40歳以上の一般住民では，腰椎の骨粗鬆症は男性3.4％，女性19.2％，大腿骨頸部の骨粗鬆症は男性12.4％，女性26.5％と記載されている．この統計を人口構成にあてはめると，2005年の統計でわが国には1,280万人の骨粗鬆症患者が存在することになり，いずれの部位でも男性よりも女性で多くみられている．

骨の基質を構成する主成分はカルシウム（Ca）であり，Caやビタミン D の不足は骨の脆弱性に関与する．しかし骨粗鬆症の治療については Ca の補充だけでは不十分であり，前述した骨のリモデリングに関与するいくつかの因子を補うことで，骨密度の改善や骨折頻度の減少が報告されている．実際に使用されている治療薬には，女性ホルモン薬，選択的エストロゲン受容体モジュレーター（selective estrogen receptor modulator：SERM），活性型ビタミン D_3，ビタミン K_2，カルシトニン薬，副甲状腺薬，ビスホスホネート薬などがある．

8 必須栄養素とエネルギーの不足による疾患

ヒトの体にとって必要な栄養は，炭水化物，脂質，タンパク質，ビタミン，ミネラルなどがあり，これらはどれが不足しても健康な体を維持することはできない．炭水化物と脂質は細胞を動かすエネルギーとして主に利用され，タンパク質とミネラルは細胞や組織の構造物となる．またタンパク質，ビタミン，ミネラルは生体内の化学反応を触媒する酵素や細胞間の情報を伝達する生理活性物質にも使われている．三大栄養素といわれる炭水化物，タンパク質，脂質の不足はエネルギーの絶対的な欠乏状態となり，体脂肪や筋肉の分解を引き起こす．この状態が長期的に続くと病的なやせである，るいそうにいたる．るいそうは悪性疾患，精神疾患，消化器疾患，内分泌疾患，呼吸器疾患，循環器疾患などさまざまな原因によって起こり，長期化すると白血球・リンパ球の減少による免疫系の障害，徐脈など自律神経の障害，貧血，低アルブミン血症など全身的にさまざまな障害が生じる．三大栄養素に比べると必要量はわずかであるが，ビタミン，ミネラルの欠乏も身体に重篤な障害を引き起こす．ビタミン欠乏症については前述したとおりであり，ナトリウムの欠乏は不整脈や意識障害，カリウムの欠乏は不整脈や筋障害の原因となる．微量元素の欠乏症については**表11**に示すとおりである．

206　はじめの一歩の病態・疾患学

●表11 微量元素の欠乏症

元素名	起こりうる障害
鉄	貧血
ヨウ素	甲状腺機能低下症
亜鉛	皮膚炎，脱毛，味覚異常
銅	貧血，発育遅延，毛髪の角化障害
セレン	心筋症，心不全，横紋筋融解症

4 治療

1 生活指導

日常診療で遭遇する代謝疾患の多くは生活習慣病に該当する．生活習慣病とは文字通り，生活習慣の内容によって病状が改善も悪化もする疾患の集まりで，食事，運動，嗜好品，睡眠，ストレスなどが病状に影響するものであり，一言でいえば「健康的な生活」を心掛けることで病状の改善が期待できるものである．病院において医療スタッフが指導する生活習慣には**食事療法**と**運動療法**がある（図4）．

1）食事療法

食事療法は糖尿病，脂質異常症，高尿酸血症などで共通する部分が多くみられる．いずれの疾患においても肥満は病状を増悪させる因子であり，肥満の是正はすべての生活習慣病の治療に有効である．このため食事療法の第一歩は標準体重の設定からはじまる．次に身体活動量に応じた1日の必要エネルギーを決定する．一般的には軽労作の人では標準体重1 kg当たり25〜30 kcal，中等労作の人では30〜35 kcal，重労作の人では35〜40 kcalで算出する．これらの身体活動量に応じたエネルギーをその人の標準体重に掛け合わせ，1日の必要エネルギーを決定する．したがって，生活習慣病の食事療法は身長と活動量が同じであれば，肥満を伴っていても，伴っていなくても同じエネルギーの設定となる．この他に高血圧を伴っ

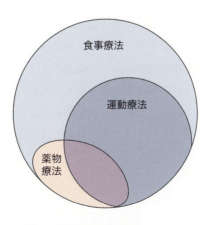

●図4 各治療法の関係性

ていれば塩分制限1日6g，糖尿病性腎症を伴っていれば，腎症の病期に応じたタンパク質の摂取制限，Kの摂取制限などを設定する．LDL-Cが高い場合にはコレステロールの摂取を1日200mgを目安とし，TGが高い場合には糖質含有量の少ない果物を勧める．

2）運動療法

運動療法は原則として有酸素運動を行う．有酸素運動は自覚的な運動負荷としては「楽である」から「ややきつい」といった強度の運動であり，体脂肪を運動のエネルギーに利用しやすい運動となる．客観的には年齢に応じた最大心拍数と平常時の心拍数から算出される運動強度に基づいて適正な心拍数を設定し，それに見合った強度の運動を行う．体脂肪を減らすことは肥満の是正につながり，生活習慣病の改善に有利に作用する．しかし近年の報告では，筋肉量の増大による糖代謝の改善や高齢者のフレイル[※12]，サルコペニア[※13]の予防に，筋力を向上させるレジスタンス運動[※14]も有効とされている．

3）血糖自己測定

インスリンをはじめとする注射薬で治療を行っている糖尿病患者では，血糖値を自分で測定する簡易型血糖測定器の使用が，保険診療で認められている．現在では指先や耳朶から血液を一滴（数〜数十μL）採取することで，血糖値の簡易測定が可能となっており，数秒〜数十秒で結果を得ることができる．これを血糖自己測定（self monitoring of blood glucose：SMBG）とよび，空腹時や食後の血糖値，あるいは低血糖症状を自覚したときの血糖値を測定することで，治療が適切に行われているか，患者自身と医療従事者が互いに知ることができる．SMBGは注射薬非使用者の場合，自費購入が多くの医療機関で可能となっている．SMBGはあくまで簡易測定であるので，異常値を感知した際には医療機関の受診が必要となる．

2 薬物治療

代謝疾患の薬物治療は，原則として食事療法，運動療法を行ったうえで，対象となる検査値が目標値に到達しない場合に薬物治療を行う．

1）糖尿病

❶インスリン

糖尿病の薬物治療にはインスリンとその他の治療薬があり，血糖値が非常に不安定な場合やインスリンの絶対的な欠乏状態ではインスリンが使用される．したがって大半の1型糖尿病ではインスリンが必要となる．インスリンは経口摂取すると分解されてしまうので，現在は注射製剤のみが使用可能であり，治療上インスリンが必要な場合には，自分自身で皮下注射を行う自己注射手技の習得が必要となる．現在ではさまざまな作用時間のインスリン製剤が使用可能となっており，空腹時の血糖値や食後の血糖値に応じて，長時間作用型のインスリンと短時間作用型のインスリンを組合わせて使用することが多くなっている．

※12　加齢とともに心身の活力が低下し，体が脆弱になった状態．生活機能が低下するが，適切な介入によって回復が可能な状態であることも意味する．英語のFrailtyに由来する．
※13　加齢や疾病によって筋肉量が低下し，筋力が低下する状態．身体機能が低下し，歩きが遅くなる，転びやすくなるなど，フレイルにいたりやすい状態にある．
※14　筋力強化を目的とした，ある程度強い負荷をかけて行う運動．

208　はじめの一歩の病態・疾患学

❷ その他の薬剤

　インスリン以外の糖尿病治療薬には，インスリン分泌を促進するスルホニル尿素（SU）薬，速効型インスリン分泌促進薬（グリニド薬），DPP-4阻害薬，GLP-1受容体作動薬，インスリン抵抗性を改善するビグアナイド薬，チアゾリジン薬，糖の吸収排泄を調節するαグルコシダーゼ阻害薬，SGLT-2阻害薬などがある．GLP-1受容体作動薬は注射剤であるが，その他の薬剤はすべて経口薬になる．糖尿病の治療ではこれらの薬剤と場合によってはインスリンを組合わせて，一人ひとりの患者の病態に合わせた処方を決定し，血糖値の変動がなるべく安定するように治療を行っていく．

2）脂質異常症

　脂質異常症の治療においても生活指導，食事・運動療法は有効であり，なかでも肥満の是正と禁煙指導は治療の最初から行われるべきものである．これに加えてLDL-Cが高い場合にはHMG-CoA還元酵素阻害薬（スタチン），小腸コレステロールトランスポーター阻害薬，PCSK9モノクローナル抗体，陰イオン交換樹脂（レジン），ニコチン酸誘導体，プロブコールなどが使用され，TGが高い場合にはフィブラート薬，ニコチン酸誘導体，イコサペント酸エチル，オメガ-3脂肪酸エチルなどが使用される．LDL-CとTGの両者が高い場合にはこれらの薬剤を組合わせて使用することになるが，スタチンとフィブラートの併用は横紋筋融解症の副作用リスクが高まるため，慎重に使用する必要がある．

3）高尿酸血症・痛風・肥満症・ビタミン欠乏症

　高尿酸血症に対する薬物治療は尿酸排泄を促進する薬剤としてプロベネシド，ベンズブロマロンがあり，尿酸生成抑制薬としてアロプリノール，フェブキソスタット，トピロキソスタットなどがある．高尿酸血症の成因が排泄低下なのか生成亢進なのかによって薬剤を使い分ける．痛風発作の際には非ステロイド性消炎鎮痛薬，ステロイド薬，コルヒチンなどを使用する．痛風発作時に尿酸低下薬を使用すると，関節炎が悪化する場合があり，通常は関節炎の炎症症状が改善してから尿酸低下薬の治療を開始する．

　肥満症に対する薬物療法は，漢方薬である防風通聖散が使用される．BMIが35以上の高度肥満に限っては，3カ月間のみマジンドールが使用可能である．いずれの薬剤もある程度の有効性はみられるが，肥満の改善には食事，運動，生活習慣の是正が伴わないと目標値までの体重減少は達成困難である．

　ビタミン欠乏やその他の栄養素の欠乏症に対してはそれぞれ注射剤や栄養補助食品などが使用される．慢性的に欠乏状態にある患者に補充を行う際には，急速には行わず，少量投与から開始して反応をみながら補充量の増量を行い，リフィーディング症候群などへの配慮をする必要がある．

8章-4　治療　　209

まとめ

□ 代謝とは外部から摂取した栄養を自分の体の一部やエネルギーに変える反応を意味する.

□ 各栄養素の代謝に異常をきたしたものが代謝疾患である.

□ 大半の代謝疾患は生活習慣病に属する.

□ 糖代謝異常である糖尿病は, 血糖値が上昇する病気であり, 合併症が問題となる.

□ 脂質代謝異常は動脈硬化の原因として重要.

□ 栄養素には糖質, タンパク質, 脂質, ビタミン, ミネラルなどがあるが, どの栄養素も過不足無く摂取することが重要.

＜文献＞

1）「肥満症診療ガイドライン2016」（日本肥満学会 / 編）, ライフサイエンス出版, 2016
2）清野 裕, 他：糖尿病の分類と診断基準に関する委員会報告（国際標準化対応版）. 糖尿病, 55：484-504, 2012
3）「糖尿病診療ガイドライン2016」（日本糖尿病学会 / 編）, 南江堂, 2016
4）「動脈硬化性疾患予防ガイドライン2017」（日本動脈硬化学会 / 編）, 2017
5）メタボリックシンドローム診断基準検討委員会：メタボリックシンドロームの定義と診断基準. 日本内科学会雑誌, 94：794-809, 2008

Column

持続血糖測定器（continuous glucose monitoring：CGM）

皮下に5 mm程のセンサーを刺入することで, 組織間質液中のグルコース濃度を継続的に測定し, それを血糖値に換算して表示する測定器が実用化されている. 糖尿病患者の血糖変動をリアルタイムで持続的に記録することができるようになり, 糖尿病患者の血糖変動は非常に複雑であることが浮き彫りになった. 最近の研究ではこの測定器とインスリン持続注入ポンプを組合わせることで, 血糖値に応じたインスリン注入を機械が計算する, 人工膵臓も開発途上にある.

210　　はじめの一歩の病態・疾患学

9章 自己免疫・アレルギー疾患

免疫異常が原因となって発症する疾患が存在する．免疫異常症の種類としては，自己の体の一部を異物として認識する自己免疫疾患，異物を排除する過程で障害を起こすアレルギー性疾患，先天的もしくは後天的に免疫機構が低下している免疫不全症などがある．本章では主に，自己

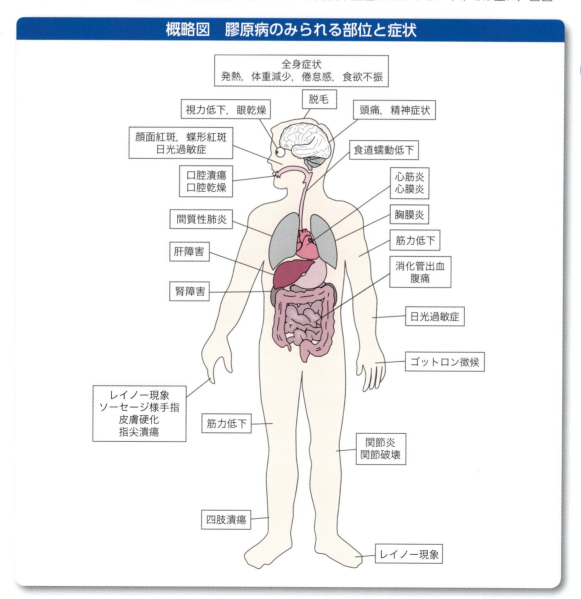

概略図　膠原病のみられる部位と症状

免疫疾患として膠原病，アレルギー性疾患として花粉症，蕁麻疹および接触性皮膚炎，免疫不全症として後天性免疫不全症候群について述べる．膠原病は，自己免疫性結合組織病ともよばれ，皮膚，関節，筋肉，骨，靭帯，腱などの結合組織やさまざまな臓器が侵される．花粉症をはじめ，蕁麻疹，接触性皮膚炎にもアレルギー反応が関与している．後天性免疫不全症候群は免疫不全症であるが，ヒト免疫不全ウイルスの感染によって引き起こされる感染症でもある．

1 病態と症候

1 膠原病

　膠原病（collagen disease）は，1942年にクレンペラー（Klemperer）が提唱した疾患概念で，結合組織が病理組織学的にフィブリノイド（類線維素）変性（fibrinoid degeneration）と慢性炎症を示す疾患群である．当初はリウマチ熱（rheumatic fever：RF），**関節リウマチ**（rheumatoid arthritis：RA），**全身性エリテマトーデス**（systemic lupus erythematosus：SLE），**全身性強皮症**（systemic sclerosis：SSc），**多発性筋炎/皮膚筋炎**（polymyositis/dermatomyositis：PM/DM），**結節性多発動脈炎**（polyarteritis nodosa：PAN）の6疾患が含まれていたが，その後，RFは感染症であるため膠原病からは除外された．これらの古典的膠原病以外に現在では，混合性結合組織病（MCTD），抗リン脂質抗体症候群（APS），IgG4関連疾患，高安動脈炎，巨細胞性動脈炎，顕微鏡的多発血管炎（MPA），多発血管炎性肉芽腫症（GPA），好酸球性多発血管炎性肉芽腫症（EGPA），ベーチェット病，成人スチル病，強直性脊椎炎，リウマチ性多発筋痛症，シェーグレン症候群（Sjögren's syndrome：SS）などが全身性自己免疫疾患として分類されている．

　膠原病は全身の炎症所見と結合組織を中心とした局所の症状を示す．全身の症候としては，倦怠感，体重減少，発熱（微熱ないし高熱），貧血，さらに多臓器障害を認める．また，局所の症候としては関節痛，皮疹などがある．

1）発熱

　膠原病では表1のように，炎症による組織障害が発熱の原因となっている．不明熱[※1]の患者をみたら，表2のような疾患について鑑別診断をする必要がある．特に，感染症・膠原病・悪性腫瘍の鑑別が重要である．

2）関節痛

　関節痛を生じる疾患は多い．膠原病でも，RAをはじめさまざまな疾患で**関節炎**を伴う．関節痛を生じる主な疾患を表3に示す．単発性か多発性，急性か慢性，経過などの医療面接と視診，触診が鑑別診断のうえで重要である．また発熱，体重減少，皮疹などの関節以外の症状の有無の確認や，血液・画像・関節液検査なども適宜，踏まえ診断する．

3）皮疹

　表4に発疹の一般的な種類を示す．膠原病では，疾患ごとに特徴的な発疹（皮疹），皮膚症

※1　古典的不明熱として，38.3℃以上の発熱が3週間以上持続，3回の外来あるいは，3日間での入院精査でも診断がつかないもの．

212　はじめの一歩の病態・疾患学

●表1　発熱（高体温）の原因

原因	特徴	症状など
1．中枢性発熱	視床下部の体温調節中枢の異常による	脳腫瘍，脳血管障害，頭部外傷，脳炎など
2．熱産生の亢進	基礎代謝の亢進による	筋肉運動，甲状腺機能亢進症など
3．熱放散の障害	高温多湿の環境では，体表からの熱放散が抑えられ，発熱する	
4．発熱物質の影響	病原体あるいは炎症や腫瘍によって傷害された組織から化学物質（発熱物質）が放出され，体温調節中枢を刺激する	1）感染症：細菌，ウイルスなど 2）機械的障害：外傷，外科手術など 3）組織の虚血：心筋梗塞など 4）慢性炎症：膠原病など 5）代謝障害：痛風など 6）悪性腫瘍

●表2　不明熱の原因

不明熱
感染症
膠原病
悪性腫瘍
自己炎症症候群＊
その他（アレルギー，薬剤熱など）

＊誘因が明らかではない炎症所見，高力価の自己抗体や自己反応性T細胞が存在しない，先天的な自然免疫の異常を認める疾患

●表3　関節痛を生じる主な疾患

単発性	急性	結晶誘発性関節炎（痛風，偽痛風）
		細菌性関節炎，ウイルス性関節炎
		外傷性
		急性多関節炎の初期
	慢性	結核性関節炎
		無腐性骨壊死，出血
		変形性関節症
		慢性多関節炎の初期
多発性	急性	細菌性関節炎，ウイルス性関節炎
		慢性多関節炎の初期
	慢性	RA，SLE，リウマチ性多発筋痛症
		乾癬性関節炎，強直性脊椎炎
		変形性関節症

状がみられることが多い．表5に示すようにRAではリウマトイド結節，皮膚潰瘍，SLEでは蝶形紅斑，痘瘡様皮疹，SScでは皮膚の硬化と萎縮，PM/DMでは，ヘリオトロープ疹，ゴットロン徴候などを認める．

9章　自己免疫・アレルギー疾患

9章-1　病態と症候　213

●表4　発疹の種類

種類	特徴	疾患の種類	疾患の特徴
膨疹	数時間で消退する発疹. 形はさまざまで, わずかに隆起することが多い.		
斑	平坦な発疹	1) 紅斑	毛細血管が拡張したもの. 圧迫により消退する.
		2) 紫斑	出血した赤血球によりできる斑. 赤色から紫色, 黄色と変化して消退する.
		3) 色素斑	メラニン色素による色調の変化が原因で生じる. 黒色斑, 褐色斑など.
		4) 白斑	色素細胞の消失や減少, メラニンの合成障害を表す.
隆起性の発疹	正常皮膚より隆起した発疹	1) 水疱, 血疱, 膿疱	液体が貯留する発疹. 液体の色により, 透明な液体が入ったものは水疱, 赤色の液体が入ったものは血疱, 白く濁るものは膿疱と分けられる.
		2) 丘疹, 結節	内容物が充実性の発疹. 0.5 cm以下は丘疹, 1 cm以上は結節.
皮膚に付着するもの		1) 鱗屑	白色で, 粒状ないし膜状. 湿ると透明になる. 皮膚の角化傷害.
		2) 痂疲	黄色から赤黒色で, 塊状. 浸出液や血液が固まったもの.
皮膚が陥凹するもの	皮膚が角層以下まで欠損した場合, 湿っているか痂疲で覆われている.	1) びらん	欠損が表皮内でとどまるもの. 出血を伴わない.
		2) 潰瘍	欠損が真皮に達する疾患.

●表5　膠原病でみられる皮膚症状

皮膚症状	よく認められる膠原病
蝶形紅斑, 円板状疹	SLE
ヘリオトロープ疹, ゴットロン徴候	DM
皮膚硬化, 指尖潰瘍	SSc
リウマトイド結節	RA
口腔潰瘍	SLE
レイノー現象	SLE, SSc, SS, PM/DM, MCTD
光線過敏症	SLE
皮膚潰瘍	血管炎, SSc, RA

2 アレルギー性疾患

　アレルギー性疾患とは, アレルギー反応によって身体が障害される疾患である. アレルギー反応は**過敏症**ともよばれ, 過剰な免疫反応により, 正常では起きるはずのない組織障害が起きる免疫異常をいう. 一般には, Ⅰ～Ⅳ型の4つのタイプに分類されるが, このうち, Ⅰ型を狭義のアレルギー反応として指すこともある (図1).

　Ⅰ型アレルギー反応は, 即時型あるいはアナフィラキシー型反応ともよばれ, アレルギーの原因となる物質 (アレルゲン) に対するIgE抗体が肥満細胞や好塩基球に結合し, ヒスタミンやロイコトリエンなどのケミカルメディエーター[※2]の放出を促して, 血管の拡張や透過性の亢進, 平滑筋の収縮, 気管支収縮などを起こす. 花粉症, 蕁麻疹, 気管支喘息などが代表疾患である.

214　はじめの一歩の病態・疾患学

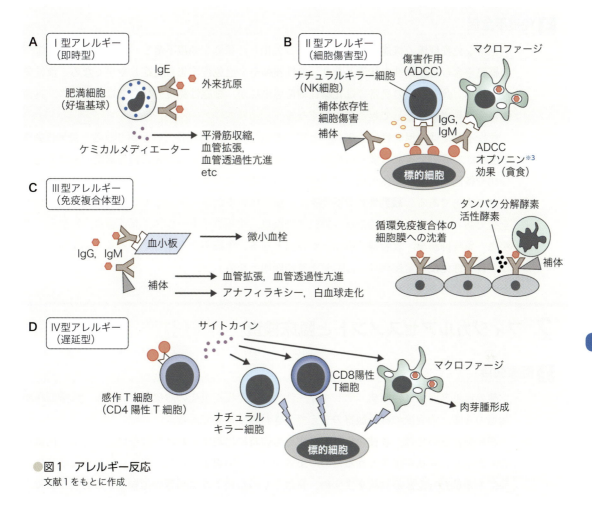

●図1 アレルギー反応
文献1をもとに作成.

　Ⅱ型アレルギー反応は、細胞表面の抗原に抗体が結合して、補体、ナチュラルキラー細胞、あるいはマクロファージを介して起こす細胞障害[※4]で、自己免疫性溶血性貧血や特発性血小板減少性紫斑病などに関与している.

　Ⅲ型アレルギー反応は、血液中を循環する免疫複合体（抗原と抗体の結合物）が血管基底膜へ沈着することによって臓器障害を起こすもので、急性糸球体腎炎、SLEのループス腎炎の病因である.

　Ⅳ型アレルギー反応は、抗原に感作されたT細胞から放出された種々のサイトカイン[※5]がナチュラルキラー細胞、キラーT細胞、マクロファージなどを活性化して細胞障害を起こす遅延型反応で、ツベルクリン反応や臓器移植における拒絶反応に関与している.

※2 抗原抗体反応や炎症反応の際に遊離される化学物質.
※3 抗原に抗体や補体が結合することにより抗原が食細胞に取り込まれやすくなる現象.
※4 標的細胞に抗体が結合すると、その抗体がマクロファージやナチュラルキラー細胞といった免疫細胞をよび寄せ細胞を殺傷する. ADCC（antibody dependent cell mediated cytotoxicity）ともよぶ.
※5 免疫細胞や粘膜上皮細胞などから分泌される生理活性ポリペプチド.

3 免疫不全症

正常な免疫機構の機能が低下，あるいは欠損した状態を**免疫不全**という．日和見感染症[※6]の罹患を含む易感染性の状態となり，悪性腫瘍や自己免疫疾患も発症しやすくなる．液性免疫，補体，貪食細胞の異常では化膿性細菌感染症が，細胞性免疫の異常ではウイルス，真菌感染症が易感染性として起こりやすくなる．

免疫不全症は，原発性（先天性）と続発性（二次性，獲得性）に分類される．**原発性免疫不全症**は，遺伝子異常（多くの場合単一の遺伝子）を原因とした免疫担当細胞や貪食細胞の分化や機能の異常，補体欠損，自然免疫に関するタンパク質欠損などにより起こる，比較的まれな疾患である．**続発性免疫不全症**は，他の疾患や治療に続発して二次性に起こる免疫不全症であり，栄養不良，感染症，自己免疫疾患，サルコイドーシス，悪性腫瘍，肝疾患，腎疾患，免疫抑制薬，放射線治療などが原因となる．免疫不全を起こすウイルス感染症としては，後天性免疫不全症候群（AIDS)が特に問題となる．

2 フィジカルアセスメントと臨床検査

1 医療面接

他の疾患と同様に膠原病，アレルギー性疾患，免疫不全症の診療においても，医療面接が病態の診断，治療後の経過観察のうえで，きわめて重要である．

膠原病においては，各種の症候が必ずしも同時に出現するわけではない．一方で，内臓を含めた全身に症状が出現しうるため，患者が訴えない過去の症状，あるいは軽微な症状についても系統だった医療面接をすすめ，見落としのないように病態の把握をする必要がある．

アレルギー性疾患，特にⅠ型アレルギーが関与する疾患では，アレルゲンに関する医療面接が重要であり，診断だけではなく治療のうえでも必須の項目である．

免疫不全症では，HIV感染の有無が重要であり，疑われる場合は現症だけではなく生活歴についてもプライバシーに配慮しながら医療面接する必要がある．

2 フィジカルアセスメント

膠原病は皮膚，関節，筋肉などの体の支持組織のみならず，神経も含めた内臓の各臓器にも病変が起こりうるため，全身の診察を必要とする．自覚症状の有無にかかわらず，全身の視診からはじまり，頭部から下肢までの系統だったフィジカルアセスメントが求められる．頭皮脱毛，口腔潰瘍をはじめ，特徴的な皮疹，関節炎などのアセスメントも重要である．

アレルギー性疾患では皮膚の発疹が重要であり，全身の皮膚について誘因検索とともに，性状を含め丁寧に診察する必要がある．得られた所見については，文章で記述するだけではなく，図示や可能ならば患者の許可を得たうえで写真などにより記録することが望ましい．

免疫不全症では感染巣の局所所見のみならず，敗血症やウイルス血症を合併している可能性も常に考えて，全身についてのフィジカルアセスメントを必ず実施する．

※6　通常では病原性をもたない弱毒性のウイルスや真菌による感染症．

216　はじめの一歩の病態・疾患学

3 臨床検査とその他の検査

1）血液検査

　貧血は多くの疾患で認められるが，白血球減少，リンパ球減少はSLEやSSでよく認められる．CRPは，特にRAや血管炎で活動性の指標となるが，SLEでは漿膜炎などがない場合，多くは陰性である．また，膠原病ではγグロブリンが増加することが多く，その場合はCRP上昇時以外にも赤血球沈降速度（赤沈）が亢進する．PM/DMでは，筋原性酵素（CK，アルドラーゼ，ミオグロビンなど）が増加する．膠原病では腎障害を生じることも多く，クレアチニンと合わせ尿所見の評価が必要である．KL-6は間質性肺炎のマーカーとして有用である．

　治療前の感染症の検査として，インターフェロン-γ遊離検査（T-SPOT）やB型肝炎の評価も必要である．

2）尿検査

　SLEなどではタンパク尿だけではなく赤血球円柱，顆粒円柱など尿沈渣も調べる必要がある．

3）免疫学的検査

　膠原病では，自己免疫現象に伴う種々の免疫学的検査異常が出現する．

　リウマトイド因子（rheumatoid factor：RF）は，変性IgGを抗原とする自己抗体であり，RAの約80％で陽性となるが，RA以外の膠原病でも陽性となる場合がある．一方，抗シトルリン化ペプチド抗体（anti-cyclic citrullinated peptide antibody：抗CCP抗体）はRAで感度，特異度ともに90％ほどあり診断に有用となる．

　抗核抗体は，有核細胞の核成分に対する自己抗体であり，膠原病の疾患ごとにさまざまな種類の自己抗体が明らかとなっている（表6）．抗Sm抗体はSLE，抗Scl-70抗体や抗セントロメア抗体はSSc，抗SS-B抗体はSS，抗Jo-1抗体を含む抗ARS抗体[7]は，PM/DMに特異的に出現する．

　膠原病では血清補体価が低下するが，これは免疫複合体による補体の消費の結果であり，特にSLEにおいては，C3，C4などの補体成分の低下とCH50の活性低下をみる．一方，RAや血管炎などでは炎症に伴い，血清補体価は増加する．

●表6　膠原病にみられる抗核抗体

	RA	SLE	SSc	PM/DM	SS	MCTD
間接蛍光抗体法	±	++	++	+	++	++
抗DNA抗体		++	±		+	+
抗RNP抗体	±	+	±	±	±	++
抗Sm抗体		+				
抗SS-A抗体		+			++	+
抗SS-B抗体		±			+	
抗Scl-70抗体			+			
抗セントロメア抗体			+			
抗ARS抗体 （抗Jo-1抗体を含む）				+		

＋＋：よくみられる，＋：みられる，±：時々みられる．

※7　抗Jo-1抗体，抗PL-7抗体，抗PL-12抗体，抗EJ抗体，抗KS抗体の5種類を一括して検出する．

4）画像検査

膠原病では間質性肺炎を合併することが多く，結核を含め感染症の除外以外にも胸部X線検査は必ず行うべきである．RAでは関節のX線，エコー，MRI検査は診断や病期の把握に有用である．

5）皮膚反応（スキンテスト）

Ⅰ型アレルギー反応（即時型）の**皮内反応**は，抗原を皮内注射し，15分程で出現する膨疹や紅斑を確認する．また，Ⅳ型アレルギー反応（遅延型）の皮内反応では48時間後に発赤や硬結を認める．

スクラッチ（プリック）反応は，Ⅰ型アレルギー反応の検査法で皮膚にアレルゲンを滴下し，出血しない程度に刺すか引っかいてから，15〜30分後に膨疹や発赤を確認する．

パッチテストはⅣ型アレルギー反応である接触性皮膚炎の原因となる物質を調べる際に行われる．背中や腕に検査する物質を貼り，48時間後に皮膚の紅潮を判定する．

6）生検（皮膚，筋，神経，腎臓，腺組織）

膠原病では，診断確定のために種々の生検を行うことがある．SLEのループス腎炎では，腎生検を行って組織型を確定し，治療方針を決める．SScでは，前腕伸側において皮膚生検を行う．PM/DMでは，筋生検が診断の手段となっている．PANは生検で壊死性血管炎を認める必要があり，皮膚，筋肉，神経，腎臓などが生検の対象となる．SSでは口唇腺，まれに涙腺を生検する．

3 疾患と治療

1 膠原病

1）関節リウマチ

❶ 病因と病態

関節リウマチ（RA）[8]は，全身の多発性関節炎によって関節変形にいたる慢性炎症疾患である．男女比は1：3〜4と女性に多く，好発年齢は30〜50歳代である．免疫異常の結果，関節内の滑膜にリンパ球，マクロファージなどが浸潤し，それらの細胞から分泌されるIL-1（interleukin-1）やIL-6，TNF-α（tumor necrosis factor-α）などのサイトカインの作用で炎症が進行して滑膜が増殖し，軟骨や骨の破壊にいたる．

❷ 徴候と診断

全身症状として，微熱，全身倦怠感，易疲労感，体重減少などを認める．また関節症状として，朝のこわばりを伴い，多くは左右対称性の多関節の腫脹，疼痛を認める．手の近位指節間関節（proximal interphalangeal joint：PIP），中手指節間関節（metacarpophalangeal joint：MP），手関節，肘関節，膝関節，中足趾節間関節などに関節炎が起こりやすい．一方，変形性関節症では手の遠位指節間関節（distal interphalangeal joint：DIP）が障害されやす

---

[8]　かつては「慢性関節リウマチ」といわれていたが，「rheumatoid arthritis」という学名には「慢性」にあたる語はなく，急性発症する例もあるため，2002年，「関節リウマチ」に改名された．

218　はじめの一歩の病態・疾患学

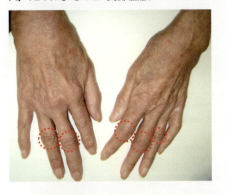
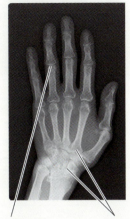
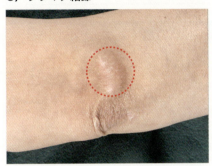

● 図2 RAの関節変形，皮膚症状
Aは文献2，Bは文献3，Cは「西山茂夫：リウマチ結節，NISHIYAMA COLLECTION 第5巻 膠原病 血管炎他，2001，南江堂」より許諾を得て転載．

い．進行すると骨びらん（骨の侵食），軟骨・骨の破壊をきたし，関節が変形して可動性を失う（図2）．関節外症状としてリウマチ結節，皮膚潰瘍，リウマチ肺（間質性肺炎，胸膜炎），心外膜炎，多発性単神経炎などがあり，病理学的に血管炎の合併が証明された場合には**悪性関節リウマチ**（malignant rheumatoid arthritis：MRA）と診断される．MRAでは補体が消費され，血清補体価は低下する．

血液検査では，赤沈亢進，CRP陽性，リウマトイド因子や抗CCP抗体などの自己抗体が認められる．RAの分類基準を表7に示すが，分類の際はRA以外の疾患を除外することが必要である．

❸ 治療

薬物療法として，早期に**抗リウマチ薬**による治療を開始する．関節炎の強い時期は，非ステロイド性抗炎症薬（non-steroidal anti-inflammatory drugs：NSAIDs）で疼痛コントロールや少量の副腎皮質ステロイドで炎症を抑える．また，進行の早い場合や治療抵抗例には抗サイトカイン療法などの生物学的製剤[※9]を開始する．関節炎が改善すれば，リハビリテーションを行う．

抗リウマチ薬として，かつては金を含む製剤（金チオリンゴ酸Na）などが免疫調整薬とし

※9　バイオテクノロジー技術によって生み出された医薬品．

●表7　RAの分類基準

腫脹または圧痛関節数（0～5点）	
1個の中～大関節※※	0
2～10個の中～大関節※※	1
1～3個の小関節※	2
4～10個の小関節※	3
11関節以上（少なくとも1つは小関節※）	5
血清学的検査（0～3点）	
RFも抗CCP抗体も陰性	0
RFか抗CCP抗体のいずれかが低値の陽性	2
RFか抗CCP抗体のいずれかが高値の陽性	3
滑膜炎の期間（0～1点）	
6週間未満	0
6週間以上	1
急性期反応（0～1点）	
CRPもESR※※※も正常	0
CRPかESRが異常値	1

以下の2項目を満たす患者を対象とする.
①少なくとも1カ所の活動性臨床的滑膜炎（すなわち関節腫脹）を有する.
②上記の関節腫脹をよりよく説明できるRA以外の疾患が存在しない
スコアー6点以上ならばRAと分類される.
※MCP，PIP，MTP2-5，1st IP，手首を含む
※※肩，肘，膝，股関節，足首を含む
※※※ESR：erythrocyte sedimentation rate，赤血球沈降速度
文献4をもとに作成.

て使われてきたが，低分子リウマチ薬とよばれる免疫抑制薬がRA治療薬として加わった．なかでもメトトレキサートはアンカードラッグ（キーとなる薬）とよばれ，第一選択薬となっている（表8）．これらに加えて，2000年代になりTNF-α，IL-6，あるいはT細胞を標的とする生物学的製剤が抗リウマチ薬として開発された．さらに低分子化合物のJAK（Janus kinase）阻害剤も加わり，画期的な治療効果を上げ，寛解※10を達成できるようになってきた．一方，結核や重症感染症，B型肝炎の再活性化には注意が必要である．

　NSAIDsは消炎鎮痛薬の1つであり，シクロオキシゲナーゼ※11に結合してプロスタグランジン※12の産生を抑制する．その結果，鎮痛と抗炎症作用が発揮される．一方で，胃粘膜におけるシクロオキシゲナーゼを抑制した結果，胃腸障害の副作用や腎障害も起こすので使用には注意が必要である．

　副腎皮質ステロイド（グルココルチコイド，ステロイド）は，生理的には糖代謝を制御するホルモンとして，糖新生やグリコーゲン新生を亢進させるが，薬理的には抗炎症タンパク質の合成を促進して抗炎症作用，大量投与では抗免疫作用を発揮する．副作用として，感染症，骨粗鬆症，動脈硬化，副腎不全，消化管障害，糖尿病，精神神経障害などがあり，できるだけ早期に漸減中止を行うべきである．

※10　リウマチ症状・兆候が消失した状態.
※11　アラキドン酸などからプロスタグランジンを合成する酵素.
※12　人間の体内のさまざまな生体反応を制御する生理活性物質.

220　はじめの一歩の病態・疾患学

●表8 主な抗リウマチ薬

低分子抗リウマチ薬	
免疫調整薬	金チオリンゴ酸ナトリウム
	ブシラミン
	サラゾスルファピリジン
	イグラチモド
免疫抑制薬	メトトレキサート
	レフルノミド
	タクロリムス
	トファシニチブ
生物学的製剤	
TNF-α阻害薬	インフリキシマブ
	エタネルセプト
	アダリムマブ
	ゴリムマブ
	セルトリズマブペゴル
IL-6阻害薬	トシリズマブ
細胞標的薬	アバタセプト

2）全身性エリテマトーデス

❶病因と病態

全身性エリテマトーデス（SLE）は，20～40歳代の女性に好発する（男女比＝1：9）．遺伝的要因と環境要因（紫外線，感染，性ホルモン，薬剤など）によって免疫異常が起こり，免疫複合体や自己抗体などによって全身の臓器障害を起こす．

❷症候と診断

全身症状として発熱や易疲労感，皮膚症状として蝶形紅斑，円板状疹，レイノー現象[13]，頭皮脱毛，口腔潰瘍がみられ（図3），関節痛，筋痛なども起こる．臓器症状としてループス腎炎によるタンパク尿，高血圧，浮腫，心外膜炎，心筋炎などの心病変，胸膜炎，間質性肺炎などの肺病変，肝障害，精神症状・痙攣などの神経症状を起こす．

血液検査では，貧血，白血球減少，血小板減少などの血球減少，抗核抗体，抗DNA抗体，抗二本鎖（ds）DNA抗体，抗Sm抗体などの自己抗体の出現を認める．2012年に新たにSLE分類基準が発表されたが，本章では感度特異度ともに優れている1997年の分類基準を表9に示す．

❸治療

軽症例ではNSAIDsなど対症療法も行われるが，病態に応じ**副腎皮質ステロイド**や**免疫抑制薬**の併用を行う．また大量のステロイド薬の点滴投与（パルス療法）を行う場合もある．免疫抑制剤としてはシクロホスファミド，MMF（ミコフェノール酸モフェチル），タクロリムス，アザチオプリンが用いられる．抗dsDNA抗体や免疫複合体が高値で，腎炎が急激に進行したり肺胞出血，痙攣発作をくり返すような場合には，免疫吸着療法や血漿交換療法を行

※13 発作性に四肢末梢に虚血が起こって皮膚が蒼白となり，その後充血と発赤が起こる現象．

A）蝶形紅斑　　　B）レイノー現象

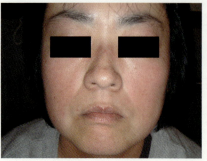
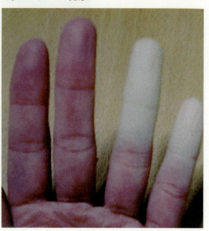

C）口腔潰瘍

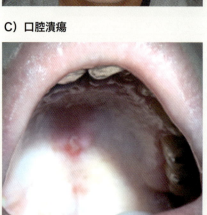

●図3　SLEの皮膚症状
　　Aは文献3より転載．Bは文献5より転載．Cは文献6より転載．

うことがある．また，リツキシマブ（抗CD20抗体）の有用性も報告されている．

3）全身性強皮症

❶ 病因と病態

　全身性強皮症（SSc）※14 は30〜50歳代の女性に好発し（男女比＝1：5），免疫異常を背景として線維芽細胞のコラーゲン線維の産生が亢進する結果，皮膚の肥厚・硬化，臓器の線維化が起こる疾患である．皮膚の硬化性病変は浮腫期，硬化期，萎縮期と移行する．

❷ 症候と診断

　皮膚症状は手指，手背からはじまり，前腕，顔面，下腿へと左右対称に広がる．初期には手指の腫脹（ソーセージ指），レイノー現象が著明で，色素沈着・色素脱失，皮膚硬化による無表情（仮面様顔貌）や開口障害（小口症）を認める（図4）．硬化が末梢のみの限局型と躯幹まで広がり臓器障害を伴うびまん型がある．臓器障害では，食道平滑筋の線維化による逆流性食道炎，肺線維症や肺高血圧症，悪性高血圧と急性腎不全を伴う強皮症腎クリーゼを発

※14　SScは，かつてPSS（progressive systemic sclerosis）とよばれていたが，進行しない例も多いため，この病名は使われなくなった．またsclerosisを硬化症と訳していたが，現在は強皮症とよんでいる．

●表9　SLEの分類基準

①顔面紅斑
②円板状皮疹
③光線過敏症
④口腔内潰瘍
無痛性で口腔あるいは鼻咽腔に出現
⑤関節炎
2関節以上で非破壊性
⑥漿膜炎
胸膜炎あるいは心膜炎
⑦腎病変
0.5 g/日以上の持続的タンパク尿か細胞性円柱の出現
⑧神経学的病変
痙攣発作あるいは精神障害
⑨血液学的異常
溶血性貧血または4,000/mm^{3}以下の白血球減少または1,500/mm^{3}以下のリンパ球減少または10万/mm^{3}以下の血小板減少
⑩免疫学的異常
抗2本鎖DNA抗体陽性，抗Sm抗体陽性または抗リン脂質抗体陽性（抗カルジオリピン抗体，ループスアンチコアグラント，梅毒反応偽陽性）
⑪抗核抗体

上記項目のうち4項目以上を満たす場合，全身性エリテマトーデスと分類する.
文献7をもとに作成.

症することもある.

　皮膚の硬化性病変，肺病変，抗Scl-70抗体や抗セントロメア抗体などの自己抗体の存在などにより診断する．表10に診断基準を示す.

❸ 治療

　根本的な治療法はないが，皮膚硬化にはステロイド薬，あるいはMMF，シクロスポリン，タクロリムスなどの免疫抑制薬を使う．血行障害には血管拡張薬，強皮症腎クリーゼにはアンギオテンシン変換酵素阻害薬を用いる.

4）多発性筋炎・皮膚筋炎

❶ 病因と病態

　多発性筋炎・皮膚筋炎（PM/DM）は，5〜15歳の小児と40〜50歳の成人に発症のピークがあり，成人での男女比は1：2で女性に好発する．免疫学的異常の結果，全身の骨格筋（横紋筋）にびまん性の炎症，変性をきたす．筋症状に加えて，特徴的な皮膚症状を伴うものをDMとよぶ.

❷ 症候と診断

　筋力低下，筋肉痛，筋脱力感が主症状であり，特に四肢近位筋，頸筋，咽頭筋が侵される．また発熱，全身倦怠感，関節痛，レイノー現象を伴う．心筋障害による不整脈，心不全，間質性肺炎，呼吸筋障害による呼吸不全を認めることもある.

　皮膚症状は，上眼瞼が紫紅色に腫れるヘリオトロープ疹，手指関節の紅斑（ゴットロン徴

9章-3　疾患と治療　223

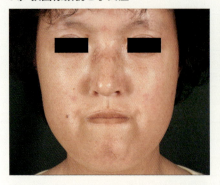
A) 仮面様顔貌と小口症

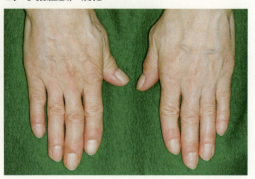
B) 手指腫脹，硬化

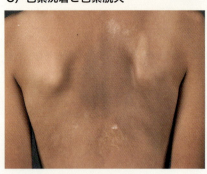
C) 色素沈着と色素脱失

●図4　SScの皮膚症状
Aは「西山茂夫：汎発性強皮症，NISHIYAMA COLLECTION 第5巻 膠原病 血管炎他，2001，南江堂」より許諾を得て転載．Bは文献8より転載．Cは「西山茂夫：限局性強皮症，NISHIYAMA COLLECTION 第5巻 膠原病 血管炎他，2001，南江堂」より許諾を得て転載．

●表10　SScの診断基準

大基準
手指あるいは足趾を越える皮膚硬化※
小基準
①手指あるいは足趾に限局する皮膚硬化
②手指尖端の陥凹性瘢痕，あるいは指腹の萎縮※※
③両側性肺基底部の線維症
④抗トポイソメラーゼⅠ（Scl-70）抗体または抗セントロメア抗体または抗RNAポリメラーゼⅢ抗体陽性

大基準，あるいは小基準①かつ②〜④の1項目以上を満たせば全身性強皮症と診断．
※限局性強皮症（いわゆるモルフィア）を除外する
※※手指の循環障害によるもので，外傷などによるものを除く
文献9をもとに作成．

候）が特徴的である（図5）．PM/DM，特にDMでは悪性腫瘍の合併が多い．
　血液検査でCK，ミオグロビン，アルドラーゼ，AST，LDHといった筋原性酵素の増加を認め，抗Jo-1抗体を含む抗ARS抗体や抗MDA5抗体などの自己抗体を認める．抗MDA5抗体は，DMの皮膚症状は生じる一方で，筋症状を伴わない皮膚筋炎（無筋炎性皮膚筋炎：amyopathic dermatomyositis）で認めるが，急速進行性の間質性肺炎を合併しやすく注意が必要である．

A) ヘリオトロープ疹   B) ゴットロン徴候

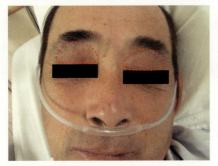
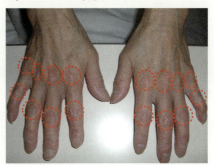

●図5　DMの皮膚症状
文献3より転載.

●表11　PM/DMの診断基準

診断基準項目
1. 皮膚症状 　a. ヘリオトロープ疹：両側または片側の眼瞼部の紫紅色浮腫性紅斑 　b. ゴットロンの徴候：手指関節背面の角質増殖や皮膚移植を伴う紫紅色紅斑 　c. 四肢伸側の紅斑：肘，膝関節などの背面の軽度隆起性の紫紅色紅斑
2. 上肢または下肢の近位筋の筋力低下
3. 筋肉の自発痛または把握痛
4. 血清中筋原性酵素（クレアチンキナーゼまたはアルドラーゼの上昇）
5. 筋電図の筋原性変化
6. 骨破壊を伴わない関節炎または関節痛
7. 全身性炎症所見（発熱，CRP上昇，または赤沈亢進）
8. ARS抗体（抗Jo-1抗体を含む）陽性
9. 筋生検で筋炎の病理所見：筋繊維の変性および細胞浸潤
診断基準
皮膚筋炎：1の皮膚症状のa～cの1項目以上を満たし，かつ経過中に2～9の項目中4項目以上を満たすもの 多発性筋炎：2～9の項目中4項目以上を満たすもの 鑑別診断を要する疾患 感染による筋炎，薬剤誘発性ミオパチー，内分泌以上に基づくミオパチー，筋ジストロフィーその他の先天性筋疾患

文献10をもとに作成.

　間質性肺炎は画像所見とともにマーカーとしてKL-6も参考になる．皮膚症状，近位筋の筋力低下，筋痛，筋原性酵素の上昇，筋電図変化，抗ARS抗体，筋生検所見などで診断する．表11に診断基準を示す．

❸ 治療

　ステロイド薬およびタクロリムス，MMF，アザチオプリン，シクロホスファミドといった免疫抑制薬を使用する．悪性腫瘍を合併しているときには，腫瘍の治療によって筋，皮膚症状が改善する場合がある．

5）結節性多発動脈炎

❶病因と病態

結節性多発動脈炎（PAN）[※15] は，中高年の男性に好発し，全身の中・小動脈の内膜，中膜，外膜を侵す血管炎である．動脈壁にはフィブリノイド変性，炎症細胞浸潤，弾性板の断裂，肉芽形成が認められ，血管腔の狭窄や動脈瘤が生じる．

❷症候と診断

発熱，全身倦怠感，体重減少，関節痛，筋力低下などとともに，多彩な全身症状を呈する．皮膚症状として皮下結節，皮膚潰瘍，紫斑など，心血管症状として心膜炎，心筋梗塞，心不全など，腎症状として腎性高血圧，急速進行性腎炎，腎不全など，腹部症状として腸間膜動脈の血管炎による腹痛，吐血，下血，腸閉塞，腸梗塞など，神経症状として精神症状，痙攣発作，片麻痺，多発性単神経炎などを起こす．

血液検査で，赤沈亢進，CRP陽性，白血球増加を認め，皮膚，筋肉，腎臓などの病理組織学的検査や血管造影で，診断を確定する．表12に診断基準を示す．

❸治療

ステロイド薬とシクロホスファミドなどの免疫抑制薬を投与するが，効果不十分な場合には血漿交換療法を行うこともある．

6）シェーグレン症候群

❶病因と病態

シェーグレン症候群（SS）は，40〜50歳代の女性に好発し，自己免疫機序によって，唾液腺，涙腺などの外分泌腺に慢性炎症を起こし，口腔乾燥，眼乾燥などの乾燥症候群が生じる．

❷症候と診断

口腔内乾燥症状として唾液減少，口渇，摂取水分増加，齲歯増加などがみられる．また眼症状として涙液減少，乾燥感，異物感，羞明などがみられ，乾燥性角結膜炎を起こす．外分泌腺以外の症状としてリンパ節腫脹，関節痛，尿細管性アシドーシス[※16]，間質性肺炎，自己免疫性肝障害，橋本病の合併などを起こす．まれに悪性リンパ腫を合併する．

乾燥症候群に加えて，腺組織生検，血液検査での抗SS-A抗体や抗SS-B抗体などの自己抗体の存在などで診断する．白血球の減少，γグロブリンの増加を認め，RA合併の有無にかかわらず，リウマトイド因子も陽性であることが多い．表13に診断基準を示す．

❸治療

乾燥症候群に対しては，対症療法が中心である．人工涙液の点眼や人工唾液の噴霧，また塩酸セビメリンや塩酸ピロカルピンといった唾液分泌促進剤も使われる．合併症がある場合には，ステロイド薬や免疫抑制剤の使用を考慮する．

[※15] 本疾患は，当初，剖検にて動脈周囲に結節状肥厚を伴う壊死性血管炎を認めたため，結節性動脈周囲炎（periarteritis nodosa）とよばれたが，その後，動脈周囲に限らず動脈の全層を侵し，さらに全身に多発することがわかり結節性多発動脈炎（polyarteritis nodosa）とよばれるようになった．

[※16] 尿細管が障害されて，高クロール性代謝性アシドーシスを呈する疾患．

●表12　PANの診断基準

主要項目
主要症候
①発熱（38℃以上，2週以上）と体重減少（6カ月以内に6kg以上）
②高血圧
③急速に進行する腎不全，腎梗塞
④脳出血，脳梗塞
⑤心筋梗塞，虚血性心疾患，心膜炎，心不全
⑥胸膜炎
⑦消化管出血，腸閉塞
⑧多発性単神経炎
⑨皮下結節，皮膚潰瘍，壊疽，紫斑
⑩多関節痛（炎），筋痛（炎），筋力低下
組織所見
中・小動脈のフィブリノイド壊死性血管炎の存在
血管造影所見
腹部大動脈分枝（とくに腎内小動脈）の多発性動脈瘤と狭窄・閉塞
診断のカテゴリー
①Definite 　主要症候2項目以上と組織所見のある例
②Probable 　a．主要症候2項目以上と血管造影所見の存在する例 　b．主要症候のうち①を含む6項目以上存在する例
参考となる検査所見
①白血球増加（10,000/μL以上）
②血小板増加（400,000/μL以上）
③赤沈亢進
④CRP強陽性
鑑別診断
①顕微鏡的多発血管炎
②多発血管炎性肉芽腫症（旧称：ウェゲナー肉芽腫症）
③好酸球性多発血管炎症肉芽腫症（旧称：アレルギー性肉芽腫性血管炎）
④川崎病動脈炎
⑤膠原病〔全身性エリテマトーデス（SLE），関節リウマチ（RA）など〕
⑥IgA血管炎（旧称：紫斑病性血管炎）

文献11をもとに作成．

2 アレルギー性疾患

1）花粉症，アレルギー性鼻炎

❶病因と病態

空気中に飛散する花粉，真菌，室内塵などを吸入したとき，それらが抗原（アレルゲン）となって，鼻粘膜でIgEと結合する．このIgEと肥満細胞が反応し，ヒスタミン，ロイコトリエン，プロスタグランジンを放出する．このようなⅠ型アレルギー反応を起こし，水溶性鼻汁やくしゃみなどの症状を起こす疾患を**アレルギー性鼻炎**とよぶ．このうち特に，花粉に

● 表13　SSの診断基準

1. 生検病理組織検査で次のいずれかの陽性所見を認めること
a. 口唇腺組織でリンパ球浸潤が 1/4 mm² あたり 1 focus 以上
b. 涙腺組織でリンパ球浸潤が 1/4 mm² あたり 1 focus 以上
2. 口腔検査で次のいずれかの陽性所見を認めること
a. 唾液腺造影で stage I（直径1 mm以下の小点状陰影）以上の異常所見
b. 唾液分泌量低下（ガムテスト10分間で10 mL以下，またはサクソンテスト2分間2 g以下）があり，かつ唾液腺シンチグラフィーにて機能低下の所見
3. 眼科検査で次のいずれかの陽性所見を認めること
a. Schirmer試験で5 mm/5 min以下で，かつローズベンガルテスト（van Bijsterveldスコア）で陽性
b. Schirmer試験で5 mm/5 min以下で，かつ蛍光色素（フルオレセイン）試験で陽性
4. 血清検査で次のいずれかの陽性所見を認めること
a. 抗SS-A抗体陽性
b. 抗SS-B抗体陽性

以上1，2，3，4のいずれか2項目が陽性であればSSと診断する．
文献12をもとに作成．

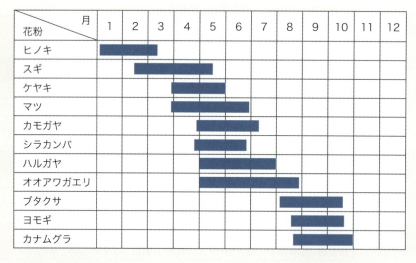

● 図6　花粉カレンダー

よって引き起こされるものが**花粉症**である．花粉が飛散する時期は花粉の種類によって決まっている（図6）．

❷ **症候と診断**

　アレルゲンの吸引によって，水溶性鼻汁，くしゃみ，鼻閉などの鼻症状と，結膜充血，搔痒，流涙などの眼症状を呈する．したがって，症状が発現する時期や状況についての医療面接が重要である．鼻汁内には好酸球が増加しており，皮膚反応や血液中の抗原特異的IgEの定量によって原因アレルゲンを推定する．アレルゲンを直接鼻粘膜につける**鼻粘膜誘発試験**も診断に有用である．

❸治療

アレルゲンを回避することは困難なことが多く，抗アレルギー薬による予防，抗ヒスタミン薬やステロイド薬の局所投与（点眼，点鼻）による症状緩和を行う．また，減感作療法も行われる．

減感作療法とは，アレルゲンを徐々に反復投与することにより，正常な免疫応答を誘導・維持し，Ⅰ型アレルギー反応を抑制する治療法である．

2）蕁麻疹

❶病因と病態

痒みを伴い，発赤した膨疹が蕁麻疹である．何らかの機序により肥満細胞からのヒスタミンなどの化学伝達物質が関与する．Ⅰ型アレルギーが有名であるが，原因が特定できない場合も多い．

❷症候と診断

原因物質に接触後30分以内に出現し，通常数時間以内に消退する．形状は，円形，楕円形，地図状など大小さまざまである．Ⅰ型アレルギー反応が疑われる場合には，医療面接や抗原特異的IgEの測定，皮膚反応やプリックテストによって，アレルゲンを特定する．呼吸困難や血圧低下がみられる場合もあり注意を要する．

❸治療

呼吸困難や血圧低下がみられる場合は，4）に記載の治療に準じる．原因物質の検索，除去に努めるが，搔痒が強い場合は，抗ヒスタミン薬や抗アレルギー薬を投与する．またステロイド薬を投与することもある．

3）接触性皮膚炎

❶病因と病態

接触性皮膚炎（接触皮膚炎）は，薬品，化粧品，植物，金属など，皮膚に接触したさまざまな物質により引き起こされる皮膚炎の総称である．物質自体の細胞・組織障害性に伴う皮膚炎症である1次刺激性接触皮膚炎と，物質に含まれるハプテンとよばれる低分子量の物質により引き起こされるアレルギー性接触皮膚炎に大別される．

❷症候と診断

急性期には，接触部位に痒み，紅斑，浮腫を生じ，丘疹，水疱，びらん，痂疲が混在する（急性湿疹）．慢性化すると，搔破のために苔癬化し，色素沈着を伴う（慢性湿疹）．「パッチテスト」は原因物質の判定に参考になる．

❸治療

原因物質との接触を避けることやステロイド外用薬の使用があげられる．抗ヒスタミン薬や経口ステロイド薬を併用する場合もある．

4）アナフィラキシー，アナフィラキシーショック

❶病因と病態

Ⅰ型アレルギー反応が急速に，皮膚，呼吸器，消化器などの全身で高度に出現する．このアナフィラキシーのうち血圧低下や意識障害をきたして重篤な症状を呈した場合を**アナフィラキシーショック**とよぶ．アレルゲンとして，薬剤，昆虫，食物など多種のものがある．

❷ 症候と診断

アレルゲン摂取後，数分から30分以内に発症する．最初に，不安感，顔面蒼白，悪心，嘔吐，口唇のしびれ感などが出現し，その後声帯の浮腫と気道の収縮によって呼吸困難となる．さらに血圧低下，脈拍微弱となり，意識レベルが低下する．

❸ 治療

気道確保と血圧の維持を行う．呼吸器症状や循環器症状を認めた場合は，迷わず直ちに，アドレナリンの筋肉内注射を行う．さらに呼吸管理，血管確保，補液，昇圧剤の投与，抗ヒスタミン薬，ステロイド薬の投与を行う．ステロイド薬は急性の効果は期待できない．

3 免疫不全

1）後天性免疫不全症候群

❶ 病因と病態

後天性免疫不全症候群（AIDS）は，**ヒト免疫不全ウイルス**（HIV）の感染によって起こる．HIVは，性行為（同性間，異性間），輸血，針刺し，精液・血液などの体液を介して感染する．HIVはCD4陽性T細胞[※17]に感染して，免疫力を低下させ，さまざまな感染症や悪性腫瘍などを発症させる．

❷ 症候と診断

HIV感染後，およそ1カ月で感冒様症状が出現するが，その後5〜8年間は無症状で無症候性キャリアとなる．この間に，CD4陽性T細胞が減少し，真菌，原虫などの日和見感染症や日和見悪性腫瘍を発症する．

血液中の抗HIV抗体検査によるスクリーニングおよびウイルス定量などの確認検査により，感染を確認する．

❸ 治療

CD4陽性T細胞数に応じて治療開始時期を決める．逆転写酵素阻害薬と非核酸系逆転写酵素阻害薬／プロテアーゼ阻害薬／インテグラーゼ阻害薬の併用療法を行う．また，日和見感染症の予防，治療も行う．治療薬の進歩により予後は改善したが，治癒をもたらす治療法ではなく，一生継続治療が必要である．治療継続のためには患者のライフスタイルの把握，医療関係者との信頼関係が重要である．

[※17] CD4細胞表面マーカーをもつT細胞は，B細胞の分化やCD8陽性T細胞を活性化するなど免疫応答を助ける作用をもつ．

230　はじめの一歩の病態・疾患学

まとめ

- □ 膠原病は全身の炎症所見と結合組織を中心とした局所の症状を示す．
- □ 膠原病では，自己免疫現象に伴う種々の免疫学的検査異常が出現する．
- □ 膠原病の治療では，副腎皮質ステロイドや免疫抑制剤が用いられることが多い．
- □ 副腎皮質ステロイド，免疫抑制剤，生物学的製剤を使用する際は結核を含む感染症やB型肝炎の再活性化に注意が必要である．
- □ 花粉症，蕁麻疹，アナフィラキシーショックは，アレルギー反応が関与している．
- □ アレルギー性疾患の診療では，アレルゲンに関する医療面接と皮膚所見の視診が重要である．
- □ 後天性免疫不全症候群は，ヒト免疫不全ウイルスの感染によって起こる．

＜文献＞
1)「標準病理学第4版」（坂本穆彦，他/編），医学書院，2010
2) 川満久恵：皮膚系疾患．「臨床医学」（田中明，他/編），pp235-242，羊土社，2015
3) 岸本暢将：一発診断 目で見るリウマチ．「すぐに使えるリウマチ・膠原病診療マニュアル改訂版」（岸本暢将/編），pp10-79，羊土社，2015
4) 日本リウマチ学会 関節リウマチ新分類基準（ACR/EULAR2010）http://www.ryumachi-jp.com/info/120115_table3.pdf
5) 桑名正隆：強皮症と関連疾患．「免疫・アレルギー疾患イラストレイテッド」（田中良哉/編），pp146-152，羊土社，2013
6) 陶山恭博：ガンコな口内炎．「すぐに使えるリウマチ・膠原病診療マニュアル改訂版」（岸本暢将/編），pp284-287，羊土社，2015
7) 難病情報センター 全身性エリテマトーデス（SLE）（指定難病49）http://www.nanbyou.or.jp/entry/215
8) 百瀬葉子：両前腕までの皮膚硬化．「臨床医が知っておきたい皮膚病理の見かたのコツ」（安齋眞一/編），pp94-95，羊土社，2016
9) 難病情報センター 全身性強皮症（指定難病51）http://www.nanbyou.or.jp/entry/4027
10) 難病情報センター 皮膚筋炎／多発性筋炎（指定難病50）http://www.nanbyou.or.jp/entry/4079
11) 難病情報センター 結節性多発動脈炎（指定難病42）http://www.nanbyou.or.jp/entry/244
12) 難病情報センター シェーグレン症候群（指定難病53）http://www.nanbyou.or.jp/entry/111

Column

人間ドックでRFが陽性 ～ RAなの？

　RFが陽性でも関節症状を含め症状がない場合，RAの可能性は低いと考えられる．

　RFは感度，特異度は高くなく，症状がない場合は経過観察でよいとされている．概して，RFが陽性なだけでRAと考えたり，RFが陰性だからRAではないと考えたりと検査だけに頼った判断を行うと，診断を間違えることがある．一方，例えば，皮膚筋炎（DM）患者の特長的皮疹をみれば検査はせずとも診断が予想できる場合が多い．膠原病にとどまらず，診察時は医療面接，身体診察をしっかりと行い，検査も参考にしながら診断を行っていく必要がある．

10章 血液疾患

　血液は赤血球・白血球・血小板といった細胞成分と，アルブミンや免疫グロブリン，血液凝固因子などを含む液性成分（血漿）で構成される．血液疾患とは，血液を構成する成分の量的または質的な異常をきたす疾患の総称である．一方，肝硬変などの消化器疾患やさまざまな感染症，悪性腫瘍，自己免疫疾患などの病態の一部として血液が異常をきたすことも多く，これらとの鑑別が重要である．血液の細胞成分はほとんどが骨髄で産生され，造血幹細胞から分化・増殖し，成熟した細胞が末梢血中に流出する（骨髄で産生されるという言いまわしは細胞の増殖であることを考慮すると正確ではないが，わかりやすいのでここでも使用する）．この産生の段階で異常をきたす疾患と，末梢血管を流れる間に免疫学的機序などにより血球が破壊される疾患の切り分けが，病態を理解するうえでの基本的なスタンスである．血液の液性成分の異常についても同様で肝臓での産生障害か末梢での消費亢進かを考える．解剖学的には骨髄の他，胸腺や全身のリンパ節，脾臓などが血液細胞の増殖・プール・破壊にかかわる臓器である．

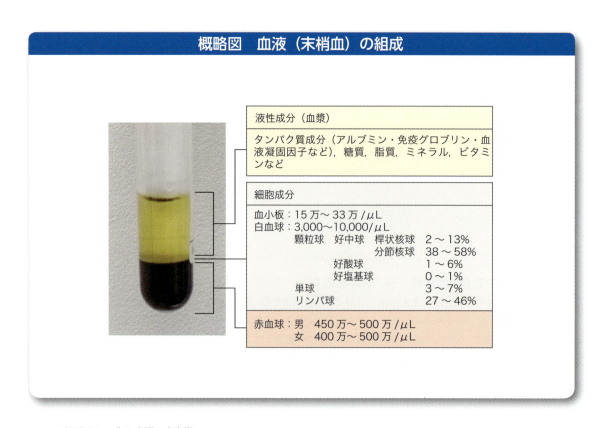

概略図　血液（末梢血）の組成

液性成分（血漿）

タンパク質成分（アルブミン・免疫グロブリン・血液凝固因子など），糖質，脂質，ミネラル，ビタミンなど

細胞成分

血小板：15万～33万/μL
白血球：3,000～10,000/μL
　顆粒球　好中球　桿状核球　2～13%
　　　　　　　　　分節核球　38～58%
　　　　　好酸球　　　　　　1～6%
　　　　　好塩基球　　　　　0～1%
　単球　　　　　　　　　　　3～7%
　リンパ球　　　　　　　　　27～46%
赤血球：男　450万～500万/μL
　　　　女　400万～500万/μL

1 病態と症候

血液細胞の骨髄における分化・増殖の過程と成熟した血球のそれぞれの役割について図1および表1にまとめる.

1 血液の細胞成分の異常

血液単位体積あたりの血球が少ない状態をそれぞれ**貧血**, **白血球減少症**, **血小板減少症**とよぶが, いずれも最終的な病名ではなく状態をあらわした用語であり, 血液疾患においてはこれらが複合していることが多い. 3系統ともに減少した状態を**汎血球減少**とよぶ.

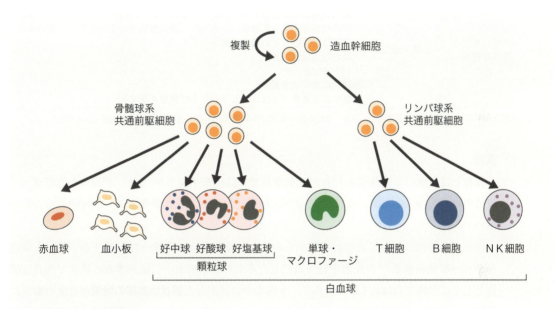

●図1 造血細胞の分化

●表1 血液細胞（末梢血）の種類

赤血球			直径7〜8μmで中央部がくぼんだ円盤状の核のない細胞. 塗抹標本[※1]ではドーナッツ状にみえる. ヘモグロビンの鉄分子に酸素が結合し, 肺から全身に酸素を供給する.
血小板			直径2〜4μmの小さな核のない細胞で, 骨髄の巨核球の細胞質がちぎれて生じる. 損傷した血管に粘着して凝集し, 血栓を形成することで, 以降の凝固反応の引き金となる.
白血球	顆粒球	好中球	自然免疫に関与する. 細菌感染の際, 血管内から組織に遊走し細菌を貪食する.
		好酸球	寄生虫に対する免疫反応. 喘息などのアレルギー反応に関与する.
		好塩基球	IgEが結合するとヒスタミンを放出するなどアレルギー反応に関与する.
	単球・マクロファージ		単球は血管内から組織に移動してマクロファージとなる. 細菌や異物を貪食し, 抗原提示細胞として獲得免疫系に情報を伝える.
	リンパ球（T細胞・B細胞・NK細胞）		T細胞（細胞性免疫）・B細胞（液性免疫）は獲得免疫, NK細胞は腫瘍やウイルスに対する自然免疫に関与する.

※1 血液細胞の形態を顕微鏡で観察できるようにスライドガラス上に血液のうすい層を作成し染色したもの.

●表2　貧血の病態による分類

病態	網状赤血球	代表的な疾患		
骨髄における赤血球産生障害	減少〜正常	産生	MCV	
		増殖低下	正球性	エリスロポエチン低下による貧血（腎性貧血）慢性炎症による貧血（やや小球性）再生不良性貧血悪性腫瘍の骨髄浸潤造血器悪性腫瘍
		成熟障害（無効造血）	小球性	鉄欠乏性貧血サラセミア鉄芽球性貧血
			大球性	巨赤芽球性貧血（悪性貧血を含む）
末梢における破壊や喪失	正常〜増加	溶血性貧血・自己免疫によるもの（自己免疫性溶血性貧血，発作性夜間ヘモグロビン尿症）・赤血球自体の先天的異常によるもの（遺伝性球状赤血球症などの膜の異常，G6PD欠乏症などの酵素の異常など）・薬剤性溶血性貧血・TTP/HUS物理的破壊による貧血出血による貧血（しばらくして鉄欠乏性貧血を呈する）		

MCV：平均赤血球容積（表7参照）．TPP：血栓性血小板減少性紫斑病，HUS：溶血性尿毒症症候群（表4参照）．

1）貧血

　　貧血とは血液の単位体積あたりの赤血球数またはヘモグロビン（Hb）が減少した状態（一般に男性で13 g/dL未満，女性で12 g/dL未満）のことで，「血がうすい」と説明することが多い．

　　赤血球は骨髄において造血幹細胞から分化・増殖し，前赤芽球→好塩基性赤芽球→正染性赤芽球→網状赤血球[※2]の段階を経て成熟した赤血球が末梢血中に流出する．正常であれば細胞としての平均寿命は約120日であり，末梢血中に流出した**網状赤血球の増減**が貧血の鑑別に役立つ．赤血球が末梢で破壊されることによって貧血をきたしている場合は，代償性に末梢血中の網状赤血球が増加していることが多く，赤血球の産生過程における異常では網状赤血球は増加しない（表2）．

❶赤血球の産生過程における異常により貧血をきたす病態

　　赤芽球系細胞の増殖と分化は腎臓で産生されるエリスロポエチン（erythropoietin：EPO）によって調節されている．腎機能障害によりこの造血因子が低下すると，骨髄での赤芽球系の増殖が低下し貧血をきたす（腎性貧血）．臨床的に多くみられる慢性炎症による貧血もサイトカインによるEPO低下が原因である．また，他の機序により骨髄での赤芽球系細胞の増殖が低下する疾患としては，再生不良性貧血，悪性腫瘍の骨髄浸潤，白血病などの造血器悪性腫瘍があげられる．

　　一方，赤芽球系の分化・成熟が障害され，骨髄で成熟する前に壊れてゆく病態があり，これを**無効造血**とよぶ．この病態は，さらに2つのグループに大別できる．1つはヘモグロビン

[※2] 成熟赤血球に分化する前の最終段階の細胞．正染性赤芽球から細胞核はなくなっているがミトコンドリアなどの細胞内小器官は残っていて，超生体染色によりリボソームが網状に凝集してみえるためこうよばれる．

234　はじめの一歩の病態・疾患学

合成過程の異常，もう1つは細胞核の分裂の異常である．

赤血球の役割はヘモグロビンによる全身組織への酸素の運搬であるため，細胞内でのヘモグロビン合成が重要な意義をもち，この過程に異常があれば赤血球自体の異常をきたす．ヘム鉄の原料となる鉄の不足による鉄欠乏性貧血や遺伝的にグロビン鎖の合成に異常をきたすサラセミアなどがこれにあたる．他方，細胞の核分裂や増殖が障害されて貧血をきたすものとしては，ビタミンB_{12}や葉酸の欠乏による巨赤芽球性貧血があげられる．

❷赤血球が末梢で破壊されることによって貧血をきたす病態

赤血球が末梢で破壊されることを**溶血**とよび，それによる貧血を**溶血性貧血**とよぶ．

自己免疫によるものとしては，自己免疫性溶血性貧血（AIHA）や発作性夜間ヘモグロビン尿症（PNH）があげられる．また薬剤性の溶血性貧血も一部は自己抗体を介するものである．一方，赤血球自体の先天的異常によるものとして，遺伝性球状赤血球症・遺伝性楕円赤血球症などの膜の異常や，G6PD[3]欠乏症・PK[4]欠乏症などの酵素の異常によるものがある．その他，TTP/HUSでみられる赤血球破砕や心臓の人工弁（機械弁）による機械的破壊，運動選手にみられる物理的破壊による溶血などがある．

外傷による大量出血や消化管出血により赤血球が失われることも多い．その場合，出血直後では循環血液量自体が低下しているため，細胞の濃度としての赤血球数やHb，ヘマトクリットがまだ低下していないことがあるので注意が必要である．その後，血漿成分がすみやかに補充され，赤血球の補充が遅れるため検査上のはっきりした貧血となり，特に鉄分の喪失が原因の鉄欠乏性貧血を呈してくる．

❸症状

貧血の主たる症状は全身組織への酸素供給の低下による易疲労感や労作時息切れであり，急激な貧血ではこの症状が著明である．慢性的な貧血の場合には慣れにより自覚症状を訴えないことも多いが，末梢組織の酸素不足を防ぐため心拍数が増加するなど心負荷がかかっており，適切な治療が必要である．また，後述する鉄欠乏性貧血などのように，貧血をきたす原因により易疲労感以外にもさまざまな症状を呈することがある．

なお，朝礼などで倒れたり立ち眩みがすることを俗にヒンケツと呼ぶことがあるが，こういった症状は起立性低血圧や一時的な脳血流低下などが原因となっており，医学的な貧血とは無関係であることが多い（しいていえば脳ヒンケツという言葉を使うこともある）．

2）多血症

血液単位体積あたりの赤血球が多い状態を**多血症**とよぶが，これは循環血液量の低下（脱水）による**相対的多血症**を含んでいる．よって，この影響を排した**絶対的多血症**（狭義の赤血球増加症）の診断は，厳密には放射線同位元素を用いた赤血球量の測定が必要であるが，施行できる施設が限られるため臨床症状などから総合的に判断されることが多い（図2）．赤ら顔・肥満・高血圧・アルコール多飲などを特徴とするストレス多血症は相対的多血症の一種である．

※3　グルコース6リン酸脱水素酵素．ペントースリン酸経路の酵素の1つで赤血球の機能の維持に必要とされる．
※4　ピルビン酸キナーゼ．解糖系酵素の1つで赤血球の機能の維持に必要とされる．

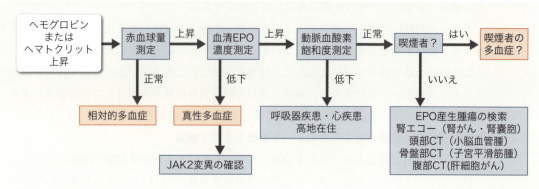

● 図2　多血症の診断ステップ

●表3　真性多血症診断基準

大基準	1. Hb＞18.5g/dL（男性），＞16.5g/dL（女性） もしくは 年齢，性別，住居している緯度から換算したHbかHtが9.9％以上増加している． もしくは Hb＞17 g/dL（男性），＞15 g/dL（女性）で鉄欠乏性貧血などの改善以外にHbが本人の基準値よりも2g/dL以上持続上昇している もしくは 赤血球数が予想値の25％を超えて上昇している 2. Jak2V617Fかもしくは同様の変異が存在する
小基準	1. 骨髄の3系統が増生を示す 2. 血清エリスロポイエチンがおおよそ正常値を示す 3. 内因性の赤芽球コロニー形成を認める

真性多血症は，以上の大基準の1と2の両方を同時に満たす，もしくは大基準の1と小基準の2つ以上を同時に満たすことで診断される．
文献1より引用．

❶一次性多血症

　真性多血症（polycythemia vera：PV）は造血幹細胞や赤芽球系細胞の腫瘍性増殖をきたす**一次性多血症**であるが，しばしば白血球や血小板の増加を伴い，骨髄増殖性腫瘍の1つに分類される．EPOは正常かむしろ低下していることが重要である．病因として非受容体型チロシンキナーゼの1つでEPOの細胞内シグナル伝達にかかわるヤヌスキナーゼ**JAK2**の遺伝子変異が根底にあることが明らかとなった．正常な状態ではEPOの存在下でのみシグナルが伝達され赤血球の増殖が起こるが，変異したJAK2はEPO非存在下でも恒常的に活性化され赤血球の過剰な産生につながる．現在ではこの遺伝子変異の有無が診断基準に加わっている（表3）．

❷二次性多血症

　さまざまな機序でEPOが増加した場合に赤血球は増加し，この病態を**二次性多血症**とよぶ．基礎に低酸素血症があるものとして，呼吸器疾患・心疾患，高地在住，睡眠時無呼吸症候群などがあり，動脈血酸素飽和度の低下が診断の参考となる．喫煙者では一酸化炭素がヘモグロビンに結合するため，酸素飽和度の低下がなくとも多血症を呈することが多い．低酸素や

喫煙がないにもかかわらずEPOが増加している場合は，EPO産生腫瘍を疑う．

❸ 症状

多血症の主たる症状は血液粘稠度の増加による血流うっ滞によるもので，頭痛・めまいなどの自覚症状，高血圧・赤ら顔や皮膚の発赤・粘膜の充血などの他覚症状を認める．また，ヒスタミンの増加により皮膚掻痒症や胃粘膜障害をきたしやすい．脳梗塞などの血栓症や塞栓症をきたすリスクが高いため低用量アスピリンを投与することが多いが，特に腫瘍性増殖であるPVにおいては血栓症予防のために瀉血[※5]やハイドロキシウレアなどの薬を用いて赤血球数をコントロールすることが必要である．最近ではJAK2の阻害剤ルキソリチニブも適応となっている．

3）白血球減少と易感染性

血液単位体積あたりの白血球が少ない状態（3,000/μL以下）を**白血球減少**とよぶ．白血球は骨髄において造血幹細胞から分化・増殖するが，早期の段階で骨髄球系（好酸球・好中球・好塩基球を含む顆粒球，血管外へ出てマクロファージとなる単球）とリンパ球系（T細胞，B細胞，NK細胞）に枝分かれする．白血球の寿命は種類によっておおいに異なり，顆粒球では数時間〜数日，リンパ球では数カ月〜抗原を記憶する役割のものは数十年といわれる．

貧血における網状赤血球数のように，白血球減少の機序が骨髄での産生低下か末梢での破壊かを簡単に鑑別する指標はないが，考え方としては同様である．骨髄における産生低下（増殖低下や無効造血）をきたす代表的な疾患は後述する再生不良性貧血や造血器腫瘍であり，骨髄穿刺液検査[※6]で骨髄が低形成となっているのか過形成なのか，過形成であればどのような細胞が増加して正常造血を低下させているのかが診断の決め手となる．一方，ウイルス感染や重症細菌感染（細菌感染では通常好中数は増加するが敗血症にいたると逆に減少することがある），膠原病・自己免疫疾患では末梢での破壊により白血球減少をきたすことがあり，脾機能亢進症（特発性または肝硬変によるもの）では脾臓にプールされるために血液中を流れる白血球が減少してしまう．臨床でしばしば経験される薬剤性の白血球減少は，抗がん剤など細胞障害性薬剤の影響のほか，自己免疫学的機序による副作用であることも少なくない．

易感染性とは，白血球の減少や機能の低下により，病原微生物に対する免疫が低下して感染しやすくなった状態であり，そのような患者を易感染性宿主（compromised host）とよぶ．一口に白血球の減少といってもその内訳により病的な意義は異なる．

❶ 好中球減少

自然免疫において重要な役割を果たす好中球の数が減少した状態（1,500/μL以下）を**好中球減少**とよび，特に1,000/μL以下では細菌感染をきたしやすく，500/μL以下となると重症化しやすい．

造血器腫瘍や肺がんなどの固形がんに対する抗がん剤を用いた化学療法後や放射線療法後の骨髄抑制として最もよく経験される．固形がんに対する化学療法後では白血球数全体の低

※5　血液を外部に排出させる処置で，献血と同様に静脈を穿刺して専用の瀉血バッグに目標量を採取し廃棄する．古くからある民間療法とは異なる点に注意．

※6　血液の細胞成分の異常をきたす疾患の診断には，しばしば主たる増殖の場である骨髄を調べる必要がある．専用の骨髄穿刺針（マルク針）を用いて胸骨または腸骨を穿刺し，シリンジで数mLを吸引（穿刺時よりも吸引時の痛みが強い），通常その場で顕微鏡観察用の標本をつくる．同時に病理組織診用の検体や，細胞の表面抗原（マーカー）を分析するための検体，染色体・遺伝子関連検査のための検体も同時に提出することが多い．悪性リンパ腫や固形がんの骨髄浸潤を疑う場合には，骨髄穿刺ではなく腸骨での骨髄生検を行う．

10章-1　病態と症候　　237

下を易感染性の目安とすることができるが，急性白血病などでは白血球数のカウントに感染防御には働かない悪性の芽球（白血病細胞）が含まれており，正常な好中球をカウントして判断する必要がある．

好中球減少時は抗菌薬を予防投与することが多い．好中球のわずかな細胞寿命を考慮すると現実的でないため，貧血に対する赤血球輸血や血小板減少に対する血小板輸血のように顆粒球の輸血で乗り切ることはできないが，今日では顆粒球コロニー刺激因子（G-CSF）製剤が使用できるので好中球減少期間を短縮できるようになった．

その他の病態としては，グラム陰性菌敗血症の際のエンドトキシンによる影響やウイルス感染による好中球減少，解熱鎮痛薬・抗生物質・抗甲状腺薬による無顆粒球症（好中球150/μL以下）もしばしばみられる．

❷ リンパ球減少

T細胞による細胞性免疫，B細胞による液性免疫などの獲得免疫に関与するリンパ球の減少では，さまざまなウイルス感染・真菌感染をきたしやすい．リンパ球数の低下は，急性・慢性リンパ性白血病や悪性リンパ腫などリンパ球系腫瘍に対する化学療法や自己免疫疾患に対するステロイド薬，免疫抑制薬の使用により引き起こされ，しばしば抗ウイルス薬や抗真菌薬の予防投与が必要となる．また，慢性リンパ性白血病の場合などでは一見成熟したリンパ球が増加しているが正常な免疫能を有していない．このような場合も，リンパ球減少時と同様のウイルス・真菌感染に対する注意が必要である．

白血球減少と易感染性は必ずしもイコールではなく，易感染性は白血球減少を含むさまざまな病態によって引き起こされる．

4）白血球増加

血液単位体積あたりの白血球が多い状態（一般に1万/μL以上）を**白血球増加**とよぶ．

細菌感染による好中球増加が日常的に最もよくみられ，CRP上昇とともに重症度の目安とすることが多い．末梢血の好中球には桿状核球とさらに成熟した分節核球があり，通常後者の比率が多いが，細菌感染などでは桿状核球の比率が増加する．また，さらに幼若な後骨髄球などが末梢血中に出現することもある．この現象を左方移動とよび，病原微生物と戦うために骨髄でさかんに好中球が増殖している証である．

一方，ウイルス感染ではリンパ球が増加し好中球が減少することが多い．EBウイルスによる伝染性単核球症などでは増多するリンパ球に異型性がみられるため，血液疾患を疑われることもある．なお，重度の細菌感染症などで白血球数が5万/μL以上となった状態を類白血病反応とよび，造血器腫瘍との鑑別が問題となることがある．

増加している白血球が幼若な芽球である場合は急性白血病を疑い，成熟した段階であれば慢性白血病を疑うが，これらについては**3 2**で後述する．

薬剤性の白血球増加もしばしば経験されるもので，日常臨床で最もよく遭遇するのはステロイド薬による好中球増加（リンパ球は減少）である．好酸球増加は喘息やアレルギー疾患でみられるが，近年の有機栽培ブームで再燃している寄生虫感染も考慮しなくてはならない．

半年以上にわたり好酸球数が1,500/μL以上となるようならば，臓器障害を伴う好酸球増多症候群（hypereosinophilic syndrome：HES）を疑う必要がある．明らかな腫瘍性増殖であれば好酸球性白血病の可能性がある．

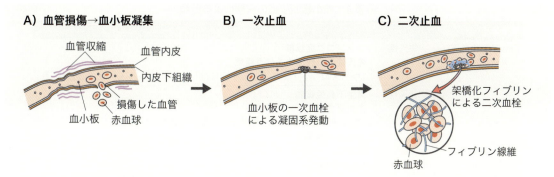

●図3　一次止血と二次止血

5）血小板異常と出血傾向

　血小板は骨髄巨核球の細胞質がちぎれるようにして産生される小さな細胞で赤血球と同様に核をもたない．血小板の寿命は約10日ほどで，その後脾臓で処理される．正常でも末梢血の血小板の3分の1程度は脾臓にプールされている．

　外傷などにより血管が破れて血液が血管外に流出（出血）した場合，血液の損失を防ぐため，露出した血管内皮下組織に血小板が粘着や凝集をして血管の穴をふさぐ．これが**一次血栓**（血小板血栓）で，この過程を**一次止血**とよぶ．この際，血小板の内皮下組織への結合・血小板同士の結合には糊のような役割として**フォンビルブランド因子**〔von Willebrand factor：VWF（血小板や血管内皮細胞で産生される）〕も必要とされる．この段階での血栓は脆弱だが，その後すみやかに血液凝固機転が働きフィブリン網を形成することで**二次血栓**が生じ完全に止血される．この過程を**二次止血**とよぶ（図3）．すなわち，止血には血管・血小板・凝固系の3要素が関与しており，容易に出血する，血が止まりにくいといった出血傾向（出血性素因）を認めた場合には，血管異常・血小板減少や血小板機能異常・凝固系異常のいずれかが考えられる．血管異常により出血傾向を呈する疾患としては，アレルギー性紫斑病や先天性血管拡張症（オスラー病）などがあげられる．

　血液単位体積あたりの血小板が少ない状態（10万/μL未満）を**血小板減少**とよび，他の血球減少と同様に再生不良性貧血などによる汎血球減少の一部としてみられることも多い．血小板が単独で減少する疾患としては特発性血小板減少性紫斑病が代表的であるが，臨床上は薬剤性血小板減少の頻度が高い．鑑別診断はやはり骨髄での産生障害か末梢での破壊や末梢にプールがあるのかを考えてゆく（表4）．骨髄での産生障害としては再生不良性貧血や造血器腫瘍があり，末梢で破壊されるものとしては血栓性血小板減少性紫斑病などがある．肝硬変やバンチ症候群などで脾腫がある場合は脾臓にプールされる血小板が増加し末梢血中の血小板数が低下する．

　血小板減少や血小板機能低下による出血症状は主として皮下出血（点状出血）や紫斑（青あざ）である．血小板減少により出血症状が出現するのは一般に5万/μL以下となった場合であり，血小板数が1万〜2万/μL以下に低下すると口腔内出血，鼻出血，下血，血尿，頭蓋内出血などの重篤な出血症状を呈する．

●表4　血小板減少症の病態による分類

産生障害		
巨核球産生低下	先天性	ファンコニ症候群[※7] 先天性血小板減少を伴う疾患 （ウィスコット・アルドリッチ症候群[※8]，ベルナール・スリエ症候群[※9]）
	後天性	再生不良性貧血 造血器腫瘍 （白血病・骨髄線維症・悪性リンパ腫・多発性骨髄腫など） ウイルス感染 薬剤性 放射線照射
無効造血		巨赤芽球性貧血 骨髄異形成症候群（MDS） 発作性夜間血色素尿症（PNH）
破壊亢進		
免疫学的機序による破壊		特発性血小板減少性紫斑病（ITP） 全身性エリテマトーデス（SLE）・抗リン脂質抗体症候群など 周期性血小板減少症 薬物アレルギー
物理的・機械的破壊		播種性血管内凝固症候群（DIC） 血栓性血小板減少性紫斑病（TTP） 溶血性尿毒症症候群（HUS）
分布異常		
末梢にプール		脾腫・脾機能亢進症（肝硬変，バンチ症候群）

　血小板機能異常をきたす疾患としては先天的疾患として血小板無力症，後天的な要因としてはアスピリンやNSAIDs[※10]などの薬剤による影響がある．特に後者は日常的にみられ，これら薬剤の内服中は血小板数が正常であっても機能が低下している．このため，白血病の治療中などで血小板数が高度に低下している期間の感染症による発熱時に，これら消炎鎮痛剤の使用は禁忌であり，もっぱら血小板機能抑制のないアセトアミノフェンを使用する．一方，循環器疾患や脳血管疾患では少量アスピリンは抗血小板剤として梗塞予防に使用されている．

　なお，日常臨床でしばしばみられるものとして偽性血小板減少がある．これは採血時に，血算用試験管（通常は紫栓）に入っている抗凝固剤EDTAによる血小板凝集のため，血小板数が見かけ上少なく算定されるもので，その場合，クエン酸（黒栓）やヘパリン（緑栓）入りの試験管にとって測定すると正しい値が得られる．はじめて血小板減少を認めた患者ではまず最初に疑うべき現象である．

6）血小板増加

　一般に血液単位体積あたりの血小板が多い状態（40万/μL以上）を**血小板増加**とよぶ．

　出血に対する反応や運動による影響として血小板数が増加することがあるが，60万/μL以

※7　Fanconi症候群．腎臓の近位尿細管で本来再吸収されるべき物質が尿中に排泄される疾患群．

※8　Wiskott-Aldrich症候群．X連鎖性劣性遺伝の免疫不全症で血小板減少を呈する．

※9　Bernard-Soulier症候群．常染色体劣性遺伝の先天性止血異常症でフォンビルブランド因子受容体である血小板表面のGPIb/IX複合体が先天性に欠損しており，重篤な出血傾向を呈する．

※10　非ステロイド消炎鎮痛剤．ロキソプロフェンやジクロフェナクなど．

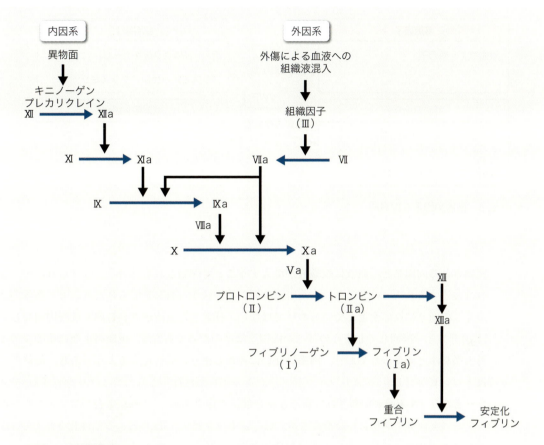

●図4　血液凝固カスケード
Ⅵ因子：欠番．Ⅳ因子：Ca^{2+}はほとんどの反応に関与するため省略．

上に増加している場合は，後述の本態性血小板血症などの骨髄増殖性腫瘍を考える．血小板増加により血栓症をきたすリスクが高まるが，逆に150万/μL以上の高度な増加の場合は血小板機能が低下し出血傾向を呈することもある．

2 血液の液性成分の異常

血漿成分の異常について，血液疾患として主に取り扱う疾患は血液凝固因子（凝固因子）やこれに関連した成分の異常である．

❶ 凝固因子

血液は血管内を流動するが血管外ではすみやかに凝固する．この凝固機序は血小板凝集からはじまる止血機序の後半の二次止血の段階で，血栓を安定化させるために働いている．

凝固因子としては15種類が知られており，慣用名とは別に発見された順にローマ数字が与えられている（Ⅵ因子は欠番）．Ⅳ因子（Ca^{2+}）以外は糖タンパク質で，それぞれが単独あるいは他の因子と協同して次の凝固因子を活性化することで，図4に示すようなカスケード状に反応が増幅されていくしくみになっている．活性化された因子にはローマ数字の後にaをつけてあらわす．このカスケードの上部（反応の前半部分）は，血液と異物面の接触から

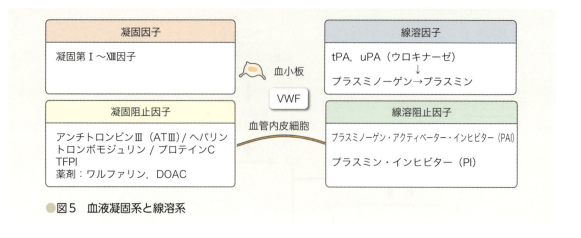

●図5 血液凝固系と線溶系

開始される内因系と，血液に組織液が混入することで開始される外因系に分けられるが，これは後述するPT，APTTといった凝固時間の検査法から組み立てられたもので，生体内で全くこの通りに反応が進んでいるわけではない．採血した血液が試験管内で抗凝固剤なしでは10分ほどで凝固してしまうのはこの内因系機序のためであるが，実際の止血に重要なのは外因系機序と考えられており，両系は互いに連携し相互に活性化するようである．最終的にはトロンビン（Ⅱa）によりフィブリノーゲン（Ⅰ）が活性化されてフィブリン（Ⅰa）モノマーとなり（N末端が切断されて新たな結合部位が露出する），これが重合してフィブリンポリマー（重合フィブリン）を形成する．さらにトロンビン（Ⅱa）により活性化されたⅩⅢa因子により重合フィブリンの分子間に架橋結合ができ安定化フィブリンとなる．

❷ **抗凝固・線溶**

　一方，血液が血管内で血栓をつくらないように，抗凝固のしくみが生体内にはある．ヘパリン存在下でトロンビンやXaを阻害するアンチトロンビンⅢ（ATⅢ），血管内皮細胞に存在してトロンビンを阻害するトロンボモジュリンと，これにより活性化されたプロテインC（プロテインSとともにVa，Ⅷaを分解する），外因系を阻害するTFPI（tissue factor pathway inhibitor）などの3系統の凝固阻止因子である．また，不要になった血栓や障害となる血栓を溶かすしくみを**線溶**[※11]とよび，これにかかわる成分を**線溶因子**とよぶ．tPA（tissue plasminogen activator）やuPA（ウロキナーゼ），これによってプラスミノーゲンから活性化されるプラスミンが代表である．凝固因子に対しては凝固阻止因子があったように，線溶因子に対しても**線溶阻止因子**（plasminogen activator inhibitor：PAI, plasmin inhibitor：PIなど）が存在し，この4者のバランスに血管内皮細胞の働きが加わって，血液の流動性は維持されているのである（図5）．

❸ **肝臓**

　骨髄がほとんどの産生部位であった細胞成分とは異なり，凝固因子の多くは肝臓で産生される．よって肝硬変などにより肝合成能が低下した場合，凝固因子は低下して出血傾向を呈する．同じく肝臓で合成されるアルブミンなどのタンパク質に比べ凝固因子の半減期はきわ

※11　線維素溶解（fibrinolysis）からこう名付けられた．

● 表5　凝固因子と先天性欠乏症

凝固因子	血中半減期（hr）	先天性欠乏症	遺伝形式	出血症状
Ⅰ（フィブリノーゲン）	100〜150	無フィブリノーゲン血症	常染色体性	＋
Ⅱ（プロトロンビン）	50〜80	低プロトロンビン血症	常染色体劣性	＋
Ⅲ（組織因子）	血中には存在せず			
Ⅳ（カルシウムイオン）				
Ⅴ	24	Ⅴ因子欠乏症	常染色体劣性	＋
Ⅶ	6	Ⅵ因子欠乏症	常染色体劣性	＋
Ⅷ（抗血友病因子）	12	血友病A	伴性劣性	＋
VWF（フォンビルブランド因子）	24	フォンビルブランド病	常染色体劣性	＋
Ⅸ	24	血友病B	伴性劣性	＋
Ⅹ	25〜60	Ⅹ因子欠乏症	常染色体劣性	＋
Ⅺ	40〜80	Ⅺ因子欠乏症	常染色体劣性	±
Ⅻ	50〜70	Ⅻ因子欠乏症	常染色体劣性	－
ⅩⅢ（フィブリン安定化因子）	150	ⅩⅢ因子欠乏症	常染色体劣性	＋
プレカリクレイン	35	因子欠乏症	常染色体劣性	－
キニノーゲン	150	因子欠乏症	常染色体劣性	－

めて短いため，この低下はすみやかに生じ，それゆえ凝固機能検査が鋭敏に肝機能の低下を反映するのである．また凝固因子のうち，とりわけ第Ⅱ・Ⅶ・Ⅸ・Ⅹ因子はビタミンK依存性凝固因子とよばれ，合成に必要なビタミンKが不足すると低下する．このしくみを利用した抗凝固薬がワルファリンであり，内服中に納豆など多量のビタミンKを含む食材を食べてしまうと効果が減弱してしまう．

❹先天性欠乏症

　凝固因子とその産生障害の代表である**先天性欠乏症**について表5にまとめた．最も頻度の高い血友病については後述する．また凝固阻止因子や線溶因子，線溶阻止因子にも先天性欠乏症が報告されている．なお，一般に欠乏症といったとき，狭義の欠乏症（欠損症）と異常症が含まれている．欠損症は遺伝子変異によりその因子がつくられなくなる疾患であり（タンパク質に翻訳されないものや翻訳されるが分泌されず細胞内で崩壊するものなど），異常症は遺伝子変異により効果を発揮できない異常な因子が産生される疾患である．いずれも血液検査で因子活性を調べると低下あるいは欠乏している．

　症状としては，凝固因子欠乏では出血傾向，凝固阻止因子欠乏では血栓傾向，線溶因子欠乏では血栓傾向，線溶阻止因子欠乏では出血傾向（後出血とよばれる一度止血した後に再出血する症状）を呈する．凝固因子欠乏による出血症状は，血小板減少や血小板機能低下による出血が主として皮下出血・点状出血であったのに対し，より大きな紫斑やしばしば筋肉内出血など深部の出血をきたすことが特徴である．

　血小板の結合に必要なVWFの欠乏症であるフォンビルブランド病（von Willebrand disease：VWD）は血友病に次いで多い先天性出血性疾患であるが，血小板減少時と同様の皮膚粘膜出血症状を呈することが多い．サブタイプによっては凝固因子欠乏と同様の出血症状をきたすことがある．

❺DIC

　凝固因子が末梢での消費亢進により低下するしくみとして**播種性血管内凝固**（disseminated intravascular coagulation：DIC）がある（表6）．これは悪性腫瘍や感染症などに伴って発症

●表6 播種性血管内凝固（DIC）診断基準

		0点	1点	2点	3点
Ⅰ 基礎疾患		なし	あり		
Ⅱ 臨床症状	1. 出血症状（注1）	なし	あり		
	2. 臓器症状	なし	あり		
Ⅲ 検査成績	1. 血清FDP値（μg/mL）	10＞	10≦ ＜20	20≦ ＜40	40≦
	2. 血小板数（×$10^4/\mu$L）（注1）	12＞	12≧ ＞8	8≧ ＞5	5≧
	血漿フィブリノゲン濃度（mg/dL）	150＜	150≧ ＞100	100≧	
	PT時間比	1.25＞	1.25≦ ＜1.67	1.67≦	

Ⅳ　判定
1. 7点以上：DIC　6点：DICの疑い　5点以下：DICの可能性少ない
2. 白血病その他1に該当する疾患の場合
　　4点以上：DIC　3点：DICの疑い　2点以下：DICの可能性少ない
Ⅴ　診断のための補助的検査成績，所見
1. 可溶性フィブリンモノマー陽性
2. D–ダイマーの高値
3. トロンビン・アンチトロンビンⅢ複合体（TAT）の高値
4. プラスミン–α2プラスミンインヒビター複合体（PIC）の高値
5. 病態の進展に伴う得点の増加傾向の出現，特に数日内での血小板数あるいはフィブリノゲンの急激な減少傾向ないしFDPの急激な増加傾向の出現
6. 抗凝固療法による改善
Ⅵ
【注1】白血病および類縁疾患，再生不良性貧血，抗腫瘍剤投与後など骨髄巨核球減少が顕著で，高度の血小板減少をみる場合は血小板数および出血症状の項は0点とし，判定はⅣ–2に従う．
【注2】基礎疾患が肝疾患の場合は以下のとおりとする．
　　a　肝硬変および肝硬変に近い病態の慢性肝炎（組織上小葉改築傾向を認める慢性肝炎）の場合には，総得点から3点減点したうえで，Ⅳ–1の判定基準に従う．
　　b　劇症肝炎および上記を除く肝疾患の場合は，本診断基準をそのまま適用する．
【注3】DICの疑われる患者で「Ⅴ 診断のための補助的検査成績，所見」のうち2項目以上満たせばDICと判定する．
Ⅶ　除外規定
1. 本診断基準は新生児，産科領域のDICの診断には適用しない．
2. 本診断基準は劇症肝炎のDICの診断には適用しない．

FDPとFDP-DD：FDPとはフィブリン／フィブリノゲン分解産物（fibrin/fibrinogen degradation products）のことで，これには血液凝固過程の最終産物であるフィブリンが線溶因子プラスミンによる分解を受けたものと，フィブリノゲンがフィブリンになる前に分解されてしまったもの（線溶優位のDICなどでみられる）が含まれている．D–二重体（Dダイマー）とはFDP-DDのことで，重合（架橋化）フィブリンが分解された場合にのみ生じるものであるため，真に血液凝固が進行した病態の目安となり，DICやその前段階，深部静脈血栓症，肺塞栓大量の胸水や腹水，血腫の吸収時などにみられる．

する病態で，血液凝固機転が血管内で高度に亢進してしまい，凝固因子が消費しつくされて枯渇する病態である．血管内の凝固により臓器の梗塞をきたし，一方で凝固因子欠乏と線溶亢進により出血症状も呈する．感染症では梗塞などの臓器症状が目立つ凝固優位のDIC，急性白血病などでは出血症状が目立つ線溶優位のDICをきたすことが多い．凝固因子のみでなく，凝固機転の引き金となる血小板も減少しており，FDPの上昇とともに最も重要な検査所見である．

　治療としては，DICをきたした基礎疾患の治療が最重要であり，そのうえでヘパリンや低分子ヘパリンおよびアンチトロンビン製剤などによる抗凝固療法を基本に，必要であれば濃厚血小板[※11]や新鮮凍結血漿[※12]による補充療法を併用する．トラネキサム酸などの抗線溶薬剤は血栓や梗塞など臓器症状を増悪させるので出血があっても禁忌である．

[※11] 血液成分採血により白血球の大部分を除去して得られた血液製剤で，血小板輸血に用いられる．
[※12] 血液成分採血により白血球の大部分を除去して採取した新鮮な血漿を凍結したもので，主として血液凝固因子の補充に用いられる．

2 フィジカルアセスメントと臨床検査

1 フィジカルアセスメント

　血液疾患は全身を流れる血液自体が病態の主役であることから，さまざまな全身症状・局所症状を引き起こす．ゆえに血液疾患の診察においては，あらゆる自覚症状に耳を傾け，全身をみるという姿勢が求められる．特にいずれかの血球減少や増多に起因する所見や感染症の所見に注意する必要がある．

　皮膚や粘膜の診察は出血傾向の有無をみるために重要であり，蜂窩織炎などの感染症，まれには造血器腫瘍の皮膚浸潤を認めることがある．また眼瞼結膜の色調変化が貧血の他覚所見として重要であるほか，溶血（間接ビリルビン増加）により眼球結膜が黄染していないかの確認も必要である．

　口腔内の観察では，鉄欠乏性貧血による口腔粘膜障害や嚥下困難，ビタミンB$_{12}$や葉酸欠乏によって生じるハンター舌炎[※13]，白血病細胞の歯肉浸潤などに注意する．またカンジダ舌のような感染症もしばしば問題となる．

　リンパ節腫脹は悪性リンパ腫やリンパ性白血病でみられるが，固形がんのリンパ節転移と同様に圧痛を認めないことが多く，この点で感染症によるリンパ節腫脹と異なる．

　脾腫は骨髄増殖性腫瘍（慢性骨髄性白血病や骨髄線維症），原発性マクログロブリン血症などで著明となる．

2 臨床検査

❶ 血算

　末梢血の血液検査は，一般的に**血算**（complete blood count：CBC）で赤血球数・ヘモグロビン・ヘマトクリット・血小板数・白血球数のみをスクリーニングすることが多いが，血液疾患の診断においては**網状赤血球数**，**白血球分画**（末梢血液像）も調べることが基本である．貧血の鑑別の第一歩は網状赤血球数の増加の有無で，これによって骨髄における赤血球産生段階の異常なのか，末梢での破壊なのか大まかな方向性を決めることができる．

　次に着目するのは，赤血球数・ヘモグロビン・ヘマトクリットの比である3種の赤血球指数で，いずれも補正係数を乗じる（表7）．ヘマトクリットは血液（全血）の一定体積あたりに占める赤血球の体積であるから，これを赤血球数で割ったMCVは赤血球1個あたりの平均的な大きさをあらわしている．MCHは赤血球1個あたりの平均的なヘモグロビンの量をあらわし，MCHCは赤血球の大きさあたりの平均的なヘモグロビンの量をあらわしている．赤血球の成熟障害による貧血のうち，ヘモグロビン合成過程の異常である鉄欠乏性貧血やサラセミアでは，細胞質成分の多くを占めるヘモグロビンができないためMCVの小さい（小球性）貧血を呈し，赤血球数の低下よりもヘモグロビンの低下が著明であることからMCHも低く（低色素性），MCHCも低い．核分裂の障害であるビタミンB$_{12}$や葉酸欠乏による巨赤芽球性貧血では，細胞質成分は充分合成されるが核の分裂が遅れるためMCVが大きくMCHも高い

※13　舌表面の糸状乳頭が萎縮して平滑となり痛むもの．

10章-2　フィジカルアセスメントと臨床検査　**245**

●表7　赤血球指数（赤血球恒数）

平均赤血球容積（MCV）＝Ht（%）/RBC（×10^4/μL）×1000
　　単位はfL（フェムトリットル），正常範囲：80〜100，
　　RBCの単位が（百万/μL）の場合は係数は×10

平均赤血球ヘモグロビン量（MCH）＝Hb（g/dL）/RBC（×10^4/μL）×1000
　　単位はpg（ピコグラム），正常範囲：27〜31，
　　RBCの単位が（百万/μL）の場合は係数は×10

平均赤血球ヘモグロビン濃度（MCHC）＝Hb（g/dL）/Ht（%）×100
　　単位は%，正常範囲：32〜36

正常範囲はNIH（National Institute of Health）基準による．

●表8　赤血球指数と代表的な貧血の種類

MCV	MCH	MCHC	貧血の種類	代表的な疾患
小	低	低	小球性低色素性貧血	鉄欠乏性貧血
正常	正常	正常	正球性正色素性貧血	再生不良性貧血
大	高	正常	大球性貧血	巨赤芽球性貧血

（大球性）貧血となる．ただしMCHCはヘモグロビンの密度のようなものであるから高色素性となっても上昇はしない（その分赤血球の大きさが大きくなっているわけである）．EPO低下や再生不良性貧血など赤芽球系の増殖低下では正球性正色素性貧血を呈する（表8）．

　白血球分画（末梢血液像）は特に造血器腫瘍の診断において重要であり，この場合機械による識別ではなく顕微鏡での目視が必要である．

❷ 血液生化学

　血液生化学検査では，血液疾患を疑う前提として他の疾患の除外が必須なので腎機能や肝機能異常がないかをみておくことが求められる．また，血液疾患ではLDHが重要となることが多い．溶血による上昇の他，白血病や悪性リンパ腫ではしばしば悪性細胞の増加とともに増加することが多く，特に悪性リンパ腫ではLDHの上昇の有無が予後因子となる．溶血に関してはLDHの他，間接ビリルビンの上昇，ハプトグロビン[14]の低下，尿中ヘモジデリン[15]などが鑑別に重要である．

　PAIgG（platelet-associated IgG：血小板関連IgG）は後述するITPの90％以上の症例で上昇しており感度は高いが，血小板に付着した非特異的なIgGも含めて測定するため，ITPのみならず再生不良性貧血などの血小板減少時にも高値になることが多く疾患特異性は低い．

❸ 凝固時間

　血液凝固に関する検査はプロトロンビン時間（PT），活性化部分トロンボプラスチン時間（APTT）などの一定条件下での血液凝固時間を正常コントロールとの比較で評価するものが古くから基本となっている．PTは外因系凝固を反映し，APTTは内因系凝固を反映する．これによる凝固因子欠乏との対比を表9に示した．

※14　血中に遊離したヘモグロビンに結合するタンパク質で，溶血時に低下する．
※15　ヘモグロビンの崩壊産物で鉄やフェリチンを含む．

●表9　PT，APTTと凝固因子欠乏

PT	APTT	凝固因子欠乏の可能性
正常	正常	XIII
正常	延長	XII，XI，プレカリクレイン，キニノーゲン VIII，IX
延長	正常	VII
延長	延長	X，V，プロトロンビン
著明延長	著明延長	フィブリノーゲン

3 疾患

1 貧血

1）鉄欠乏性貧血

　貧血のなかで最も頻度が高い．若年女性の貧血は多くがこれで，月経出血による慢性的な鉄分喪失や，食事による補給の不足によりヘモグロビンの材料が不足していることが原因である．肉を嫌うなど偏食があればなおさらである．子宮筋腫などが出血を助長していることがあるため婦人科的精査は必須であり，消化管悪性腫瘍などによる出血が原因の鉄不足も見逃してはならない．**鉄欠乏性貧血**は最終的な病名ではなく，これをきたす原因を精査することが重要といえる．

　症状としては，易疲労感など貧血の一般的症状に加え，ときに鉄不足自体に起因するさまざまな組織の形態異常（スプーン状爪，咽頭～食道粘膜病変，骨変化）が認められる．

　鉄欠乏が軽度または初期の場合は，赤芽球系の増殖が抑えられるためMCVの低下はさほどでもないが，高度または慢性的な鉄欠乏ではMCV 80未満の著明な小球性低色素性貧血を呈する．赤芽球系の分裂増殖が減少する以上にヘモグロビンの合成が低下しており，結果としてヘモグロビン値やヘマトクリットが赤血球数よりも低値となるからである．血液生化学検査では，血清鉄低下，総鉄結合能上昇，フェリチン[16]低下が特徴であり，特に貯蔵鉄であるフェリチンの低下が重要である．慢性炎症などでみられる小球性貧血ではフェリチンが低下しておらず，そのような病態でいたずらに鉄剤を投与すると医原性のヘモジデローシス[17]をきたす原因となる．

　治療は鉄剤の投与である．安全性を考慮して経口内服が原則であるが，内服できないなどやむをえない場合には静注や点滴で投与することもある．その場合は必要量を計算し，計画的に投与する．

2）悪性貧血と巨赤芽球性貧血

　悪性貧血の本態はビタミンB_{12}欠乏による**巨赤芽球性貧血**である．ビタミンB_{12}の欠乏により赤芽球系細胞の核分裂が障害されるが，細胞質は分裂に備えて増大するため著明な大球性

※16　あらゆる細胞内に存在する鉄を含むタンパク質で，貯蔵鉄の量を反映する．一方，血清鉄は血中の鉄の量を反映する．

※17　体内の鉄過剰により，肝臓や脾臓，骨髄などの網内系細胞のみに鉄が沈着した状態をヘモジデローシスとよび，膵臓や心筋，脳などの実質細胞にまで鉄が沈着し臓器障害をきたした状態をヘモクロマトーシスとよぶ．

●表10　再生不良性貧血の重症度分類

stage 1	軽症	下記以外
stage 2	中等症	以下の2項目以上を満たす 網赤血球　　60,000/μL未満 好中球　　　1,000/μL未満 血小板　　50,000/μL未満
stage 3	やや重症	以下の2項目以上を満たし，定期的な赤血球輸血を必要とする 網赤血球　　60,000/μL未満 好中球　　　1,000/μL未満 血小板　　50,000/μL未満
stage 4	重症	以下の2項目以上を満たす 網赤血球　　20,000/μL未満 好中球　　　　500/μL未満 血小板　　20,000/μL未満
stage 5	最重症	好中球200/μL未満に加えて，以下の1項目以上を満たす 網赤血球　　20,000/μL未満 血小板　　20,000/μL未満

文献2より引用

貧血を呈する．巨赤芽球が異様な形態を示すことから，昔はがんであると考えられていたため「悪性」という名称が残っているが，悪性腫瘍ではない．

ビタミンB_{12}は回腸から吸収されるが，これには胃壁の細胞から分泌される内因子[※18]が必要とされる．この内因子に対する自己抗体が存在したり，高度の萎縮性胃炎により内因子が分泌されずビタミンB_{12}の吸収が阻害されたものを特に悪性貧血とよぶが，胃切除後で内因子が分泌されない場合など別の機序でビタミンB_{12}が欠乏した場合も同様の巨赤芽球性貧血を呈する．また，葉酸欠乏によっても核分裂は阻害され同様の巨赤芽球性貧血を呈する．

治療はビタミンB_{12}製剤の投与であるが，内因子抗体が存在する悪性貧血や胃切除後吸収障害では経口投与では吸収されないため，注射による投与となる．臨床的にはこれら以外の要因でビタミンB_{12}が欠乏しているケースも多く，その場合は経口投与で改善がみられる．

3）再生不良性貧血

再生不良性貧血（aplastic anemia）は骨髄の造血幹細胞が何らかの機序で傷害され汎血球減少を呈する疾患で，厚生労働省の定める指定難病の1つである．薬剤や放射線などによる二次性もあるが，ほとんどが特発性である．造血幹細胞が傷害されるしくみとしては自己免疫の関与が考えられているがいまだ明らかではない．白血病や発作性夜間ヘモグロビン尿症を合併することがあることから，造血幹細胞自体に異常があるものも含まれている可能性もある．

症状は貧血による易疲労感，白血球減少により易感染性，血小板減少による出血傾向であるが，健康診断の血液検査異常でみつかることも多い．

白血病の一部でも汎血球減少を呈することがあるが，その場合の骨髄が白血病細胞で充満して過形成となっているのに比べ，本症は低形成ということで鑑別できる．ただし骨髄異形成症候群との鑑別はしばしば困難である．

治療は重症度によって異なり（表10），軽症・中等症では無治療で経過観察，汎血球減少の進行例ではシクロスポリンなどの免疫抑制療法やタンパク質同化ホルモンが使用される．

※18　胃壁細胞から分泌される糖タンパク質で，回腸末端部におけるビタミンB_{12}の吸収に必要とされる．

248　はじめの一歩の病態・疾患学

●表11　造血器腫瘍のおおまかな分類

	急性	慢性
骨髄系腫瘍	急性骨髄性白血病（AML）	骨髄増殖性腫瘍 慢性骨髄性白血病（CML） 真性多血症 本態性血小板血症 原発性骨髄線維症
リンパ系腫瘍	急性リンパ性白血病（ALL）	慢性リンパ性白血病（CLL）
	悪性リンパ腫・多発性骨髄腫	

やや重症以上では，40歳未満でHLA[19]一致同胞がいる場合には同種造血幹細胞移植が推奨され，HLA一致同胞がいない場合は抗胸腺細胞グロブリン（ATG）とシクロスポリンの併用による免疫抑制療法が行われる．難治例では非血縁者間移植や臍帯血移植なども選択肢となる．

2 造血器腫瘍

造血器腫瘍は，骨髄の造血幹細胞やそこから分化した各系統の造血細胞，あるいはリンパ節や脾臓などのリンパ器官に存在する細胞が腫瘍化し，正常の増殖制御がされず無限に自己増殖してしまう疾患群である．病因であるさまざまな遺伝子異常とそれによる腫瘍化のメカニズムが近年明らかになりつつあり，それぞれに対応した治療が選択されるようになってきた．遺伝子異常をきたす原因としてはウイルス・細菌・放射線・薬剤などがあげられるが，今なお不明のものが多い．

造血器腫瘍のおおまかな分類を表11に示した．

1）白血病

白血病（leukemia）は治療しなかった場合の自然経過から**急性白血病**と**慢性白血病**に大別されるが，両者の間で単に経過の長短ではなく病態や治療方針もおおいに異なる．また増殖する白血病細胞が骨髄性かリンパ性かによっても大別され，さらに遺伝子異常の種類によっても予後・治療法が異なってくる．

白血病全体の罹患率は人口10万人あたり男性5.9人，女性3.8人で，そのうちの約40％が急性骨髄性白血病である．

❶急性白血病

急性白血病（acute leukemia）は骨髄の幼若な段階の造血細胞が腫瘍化して急速に増殖し，正常な造血細胞の増殖が妨げられる疾患である．腫瘍化した白血病細胞（芽球）は分化せずに増殖するため（成熟停止），骨髄や末梢血ではこの幼若な芽球と分化した白血球（わずかに残存する正常の造血細胞由来のもの）のみがみられ，中間の成熟段階の造血細胞が認められなくなる．この現象を**白血病裂孔**とよぶ．

白血病細胞の由来により骨髄球系とリンパ球系に分類され，前者を**急性骨髄性白血病**（acute

---

[19] ヒト白血球型抗原（human leukocyte antigen）．血液型はABO型などの赤血球の型を意味するが，HLAは白血球の型といえるもので，ヒトの第6染色体短腕上に存在する主要組織適合遺伝子複合体（MHC）でコードされる．ただし，白血球以外にもほとんどの有核細胞や血小板に存在して自己・非自己の認識に関与するため，移植における免疫反応に多大な影響を与える．

10章-3　疾患　　249

●表12 急性白血病のFAB分類

急性骨髄性白血病

M0：	MPO陰性だが，CD13，CD33のいずれかが陽性，B・T細胞のマーカーが陰性．
M1：	NECの90％以上が芽球．
M2：	NECの30〜89％が芽球で，10％以上は前骨髄球以降に分化．単球系の細胞は20％未満． 染色体t（8;21）転座と関連がある．
M3：	（急性前骨髄球性白血病）大型顆粒を多数有する前骨髄球が増加．染色体t（15;17）転座と密接に関連． 顆粒が目立たない場合はM3 variantとよばれる．
M4：	（急性骨髄単球性白血病）NECの20％以上80％未満が単球系細胞で，末梢血の単球系細胞が5,000/μL以上， あるいは血清あるいは尿のリゾチーム値が正常上限の3倍以上． NEC中に5％以上の異常好酸球を伴うものはM4 with eosinophilia：M4Eoと分類され，染色体16番逆位と関連．
M5：	（急性単球性白血病）NECの80％以上が単球系細胞． さらに単球系細胞の80％以上が単芽球の場合はM5a，80％未満の場合はM5b．
M6：	（赤白血病）ANCの50％以上が赤芽球で，NECの30％以上が芽球．
M7：	（急性巨核芽球性白血病）巨核芽球が30％以上（MPO陰性，細胞質に小突起を認める芽球． 電子顕微鏡で血小板ペルオキシダーゼ陽性，細胞表面glycoprotein IIb/IIIa陽性．

急性リンパ性白血病

L1：	ペルオキシダーゼ陽性芽球＜3％．小型の細胞（＜小リンパ球の2倍）で均一．細胞質はごくわずか．
L2：	ペルオキシダーゼ陽性芽球＜3％．大型の細胞（＞小リンパ球の2倍）で不均一．
L3：	ペルオキシダーゼ陽性芽球＜3％．大型で均一．細胞質は広く好塩基性が強い．空胞形成が著明．Burkitt型．

myeloid leukemia：AML），後者を**急性リンパ性白血病**（acute lymphocytic leukemia：ALL）とよぶ．両者には化学療法におけるさまざまな抗がん剤の効果の違いがあり，一般に成人ではAMLよりALLの方が予後不良であることが多い．

顕微鏡観察による形態学的分類を基礎としたFAB（French-American-British）分類（表12）により，AMLはM0〜M7，ALLはL1〜L3に分類される．今日では遺伝子学的所見をふまえたWHO分類が標準となってきているが，従来のFAB分類も併用されている．WHO分類ではAMLなどの骨髄球系の腫瘍とリンパ球系の腫瘍に大別され，後者にはALLの他，悪性リンパ腫なども含まれている．また両分類には骨髄異形成症候群と急性白血病を区別する芽球の割合にも違いがある．

急性白血病の症状としては，濃厚赤血球[20]の輸血を要するレベルの高度の貧血や，濃厚血小板[21]の輸血を要するレベルの血小板低下〜出血傾向がみられる．出血傾向はDICを合併していればさらに重篤である．末梢血の白血球数は，白血病細胞が骨髄内にとどまり増殖している場合は減少しており（残存する正常の造血細胞由来の白血球のみをカウントするため），骨髄が白血病細胞で充満して末梢血中に溢れ出せば一気に増加する．後者の状態が白血病とよばれるゆえんである．進行すれば感染症による発熱はほぼ必発で，これは白血病細胞が白血球としての正常の感染防御機能をもたないためであり，原因菌同定〜適切な抗生剤治療が開始されなければ敗血症をきたす．また，ALLでは中枢神経浸潤が多く，AMLのうち単球系のものは腫瘤形成傾向があるなどの特徴を有する．

※20 献血によって得られたヒト全血から白血球および血漿の大部分を除去した赤血球層に赤血球保存用添加液を加えた血液製剤で，赤血球輸血に用いられる．

※21 血液成分採血により白血球の大部分を除去して得られた血液製剤で，血小板輸血に用いられる．

250 はじめの一歩の病態・疾患学

いずれの急性白血病も発症は急激で進行も早く，無治療では感染症や出血により数週〜数カ月で死にいたる．急性白血病が疑われる患者が入院すればその日のうちに診断に必要な検査をすべて行い，輸血や感染症治療・DIC治療などの支持療法を開始する．細分類まで診断はつかずとも大まかに骨髄性かリンパ性かの診断がつけば，直ちに本人・家族に説明を行い同意をとり，深夜には化学療法に入るといったことも少なくない．

初発の急性白血病に対する基本的な治療戦略は治癒をめざした強力な化学療法であり，白血病細胞のみでなく正常造血細胞も含めて骨髄の細胞をすべて殺傷し（total cell kill），正常造血が回復してくるのを待つという方法である（APL[※22]などの遺伝子レベルの発症機序が解明され分子標的療法が可能な急性白血病を除く）．このため経過中にさらなる貧血・易感染性・血小板減少を呈し頻回の輸血や抗生剤治療が必要となるが，現実的には強力といっても通常の化学療法で骨髄の正常造血が完全に根絶やしになることはなく，2週間ほどで回復してくる．この時，抗がん剤が白血病細胞に効果的なダメージを与えていれば正常造血のみが回復し白血病細胞は回復してこない．こうして骨髄中の残存する白血病細胞が骨髄全体の5%未満となった状態を**完全寛解**（complete remission：CR）とよぶ．しかし，白血病細胞が根絶されたわけではなく，このままでは遠からず白血病細胞が再増加してくることになるため，時間をおかず次の化学療法に入る必要がある．これ以降を**寛解後療法**とよび，さまざまな抗がん剤を組み合わせて数クールの化学療法を行うプロトコールがあり，地固め療法や維持療法といったよび方をすることもある（図6）．化学療法のみでは良好な長期予後が得られないと判断される症例に対しては，第一寛解期で同種造血幹細胞移植が適応となる．

一方，寛解導入療法に対する不応例や完全寛解に到達したが再発をきたした例では救援（再寛解導入）療法が必要となり，可能な症例では同種造血幹細胞移植が適応となる．

❷ 慢性骨髄性白血病

慢性骨髄性白血病（chronic myeloid leukemia：CML）は造血幹細胞レベルでの腫瘍化による骨髄増殖性腫瘍の1つであり，急性白血病と異なり腫瘍細胞が成熟停止せず分化するところに大きな違いがある．このため骨髄や末梢血でもAMLで述べた白血病裂孔はなく全成熟段階の骨髄球系細胞が認められる．

遺伝子学的な病因として，CMLの白血病細胞では9番と22番の染色体が相互転座し〔t（9;22）（q34;q11)〕[※23]，生じたBCR-ABL1融合遺伝子から転写，翻訳されるBCR-ABL チ

[※22] FAB分類のM3は急性前骨髄球性白血病（acute promyelocytic leukemia：APL）とよばれ〔＝WHO分類の反復性染色体異常t（15;17）（q22;q12)〕；PML-RARAを伴う急性前骨髄球性白血病〕，AMLの10〜15%を占めており，30〜50歳代の若年層に好発する．末梢血は汎血球減少を呈することが多く，DICを合併し致命的な臓器出血をきたしやすい．しかし，今日ではPML-RARA融合遺伝子に作用するオールトランス型レチノイン酸（all-trans retinoic acid：ATRA）の有効性が確立され，DICを乗り越えられれば完全寛解率は80〜90%以上，無病生存割合（DFS）は60〜80%以上であり，他のAMLに比べて高い治癒率が得られるようになってきた．APLの白血病細胞では，15番と17番の染色体が相互に転座した結果，15番染色体上のPML遺伝子と17番染色体上RARα遺伝子が融合している．ここから転写〜翻訳されるPML-RARαタンパク質が細胞の分化・成熟のために必要なビタミンAの受容体への結合を阻害するため，分化できない異常な前骨髄球（白血病細胞）が増殖・蓄積してしまうというメカニズムが解明された．ATRAはビタミンAの誘導体であり，これを生理的濃度よりはるかに大量に投与することでビタミンA受容体に結合し，白血病細胞を正常細胞に分化させるというしくみで効果を発揮する．これを分化誘導療法とよび，従来の細胞障害性の抗がん剤による化学療法とは異なる理念の治療であり，その顕著な有効性から今日では第一選択の治療として従来の化学療法に完全にとってかわった．ただし，分化した白血病細胞の増加が激しい場合，発熱・臓器障害〜重篤な呼吸不全をきたす合併症（レチノイン酸症候群）を引き起こすことがある．よって，治療開始時の白血球数が多い場合など症例によってはアントラサイクリン系等の従来の抗がん剤も併用して治療する．再発例・難治例に対しては，ATRAの光学異性体や亜ヒ酸（一般には毒薬として知られるが異なる機序で白血病細胞を分化させる）などが用いられている．

[※23] Ph（Philadelphia）染色体とよぶ．

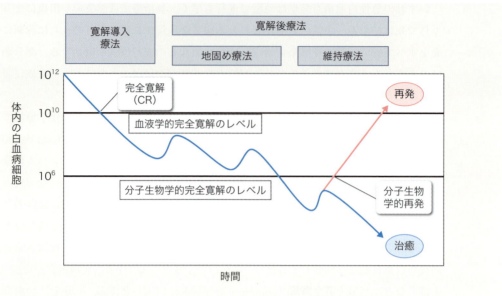

●図6　急性白血病の治療

ロシンキナーゼが恒常的に活性化したために増殖をきたしていることが解明されている．

　CMLは，白血球や血小板の増加を認めるが自覚症状の乏しい慢性期（chronic phase：CP，診断後約3〜5年間），顆粒球の分化異常が進行する移行期（accelerated phase：AP，3〜9カ月間，芽球10〜19％）を経て，未分化な芽球が増加して急性白血病に類似する急性転化期（blast phase：BP，約3〜6カ月，芽球≧20％）に進展し致死的となる．

　治療は，以前はインターフェロン[※24]-α製剤が標準療法であり，一部の症例でPh染色体の消失を認めるなど有効性が認められていたが，今日ではBCR-ABLチロシンキナーゼを選択的に阻害するイマチニブなどの分子標的薬が開発され，さらに優れた有効性が示されている．

　同種造血幹細胞移植により根治が期待でき，以前は可能であればほとんどの症例で施行されていたが，治療関連毒性による早期死亡のリスクがある．チロシンキナーゼ阻害薬が使用されるようになってからは，同薬に耐性の症例で適切なドナーが確保されているか，移植に耐えうる年齢や全身状態であるかなど，適応を慎重に考慮して行われている．

❸慢性リンパ性白血病

　慢性リンパ性白血病（chronic lymphocytic leukemia：CLL）は急性白血病や慢性骨髄性白血病とは異なり，分化・成熟した段階のリンパ球系細胞が腫瘍化したものである．

　単一な小型円形から軽度の異型をもつB細胞由来の腫瘍で，わが国では比較的稀である．一般に経過は緩徐であるが，一部に進行が速く予後不良なものもある．治療はフルダラビンを使用することが多いが，欧米ではリツキシマブ（CLLでは国内適応外）の併用が標準となっている．

※24　IFN（interferon）と略される．

2）骨髄異形成症候群

　骨髄異形成症候群（myelodysplastic syndromes：MDS）は単一または複数系統の血球減少，形態学的異形成，骨髄における無効造血，急性白血病転化のリスクを特徴とする造血器腫瘍であるが，単一疾患ではなく複数の疾患からなる症候群とされている．FAB分類によって疾患概念が提唱され，当初は前白血病状態とよばれることがあったが，必ずしもすべてが急性白血病に転化するわけではない．半数以上に染色体異常がみられ，遺伝子レベルの発症要因に関与していると考えられる．

　予後は血球減少に関連した事象（感染症，出血など）と白血病化によって大きく左右されるが，本疾患は高齢者に多いため，合併症など患者背景も大きな影響をおよぼす．また，根治療法は同種造血幹細胞移植のみであるが，年齢や全身状態から不可能であることが多い．造血細胞の形態的な特徴，特に芽球割合や血球減少の程度，減少している系統数，染色体所見など予後と関連する因子をスコア化し，その合計点数でMDSの予後を予測する国際予後予測スコアリングシステム（international prognostic scoring system：IPSS）が活用されている．FAB分類に基づいて作成されているため，現在のWHO分類（2008）では急性白血病と定義される芽球20〜30％の例も含まれている．

　基本的な支持療法は輸血であり長期にわたるため，赤血球輸血に伴うヘモジデローシスやヘモクロマトーシスがMDSの予後に影響する．このため鉄キレート剤を併用しての輸血が推奨される．

3）骨髄増殖性腫瘍

　骨髄増殖性腫瘍（myeloproliferative neoplasms：MPN）は以前，慢性骨髄増殖性疾患とよばれていた．先に述べた真性多血症や慢性骨髄性白血病の他，**本態性血小板血症**（essential thrombocythemia：ET），**原発性骨髄線維症**（primary myelofibrosis：PMF）などが含まれる．ETとPMFでは真性多血症と同様にJAK2遺伝子の異常が関与していると考えられている．

　ETの生命予後は良好であり，血栓症の予防が治療の主眼となる．一般に血小板数≧100万/μLの場合は低用量アスピリンを投与することが多い．60歳未満かつ血栓症の既往なくかつ血小板数＜150万/μLの場合は，lowリスクに分類され，原則として骨髄抑制をきたす薬剤は併用しない．60歳以上または血栓症の既往ありまたは血小板数≧150万/μLの場合は，highリスクに分類され，ヒドロキシウレアまたはアナグレリドを併用する．本疾患は発症年齢が若く，やや女性に多いことから，妊娠を希望する場合はヒドロキシウレアでなくIFN-α製剤を使用する．

　PMFは，貧血にはじまり，進行すると白血球減少や血小板減少および脾腫をきたす疾患である．輸血など対症療法を行うが，高度の脾腫に対してはJAK2の阻害剤ルキソリチニブの投与が行われる．根治療法としては造血幹細胞移植が検討される．

4）悪性リンパ腫

　悪性リンパ腫（malignant lymphoma）は，リンパ球系の造血細胞がリンパ節や節外組織など骨髄以外で腫瘍化したことによる疾患群で，罹患率は人口10万人あたり13.3人（2005年）と年々増加傾向にある．男女比は約3：2と男性に多く，65〜74歳に発症年齢のピークがある．

　組織学的にホジキンリンパ腫（Hodgkin lymphoma：HLあるいはHodgkin disease：HD）と非ホジキンリンパ腫（non Hodgkin lymphoma：NHL）に大別されるが，わが国では大半

●表13　Ann Arbor 分類

Ⅰ期	単独リンパ節領域の病変（Ⅰ）またはリンパ節病変を欠く単独リンパ外臓器または部位の限局性病変（ⅠE）
Ⅱ期	横隔膜の同側にある2つ以上のリンパ節領域の病変（Ⅱ）または所属リンパ節病変と関連している単独リンパ外臓器または部位の限局性病変で，横隔膜の同側にあるその他のリンパ節領域の病変はあってもなくてもよい（ⅡE）病変のある領域の数は下付きで，例えばⅡ$_3$のように表してもよい
Ⅲ期	横隔膜の両側にあるリンパ節領域の病変（Ⅲ）　それはさらに隣接するリンパ節病変と関連しているリンパ外進展を伴ったり（ⅢE），または脾臓病変を伴ったり（ⅢS），あるいはその両者（ⅢES）を伴ってもよい
Ⅳ期	1つ以上のリンパ外臓器のびまん性または播種性病変で，関連するリンパ節病変の有無を問わない．または隣接する所属リンパ節病変を欠く孤立したリンパ外臓器病変であるが，離れた部位の病変を併せ持つ場合
AおよびB分類（症状）	各病期は以下のように定義される全身症状の有無に従って，AまたはBのいずれかに分類される． 1）発熱：38℃より高い理由不明の発熱． 2）寝汗：寝具（マットレス以外の掛け布団，シーツなどを含む，寝間着は含まない）を変えなければならない程のずぶ濡れになる汗． 3）体重減少：診断前の6カ月以内に通常体重の10％を超す原因不明の体重減少．

がNHLでありHLの頻度は5～10％程度とされている．診断には生検による病理組織学的検査が必須である．

　悪性リンパ腫の分類としては病理学的所見や遺伝子学的知見が集積されるにつれてさまざまな変遷があったが，現在では白血病など造血器腫瘍を広く含めたWHO分類が用いられている．わが国においては，びまん性大細胞型B細胞リンパ腫（diffuse large B-cell lymphoma, not otherwise specified：DLBCL，NOS）が最も発生頻度の高い組織型である．

　治療法の選択や予後予測のため，病期の正確な把握が重要で，HLに対するAnn Arbor分類がNHLに対しても用いられる（表13）．病期決定には，かつてはガリウムシンチが用いられていたが，近年，FDG-PET[25]が感度・特異度とも勝り，よく用いられている．

　悪性リンパ腫は，その組織型により低悪性度，中～高悪性度と大きく2つの予後グループに分けられる．組織学的な予後の分類の他にも，分子遺伝学的な区別や病期，全身状態などの患者個々の状態によるさまざまな因子が知られている．

　治療としては，HLに対しては，ドキソルビシン（DXR），ブレオマイシン（BLM），ビンブラスチン（VLB），ダカルバジン（DTIC）を組合わせた化学療法であるABVD療法，NHLに対しては，シクロホスファミド（CPA），DXR，ビンクリスチン（VCR），プレドニゾロン（PSL）を組合わせたCHOP療法が標準であり，これに放射線照射（involved-field radiotherapy：IFRT）を組合わせるCMT（combined modality treatment）が通常行われる．B細胞の表面抗原CD20に対するモノクローナル抗体リツキシマブが開発されてからは症例によってはこれを併用するR-CHOP療法なども行われている．難治例や再発例に対してはより多くの抗がん剤を併用した多剤併用療法が行われる他，骨髄浸潤がなく全身状態が良好であれば自家造血幹細胞移植なども治療の選択肢である．

※25　グルコース類似物質で陽電子放出核種を合成したフルオロデオキシグルコース（FDG）を用いたPET（positron emission tomography）で，悪性リンパ腫などの腫瘍細胞においてはグルコースの取り込みが亢進しているためFDGの集積を示し，診断に利用される．

5）多発性骨髄腫

❶ 特徴

　　多発性骨髄腫（multiple myeloma：MM）は，形質細胞の腫瘍性増殖とそれによって産生される単クローン性免疫グロブリン（Mタンパク）の血中・尿中増加を特徴とする疾患である（ただしMタンパクを認めない非分泌型もある）．わが国では人口10万人あたり約3人の発症率で，全造血器腫瘍の約10％を占め，年々増加傾向にある．国際骨髄腫ワーキンググループ（International Myeloma Working Group：IMWG）による診断規準（表14）が広く用いられている．症状は多彩で，造血器腫瘍としての一般的病態である貧血や血小板減少の他，単一の免疫グロブリンが増加することによって血液の粘稠度が増し，他の免疫グロブリンが抑制されるため易感染性を呈する．また，腫瘍細胞が産生する破骨細胞活性化因子[※26]により骨溶解病変をきたして易骨折性を認め，適切に治療しなければ生命にかかわる高カルシウム血症をしばしば呈する（図7）.

　　ただし，きわめて緩徐な経過をとる症例もあり，抗がん剤の毒性を考慮すると全例で直ちに化学療法がすすめられるわけではない．すなわち高カルシウム血症，腎不全，貧血，骨病変，過粘稠度症候群，アミロイドーシス，年2回を超える細菌感染のうち1つ以上を有しているものを症候性骨髄腫とよび，これらは治療対象となるが，これ以外の無症候性骨髄腫は無治療経過観察（watchful wait）が原則であり，症候性骨髄腫に移行した時点で化学療法を開始する．早期の治療開始が生存期間の延長を示すエビデンスは得られていない.

　　また，Mタンパクのみを認め他の骨髄腫の所見を一切認めない疾患をかつて良性単クローン性ガンマグロブリン血症とよんだが，このなかから骨髄腫を発症してくる症例があることから良性とはいえず，現在では意義不明の単クローン性ガンマグロブリン血症（monoclonal gammopathy of undetermined significance：MGUS）とよんでいる．ただし，症候性骨髄腫や全身性アミロイドーシスへ進行する割合は年1％程度で，10年後で12％，25年後で30％程度である．なお，Mタンパク量は骨髄腫の病勢を反映しない．国際病期分類では，血清β_2ミクログロブリン値とアルブミン値が用いられ，前者が高く後者が低いほど進行している.

❷ 治療

　　現時点では，症候性骨髄腫は治癒を期待できる疾患ではないが，治療法の進歩により長期の生存が可能となってきた．分子標的薬であるプロテアソーム阻害剤ボルテゾミブ（BOR）の有効性が確立してからは，一般に65歳未満では，BORとデキサメタゾン（DEX）併用の化学療法（BD療法）後に自家造血幹細胞移植を併用した大量メルファラン（MEL）療法が適応となる．65歳以上あるいは移植適応のない患者でもMPB療法（MEL, PSL, BOR）などにより，従来の標準治療であったMP療法（MEL, PSL）を上回る生存期間の延長が得られている.

　　支持療法としては，ビスホスホネート製剤の併用によって骨痛や病的骨折などの骨関連事象発生の減少効果のみならず，生存期間の延長効果も期待できるようになっている.

※26　骨再構築において骨を吸収する破骨細胞を活性化するサイトカイン.

●表14　形質細胞腫瘍の診断規準

Monoclonal Gammopathy of Undetermined Significance（MGUS）
血清Mタンパク＜3 g/dL 骨髄におけるクローナルな形質細胞の比率＜10％ 他のB細胞増殖性疾患が否定されること 臓器障害*がないこと

無症候性骨髄腫 Asymptomatic Myeloma（Smoldering Multiple Myeloma）
血清Mタンパク≧3 g/dL 　and／or 骨髄におけるクローナルな形質細胞の比率≧10％ 臓器障害*がないこと

症候性骨髄腫 Multiple Myeloma（Symptomatic）
血清and／or 尿にMタンパクを検出 骨髄におけるクローナルな形質細胞の増加（10％以上）または形質細胞腫 臓器障害*の存在

症候性非分泌型骨髄腫 Nonsecretory Myeloma（Symptomatic）
血清および尿にMタンパクを検出しない（免疫固定法により）. 骨髄におけるクローナルな形質細胞の比率≧10％または形質細胞腫 臓器障害*の存在

骨の孤立性形質細胞腫 Solitary Plasmacytoma of Bone
血清and／or 尿にMタンパクを検出しない（少量を検出することがある）. クローナルな形質細胞の増加によるただ1カ所の骨破壊 正常骨髄 病変部以外は正常な全身骨所見（X線およびMRI） 臓器障害*がないこと

髄外性形質細胞腫 Extramedullary Plasmacytoma
血清and／or 尿にMタンパクを検出しない（少量を検出することがある）. クローナルな形質細胞による髄外腫瘤 正常骨髄 正常な全身骨所見 臓器障害*がないこと

多発性形質細胞腫 Multiple Solitary Plasmacytoma
血清and／or 尿にMタンパクを検出しない（少量を検出することがある）. クローナルな形質細胞による1カ所以上の骨破壊または髄外腫瘤 正常骨髄 正常な全身骨所見 臓器障害*がないこと

形質細胞白血病 Plasma Cell Leukemia
末梢血中形質細胞＞2,000/μL 白血球分画中形質細胞比率≧20％

＊臓器障害 related organ or tissue impairment（end organ damage）（CRABO症候）
C：高カルシウム血症：血清カルシウム＞11 mg/dL または基準値より1 mg/dL を超える上昇
R：腎不全：血清クレアチニン値＞2 mg/dL
A：貧血：Hb値が基準値より2 g/dL以上低下または10g/dL未満
B：骨病変：溶骨病変または圧迫骨折を伴う骨粗鬆症（MRI，CT）
O：その他：過粘稠度症候群，アミロイドーシス，年2回を超える細菌感染
文献3より引用.

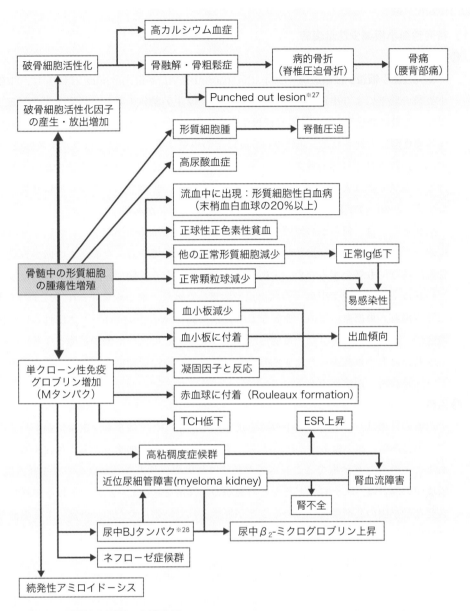

● 図7　多発性骨髄腫の病態生理

※27　打ち抜き像（Punched out lesion）辺縁明瞭な溶骨性病変．骨髄腫では骨吸収が亢進する一方で，骨形成が抑制されるため，頭蓋骨をはじめ全身の骨に溶骨性病変を認める．
※28　ベンスジョーンズタンパク（Bence Jones Protein：BJP）の略．多発性骨髄腫の多くの例で尿中にみられる単クローン性の免疫グロブリンの軽鎖．

3 血小板減少症

1）特発性血小板減少性紫斑病

❶ 特徴

特発性血小板減少性紫斑病（idiopathic thrombocytopenic purpura：ITP）は，末梢血の血小板数の低下により出血症状を呈する疾患で，厚生労働省の難病に指定されている．経過により，急激に発症し6カ月以内に回復する**急性型**と徐々に発症し6カ月以上血小板減少が持続する**慢性型**に大別される．急性型は5歳以下の小児に多く，しばしばウイルス感染が先行し，大部分が数カ月で自然治癒する．一方，慢性型は成人に多く自然治癒は少ない．わが国における年間発症率は人口10万人あたり約2.2人で，20～40歳代（この年代では女性に多く男性の3倍）と60～80歳代（男女差なし）に発症のピークがある．

病態としては，何らかの原因で血小板に対する自己抗体が出現し，これにより脾臓で血小板がマクロファージに捕捉され破壊されると考えられている．なお，この血小板自己抗体は骨髄巨核球にも結合するため，末梢での破壊のみならず骨髄での産生障害もきたす．

症状は主として皮下出血（点状出血や紫斑）である．血小板数が2万/μL以下に低下し，口腔内出血，鼻出血，下血，血尿などの粘膜出血（"wet purpura" とよばれる）が出現した場合は，頭蓋内出血をきたす可能性が高く，原則として入院治療が必要となる．

診断には血小板減少をきたす他の疾患（肝硬変や造血器腫瘍など）や薬剤の服用がないこと（除外診断）が重要である．

❷ 治療

治療の目標は，必ずしも血小板数を正常にもどすことではなく，生命にかかわる出血を防ぐことにある．血小板数が3万/μL以上あれば致命的な出血をきたして死亡することは稀であることから，無治療でこのレベルが維持され出血症状もなければそのまま経過観察する．治療中の場合は，ステロイド薬などの薬剤の副作用を考慮し，3万/μL以上に維持するのに必要な最小限の薬剤量にとどめることが推奨されている．ただし，外傷による出血や手術時には血小板数をさらに増加させる必要がある．

成人の慢性型ITPでは，約20％は副腎皮質ステロイド薬で自己免疫を抑えることで治癒が期待されるが，多くはステロイド依存性であり減量すると血小板数も減少してしまうため長期のステロイド投与が必要となる．脾臓摘出術により，ITPの約60％がステロイド薬なしでも血小板数10万/μL以上を維持できるようになるが，残りの約5～20％は難治性で，出血に対する厳重な管理を要する．

近年，ITP患者がピロリ菌陽性である場合，除菌療法を行うと半数以上で血小板数が増加することが報告され，ピロリ抗原と血小板の交差抗原性によるものと考えられている．現在では，まず除菌療法を行うことが推奨され，ITPの治療法として正式に保険適用となっている．平成23年度よりITPに対して新たな治療薬としてトロンボポエチン受容体作動薬が保険適用となった．脾摘が無効のときやステロイド抵抗性の場合に適応となるが，これはITPを治癒させる薬ではなく，あくまで血小板を増加させる薬なので継続して使用する必要がある．また，血小板増多のみならず血栓症が誘導される可能性や，さらには骨髄の線維化や幹細胞の枯渇などの骨髄異常をきたす可能性などに関して長期的な安全性はまだ確立していない．その他の治療としては，アザチオプリンやシクロホスファミド，シクロスポリンなどの免疫

258　はじめの一歩の病態・疾患学

抑制薬やダナゾールが試みられ有効な場合もある（保険適応外）．ガンマグロブリン大量静注療法は一過性ではあるが高率に血小板数の増加が期待され，外科的手術時，分娩時，重篤な出血時など緊急に血小板増加が必要な時には有用である．重篤な出血が疑われる場合には血小板輸血も考慮される．

2）血栓性血小板減少性紫斑病

血栓性血小板減少性紫斑病（thrombotic thrombocytopenic purpura：TTP）は，①微小血管性溶血性貧血（microangiopathic hemolytic anemia：MAHA，破砕赤血球），②破壊性血小板減少，③細血管内血小板血栓による臓器障害（特に腎機能障害〜腎不全），④発熱（ときに40℃を超える），⑤動揺性精神神経障害（頭痛，意識障害，麻痺，失語，知覚障害，痙攣など）を5徴とする疾患である．

一般にTTPは成人に多いが，腸管出血性大腸菌O157：H7株による感染性腸炎に続発し小児に多い**溶血性尿毒症症候群**（hemolytic uremic syndrome：HUS）とはしばしば鑑別困難で，ともに**血栓性微小血管症**（thrombotic microangiopathy：TMA）として扱われるようになってきている．

肝臓で産生される酵素ADAMTS13は血小板同士を結合させるVWFの重合を切断する酵素であるが，これが欠乏または活性低下したため巨大なVWF重合体が出現し血管内で血小板凝集が生じることがTTPの発症機序と考えられている．消費亢進により血小板は減少し，血管内血栓の隙間を赤血球が通過する際に物理的に破棄され溶血性貧血が生じる．ADAMTS13活性が著減する原因として，ADAMTS13遺伝子異常（第9染色体，常染色体劣性遺伝）に基づく先天性TTPと，ADAMTS13に対する自己抗体による後天性TTPが知られている．

止血に関する因子の消費亢進という点ではDICに似ているが，本症は血小板血栓（一次血栓）を主体としており，凝固（フィブリン）血栓（二次血栓）を主体とするDICとは異なった病態である．

治療は先天性では新鮮凍結血漿の定期的補充であるが，後天性ではしばしば致死的であり血漿交換などの積極的治療を要する．

4 血液凝固系の異常

血友病（hemophilia）は伴性劣性遺伝（X連鎖劣性遺伝）の先天性出血性疾患で，凝固第Ⅷ因子の先天性欠損症である**血友病A**と，凝固第Ⅸ因子の先天性欠損症である**血友病B**の2種類がある．

いずれの凝固因子もX染色体上に遺伝子が存在するため，発症するのはほぼ男性で女性ではきわめて稀である（女性ではもう片方のX染色体が正常である限り無症状で血友病の遺伝子を有したキャリアとなる）．約20％は突然変異による孤発例である．出生男子1万人に1〜2人の頻度で，血友病A：B＝5：1の比率でAが多い．

症状としては関節内出血（くり返すと関節拘縮をきたす），筋肉内出血が多く，皮下出血，歯肉出血，鼻出血，血尿などもある．

検査所見では，PTや出血時間は正常，APTTが延長し，血友病Aでは第Ⅷ因子活性が低下，血友病Bでは第Ⅸ因子活性が低下している．重症度分類では，重症：凝固因子活性＜

10章-3 疾患　259

1％，中等症：凝固因子活性　1〜5％，軽症：凝固因子活性＞5％とされている．

治療は，出血時の凝固因子の補充であり，血友病Aでは第Ⅷ因子製剤，血友病Bでは第Ⅸ因子製剤を静脈内投与する（自己注射可能）．凝固因子製剤の投与により，5〜20％で第Ⅷまたは第Ⅸ因子インヒビターが発生する．インヒビターが発生した場合の止血には遺伝子組換え活性型第Ⅶ因子製剤などによるバイパス製剤を用いる．

4 治療

1 薬物治療

1）多剤併用療法

造血器腫瘍に対する化学療法に限らず他の固形がんに対しても同様であるが，ある薬剤に対して特別感受性が強いということがない限り，抗がん剤は**多剤併用**が基本となる．腫瘍細胞がある1種類の抗がん剤に対して耐性を有していても，作用機序の異なる複数の抗がん剤を組合わせればいずれかが効果を発揮し根絶することができるからである．最初は効いていた抗がん剤が回数を重ねるたびに効果が少なくなることがあるが，その機序として，腫瘍細胞のなかにその抗がん剤に対して耐性があるクローンが最初から少数存在し，耐性のない腫瘍細胞が死滅しても耐性クローンが増殖してやがて大勢を占めるという仕組みが考えられている．よって，1種類ずつ抗がん剤を試してゆくと，耐性クローンを育ててしまうことになるのである．

2）分子標的療法

従来の抗がん剤はさまざまな機序で細胞障害性を発揮するが，いずれも正常細胞にもダメージを与えてしまうものである．疾患の遺伝子レベルの病態解明がすすむにつれ，腫瘍化の原因となった遺伝子変異に基づく異常タンパク質などをピンポイントで阻害する薬剤の開発が可能となり変異をもたない正常細胞には影響を与えずに腫瘍細胞のみを殺傷できるようになった．具体的にはCMLやPh1陽性ALLに特徴的なBCR-ABL1融合タンパク質を阻害するイマチニブ，PMFやPVに対するJAK2変異タンパク質を阻害するルキソリチニブなどである．また変異遺伝子は明らかでないが，多発性骨髄腫では細胞内でタンパク質を分解する役割をもつプロテアソームが腫瘍細胞の不死化に関与しており，ボルテゾミブはこのプロテアソームを阻害して骨髄腫細胞をプログラム死（アポトーシス）させることで抗腫瘍効果を発揮していると考えられている．このように病態に関与する分子を特異的に抑えるよう標的を定め創薬された薬剤を**分子標的薬**とよび，これによる治療を**分子標的療法**とよぶ．APLに対するATRAもPML-RAR α融合タンパク質を阻害する分子標的薬の1つといえる．この場合は腫瘍細胞を殺傷するのではなく分化させる（正常の分化を遂げた白血病細胞はやがて死滅する）．また，リツキシマブなどのモノクローナル抗体も抗原抗体反応を利用して特定の分子の機能を阻害する分子標的薬である．

なお，分子標的薬は分子レベルで病態を制御することで効果を発揮するものであるので，がん治療に限らず多くの疾患に応用可能であり，実際，関節リウマチやクローン病など自己免疫疾患などに対しても使用されている（TNF[※29]阻害薬など）．

●表15　造血幹細胞移植の種類

| | | | 造血幹細胞採取方法 | | |
| | | | 骨髄 | 末梢血 | 臍帯血 |
			手術室にて全身麻酔下で骨髄採取	G-CSF等で末梢血中に幹細胞を動員し, 数日後に血球分離装置を用いて採取	臍帯血バンクにストック
移植の種類	自家移植	自己の造血幹細胞を凍結保存しておき, 大量化学療法後に戻すことで造血能を回復させる.	自家骨髄移植(Auto BMT)	自家末梢血造血幹細胞移植(Auto PBSCT)	出生時に自己臍帯血を保存しておく民間企業があるが, 自己臍帯血での移植症例は少なく, その効果に結論は得られていない.
	同種移植(血縁者)	HLA完全一致～部分一致の血縁者もしくは非血縁者より造血幹細胞を採取し, 前処置後に移植する. 造血能の回復とともに悪性腫瘍の場合はGVL効果が期待される. 前処置の強さによりCSTとRISTに分類される.	血縁者間同種骨髄移植(allo BMT)CST or RIST	血縁者間同種末梢血造血幹細胞移植(allo PBSCT)CST or RIST	血縁者間の臍帯血は例数が少ない.
	同種移植(非血縁者)		非血縁者間同種骨髄移植(UBMT)CST or RIST	非血縁者間同種末梢血造血幹細胞移植(UPBSCT)CST or RIST	臍帯血移植(UCBT)CST or RIST

2 造血幹細胞移植

　　造血幹細胞移植（造血細胞移植）は，造血器腫瘍や再生不良性貧血に対する治療や，骨髄の造血能を回復させる手段としてはじまったもので，以前はもっぱら骨髄から造血幹細胞を採取していたため骨髄移植とよばれていた．

　　造血幹細胞の由来と採取方法によって造血幹細胞移植を分類すると表15のようになる．

1）移植方法

　　自己の造血幹細胞を移植する方法を**自家移植**，HLAの一致した同胞（兄弟姉妹）やHLAの一致した非血縁者から造血幹細胞を採取して移植する方法を**同種移植**とよぶ．HLAは細胞上にある白血球が自己識別をするためのいくつかの抗原で，造血幹細胞移植や臓器移植において移植片が自己の免疫システムから拒絶されるか否かに最も影響するものである．HLAの不適合な移植は拒絶反応により生着せず成功しない．同胞の場合は両親からの遺伝～染色体の組合わせを考慮すると4分の1の確率でHLAが完全一致するが，非血縁者の場合はHLAのうち代表的なものが一致するドナーを選んだ場合も完全に一致するわけではない．このことが血縁者移植と非血縁者移植の成功率の差に影響している．少子化の影響もありHLA一致同胞のいない患者も多く，必要時に造血幹細胞を提供してもよいという意志のある非血縁ボランティアによる日本骨髄バンクへのドナー登録はたいへん貴重である．

2）採取方法

　　造血幹細胞の採取方法として，従来の骨髄からの採取では，骨髄穿刺液検査と同様にして

※29　腫瘍壊死因子（tumor necrosis factor）．主としてマクロファージによって産生されるサイトカインの一種で感染防御や抗腫瘍作用に関与し，関節リウマチなどの炎症性疾患では過剰となっている．

腸骨から骨髄液を採取する。検査とは異なり両側から同時に何十回も穿刺するので，通常は手術室で麻酔下で行う。現在では，本来は骨髄にのみわずかに存在する造血幹細胞をG-CSF製剤などを用いて末梢血中に動員したうえで血液透析のように体外循環で採取する**末梢血幹細胞移植**が増えている。骨髄採取に比べてドナーの負担は少ないが，動員のためにG-CSFなどの薬剤を投与することから，特に健常者から採取する同種移植の場合は一考せねばならない。一方，出産時の臍帯血にも多くの造血幹細胞が含まれていることから，これを破棄するのではなく出産時に採取して凍結保存しておき造血幹細胞移植で用いるという**臍帯血移植**もさかんになっている。骨髄や末梢血造血幹細胞とは異なり治療で必要になる前に採取しているためドナーとのコーディネイトが不要である利点は大きい。通常は非血縁者移植なので臍帯血バンクに臍帯血を保存する。その際，採取や保存には無菌操作が必要なため，臍帯血バンクと連携した産科施設での出産が求められる。

3）前処置

　造血幹細胞移植のそもそもの理念としては，悪性腫瘍の場合は，Total cell kill後のレスキューであった。すなわち，従来の化学療法よりはるかに大量の抗がん剤・免疫抑制剤投与および全身放射線放射（これらを前処置とよぶ）を行って正常な造血細胞もろとも悪性腫瘍を残さず駆逐し，結果として再生不可能なレベルまで荒廃してしまった骨髄の造血を造血幹細胞移植によって回復させるという考え方である。自家移植の場合，移植する造血幹細胞に悪性細胞が混入していたら再発するため，骨髄浸潤がない骨髄や末梢血造血幹細胞を用いなければならない。このため自家移植は骨髄浸潤のない悪性リンパ腫や固形がんに限定される。なお，前処置には拒絶反応[30]を防ぐ意味もあり，再生不良性貧血など悪性腫瘍ではない疾患に対する移植でも免疫抑制剤による前処置を行うのはこのためである。

4）移植片対宿主病

　その後，症例の蓄積とともに考え方は変遷してきた。同種移植では，ほとんどの例で拒絶とは正反対の機序である**移植片対宿主病**[31]（graft-versus-host disease：GVHD）を生じ，しばしばこのコントロールに難渋するが，GVHDの激しかった症例ほど造血器腫瘍の再発が少ないことが明らかとなった。これは移植後に定着した新たな免疫系が宿主を攻撃すると同時に腫瘍細胞も攻撃してくれるからであり，これをGVL（graft-versus-leukemia/lymphoma）効果とよぶ。このしくみを利用し，移植後に再発の兆候がみえたときは，GVHDを抑えるための免疫抑制剤をあえて減量してGVHDを起こさせたり，ドナーのリンパ球を採取して投与し免疫を強化することが行われている。また近年では，前処置の大量化学療法よりも移植後のGVLで造血器腫瘍を駆逐することに重点をおき，拒絶を抑える程度の最低限の前処置で移植を行う方法（reduced intensity stem cell transplantation：RIST[32]）も行われている。これに対し，従来の大量抗がん剤による前処置を用いる移植をCST（conventional stem cell transplantation）とよぶ。なお，自家移植では拒絶もGVHDも生じないためGVL効果は期待できない。

※30　移植した造血幹細胞が自己の免疫システムによって拒絶され生着しないこと。

※31　移植された造血幹細胞由来の免疫系が確立し移植患者の他の組織を非自己と認識して攻撃する反応で，皮膚・腸管・肝臓などで炎症を起こす。

※32　ミニ移植ともよばれる。

262　はじめの一歩の病態・疾患学

移植自体はいずれの造血幹細胞移植も点滴で行う．他の臓器移植のように手術室で移植手術を行うわけではない．

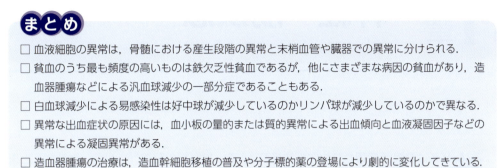

- 血液細胞の異常は，骨髄における産生段階の異常と末梢血管や臓器での異常に分けられる．
- 貧血のうち最も頻度の高いものは鉄欠乏性貧血であるが，他にさまざまな病因の貧血があり，造血器腫瘍などによる汎血球減少の一部分症であることもある．
- 白血球減少による易感染性は好中球が減少しているのかリンパ球が減少しているのかで異なる．
- 異常な出血症状の原因には，血小板の量的または質的異常による出血傾向と血液凝固因子などの異常による凝固異常がある．
- 造血器腫瘍の治療は，造血幹細胞移植の普及や分子標的薬の登場により劇的に変化してきている．

<文献>
1) Thiele J & Kvasnicka HM：The 2008 WHO diagnostic criteria for polycythemia vera, essential thrombocythemia, and primary myelofibrosis. Curr Hematol Malig Rep：4, 33-40, 2009
2) 難病情報センター 再生不良性貧血（指定難病60）http://www.nanbyou.or.jp/entry/106
3) 日本血液学会 造血器腫瘍診療ガイドライン 第Ⅲ章 骨髄腫 1 多発性骨髄腫（multiple myeloma：MM）http://www.jshem.or.jp/gui-hemali/3_1.html

11章 神経・筋疾患

神経系は髄膜※1で覆われた中枢神経系（大脳，間脳※2，脳幹※3，小脳，脊髄※4）と末梢神経からなる．末梢神経には運動神経，感覚神経，自律神経の3種類がある．神経細胞は互いに連絡し信号伝達を行うため，細胞体から電気ケーブルのように神経線維（軸索）を伸ばす．運動神経は骨格筋へ軸索を伸ばし，筋を収縮させることによって身体を動かす．運動神経が骨格筋と接合する部位は神経筋接合部とよばれる．自律神経は，心臓・血管の収縮を調整して血圧を保ち，消化管蠕動の調整，発汗，排尿など内臓機能を司る．神経・筋疾患の病態を考える際の注意点を2つあげる．①ある1つの症状が異なる部位の障害で生じる．例えば麻痺は脳の障害でも末梢神経運動神経の障害でも起こる．②1つの疾患でも，障害が起こる部位により症状が異なる（例：前頭葉の脳梗塞→麻痺，後頭葉の脳梗塞→視野障害，小脳梗塞→失調）．この2点を踏まえて本章を学習してほしい．

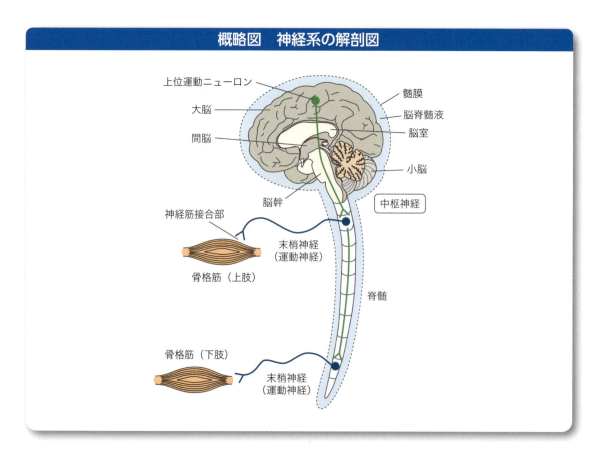

概略図　神経系の解剖図

1 病態と症候

1 意識障害

　脳卒中や髄膜炎など中枢神経系そのものに起こる疾患で，脳が直接（一次的に）広範に障害されると意識障害が起こる．その一方，脳が直接障害されなくても，神経細胞は大量のグルコースと酸素を絶えず消費して活動し，細胞内代謝が活発であるため，重症感染症（敗血症），循環・呼吸の障害，肝・腎不全，電解質異常，血糖値の異常などにより脳のエネルギー代謝が障害されることで，結果的に（二次的に）意識障害が起こる（表1）．

　意識障害の程度はウトウト状態（傾眠）から痛み刺激にも反応しない状態（昏睡）までさまざまである（表4参照）．

　意識障害は時間・日の単位で持続性にみられる場合もあれば，秒・分の単位で一過性・発作性の場合もある．

1）失神

　脳循環障害によって起きる一過性の意識障害である．前駆症状として顔面蒼白，冷汗，眼前暗黒感などを伴うことが多い．**起立性低血圧**に伴う失神，**血管迷走神経性失神**，**排尿失神**が多く，いずれも一過性の血圧低下によって脳循環障害を起こす．てんかん発作に比べて，持続が数十秒〜数分とより短いことが多い．

●表1　二次的に意識障害をきたしうる全身性病態

重症感染症（敗血症）	
循環障害	
低血圧，ショック	低酸素性虚血性脳症
不整脈	アダムス・ストークス症候群
呼吸障害	
低酸素血症	低酸素脳症
高二酸化炭素血症	CO_2ナルコーシス
肝不全・肝硬変	肝性脳症（高アンモニア血症）
腎不全・尿毒症	尿毒症性脳症
電解質異常（低ナトリウム血症）	
内分泌・代謝の異常	
甲状腺機能低下症	
高血糖	糖尿病ケトアシドーシス，高浸透圧高血糖症候群
低血糖	

※1　髄膜は三層の膜からなる．外側から順に硬膜（頭蓋骨の裏側に貼りつく），クモ膜，軟膜（脳実質にゆで卵の薄皮のように貼りつく）とよぶ．図11Aを参照．

※2　間脳は大脳と脳幹の間に位置し，視床と視床下部からなる．

※3　脳幹は上方から中脳，橋，延髄に分けられる．橋の背面に小脳が位置し，延髄は脊髄に連続する．

※4　脊髄はイモ虫のように分節からなる．上から頸髄，胸髄，腰髄，仙髄，尾髄とよばれる．頸髄から8対，胸髄から12対，腰髄から5対，仙髄から5対，尾髄から1対の合計31対の脊髄神経が各分節から出る．頸髄からの神経は上肢，腰髄からの神経は下肢に分布する．

2）てんかん発作

てんかんはさまざまな病因によって起こる慢性的な脳疾患で，てんかん発作をその症状として反復する．てんかん発作は大脳皮質[5]の神経細胞が過剰放電することによって起こる．てんかん発作で意識障害が起こった場合，持続は数分〜数十分程度が多い．てんかん発作は前駆症状なく突然起こり，発作が収まったあともぼんやりとして意識の回復が遅れることが多い（突然PCがフリーズし，再起動をかけて正常に戻るまでに時間がかかるといったイメージ）．

2 頭蓋内圧亢進に伴う症状

中枢神経は脳室[6]の壁にある脈絡叢で産生された脳脊髄液（髄液）中に浸かって髄膜に包まれた状態で収まっている（概略図参照）．脳組織は頭蓋内容積の約80％を占め，その他に脳脊髄液や血管内血液の容積を含めると，頭蓋内空間はギュウギュウ詰めでゆとりがない．そのため脳内に大きな病変が起こると頭蓋内圧が亢進する（満員電車にさらに大人数が乗り込んできたイメージ，図1A）．病変内部・病変周囲に脳浮腫[7]が生じることも頭蓋内圧亢進を起こす重要な要因である（図1B）．また脳脊髄液循環が遮られ，脳脊髄液が脳室内に貯留することでも脳圧が亢進する（水頭症）．

頭蓋内圧亢進に伴う症状として，意識障害，頭痛・嘔吐などが知られる．加えて頭蓋内圧が亢進すると，柔らかい脳組織が偏位して小脳テント，大孔[8]などの硬い骨性組織に押し付けられて障害される（脳ヘルニア，図2）．脳ヘルニアが起こると，動眼神経麻痺（瞳孔散大），重篤な呼吸・循環障害や意識障害を呈して急変することも多い．

Column

特殊な意識障害—せん妄

高齢者では，骨折や狭心症による痛み，発熱などの身体的ストレス，入院に伴う環境変化などをきっかけに，せん妄とよばれる急激な意識障害を起こすことがある．せん妄患者は注意が散漫となり，意識レベルも変動しやすく，幻覚・妄想がみられたり暴れたりする．高齢患者が入院してせん妄を起こすと認知症と間違われることがある．その一方で，認知症患者は特にせん妄を合併しやすく，認知症が急に増悪したと家族が心配することも多い．せん妄は誘因を治療すること，環境を調整することで改善しうる．

---

[5] 大脳は表層の大脳皮質と深層の大脳白質に分けられる．大脳皮質は大脳灰白質ともよばれ，神経細胞の細胞体が多数分布する．大脳白質は神経細胞体から伸びる神経線維（軸索）が通る場所である．

[6] 脳や脊髄の内部には脳脊髄液を満たした空洞がある．脳では脳室とよばれ，左右の側脳室，間脳正中に位置する第3脳室，脳幹・小脳の間に位置する第4脳室がある．

[7] 脳の腫れ．障害された神経細胞内や病変周囲に水分が貯留しさらに容積が増大すること．

[8] 頭蓋内は小脳テントとよばれる固い膜でテント上・下に分けられる．脳幹と小脳はテント下に位置する．頭蓋底に開いた大きな孔が大孔（大後頭孔）で，大孔より上が脳幹，下が脊髄である．図2Aを参照.

266　はじめの一歩の病態・疾患学

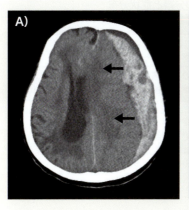
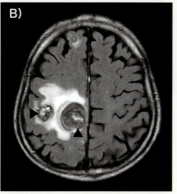

●図1　頭蓋内圧亢進をきたした脳病変
A）急性硬膜下血腫のCT画像．右側に高吸収を呈して白く三日月様にみえる部分が血腫．血腫により正常脳組織が矢印方向に圧排されている．B）転移性脳腫瘍のMRI FLAIR画像．丸い病変が腫瘍（▶）で，周囲に白く高信号にみえるのが腫瘍周囲にできた脳浮腫．

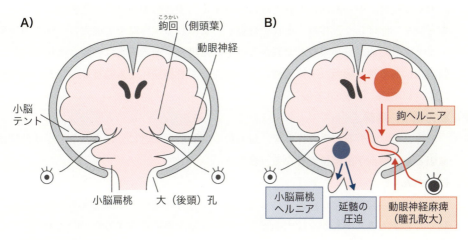

●図2　脳ヘルニア
A）脳の模式図（冠状断）．小脳テント縁には鉤回，大孔近傍には小脳扁桃とよばれる脳組織がある．B）脳内に大きな病変（●や●）ができると周囲の脳組織は圧排され，鉤ヘルニアによる動眼神経麻痺や小脳扁桃ヘルニアによる延髄の圧迫が起こる．

3 頭痛

頭痛の原因・病態は次のように分類される．

1）一次性頭痛

CTやMRIで病変が検出できない（器質的な異常がない）機能的な障害によるものを指す．**片頭痛**，**緊張型頭痛**，**群発頭痛**などが含まれる．片頭痛患者は家族歴を有することがある．片頭痛は悪心・嘔吐，光・音過敏を伴い，仕事や学業が手につかないほど頭痛がひどいことも多いが，原則的に生命の危険につながる病態ではない．

●表2　麻痺の分類と症状分布

麻痺	症状
片麻痺	半身の麻痺．顔面を含むことが多い．原則的に脳病態による．片麻痺は脳病変と反対側に起こる．
対麻痺	両下肢の麻痺．胸腰髄の脊髄病態で起こることが多い．末梢神経障害では下肢から障害されることが多く，対麻痺のパターンをとることがある．
四肢麻痺	脊髄のなかで頸髄が障害されると四肢の麻痺を呈する．末梢神経障害や筋疾患でも四肢の筋力低下を呈しうる．原則的に末梢神経障害は四肢の遠位部（手・手指，足など），筋疾患は近位部（肩，大腿など）を障害する．

2）二次性頭痛

クモ膜下出血，髄膜炎など器質的疾患に起因する頭痛で生命の危険につながることもある．クモ膜下出血の診断にはCTなど画像診断が重要であるが，髄膜炎は画像診断で検出することが難しく，腰椎穿刺をして脳脊髄液検査を行うことが必須である（**2 3**参照）．

4 運動の異常

大脳運動野，中心前回の大脳皮質に位置する大型神経細胞（上位運動ニューロン）は軸索を脊髄まで伸ばし，錐体路（皮質脊髄路）とよばれる伝導路を形成する．錐体路は脳幹下端で交叉（こうさ）するため，脳卒中などで脳が障害された場合，運動障害は病変と反対側に起こる．脊髄前角にある神経細胞（下位運動ニューロン）が骨格筋へと末梢神経のなかの運動神経を伸ばす（概略図，図3，4参照）．

1）筋力低下，麻痺

麻痺は症状の分布により片麻痺，対麻痺，四肢麻痺などに分けられる．症状の分布により原因となる解剖学的部位が異なる（表2）．

2）けいれん

大脳皮質の神経細胞が障害されると，身体が自分の意思とは関係なく，突然激しく過剰に動くことがある．てんかんは大脳皮質の神経細胞が過剰放電する疾患の代表で，てんかん発作としてけいれんを起こしうる（**1 1**参照）．高熱時にみられる身ぶるい（悪寒戦慄（おかんせんりつ））やパーキンソン病のふるえ（振戦）も俗にけいれんとよばれることがあるが，医学用語としては間違いである．

3）不随意運動，パーキンソニズム，失調

基底核[※9]や小脳は錐体路を伝わる信号を修飾して運動を調整する．基底核の障害は振戦，舞踏運動，ジストニア，バリズムなどさまざまな運動異常を起こす．患者の意思にかかわらず勝手に身体が動くことから**不随意運動**と総称されるが，けいれん（大脳皮質の障害による）は不随意運動には含まれないことに注意する．

基底核の障害はふるえ（静止時振戦），動作緩慢，筋強剛（筋固縮），姿勢反射障害の組合

[※9]　神経解剖で「核」とは神経細胞の細胞体が集まるところ．基底核は大脳白質の深部に位置し間脳（視床）の近傍にある．基底核と視床の境界は内包（後脚）とよばれ，さまざまな神経線維が通る．錐体路は内包を通る神経伝達路の1つ．

268　　はじめの一歩の病態・疾患学

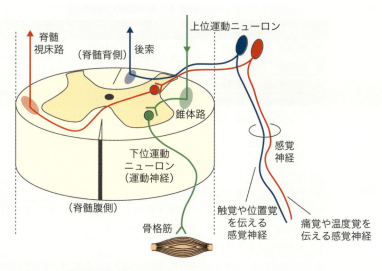

●図3　脊髄断面の解剖模式図
脊髄をある分節で切りとった図．感覚伝導路とともに脊髄前角近傍の運動路も示した．

わせからなる**パーキンソニズム**（パーキンソン症状）を呈することがある．パーキンソン病はパーキンソニズムをきたすさまざまな疾患の代表で，神経変性疾患の一種である（3❷1）❶，p279コラム参照）．

　小脳の障害による運動異常は**失調**（小脳失調）とよばれる．例えば過量のアルコールは小脳を障害するため，酔うとフラフラと歩いて口も上手に回らない．身体各部分の動きを上手にコントロールできない様子を失調とよぶ．

5 感覚（皮膚の感覚）の異常

　皮膚には触覚，温度覚（温覚・冷覚），痛覚などを感受する**感覚受容器**が存在する．眼をつぶっていても手指をまっすぐ伸ばしたり，肘がどのくらい曲がっているかなど手足の位置情報を感じとることができたりするのは，感覚受容器のひとつである関節受容器が位置覚とよばれる感覚を感知し，脳へ情報を送っているからである．また携帯電話のバイブレーションを感じとったりするのは振動覚を感知しているためである．位置覚と振動覚はあわせて**深部感覚**とよばれる．

　感覚受容器からの信号は末梢神経のなかの感覚神経を通して脊髄に送られる．触覚・位置覚は脊髄後索，温度覚・痛覚は脊髄視床路とおのおの違った経路を経て脳へ信号伝達される（図3）．

　感覚神経から大脳へいたる感覚路が障害されると感覚障害が起こる．

1）感覚低下・感覚消失

　感覚障害を起こす原因疾患や解剖学的障害部位の違いに応じて，触覚・温度覚・痛覚など複数の感覚が同時に障害されることもあれば，温度覚・痛覚は障害されるが触覚・深部感覚は保たれるという特徴的な障害パターンが起こることもある（例：脊髄後索の障害［ビタミンB_{12}欠乏症による亜急性連合性脊髄変性症など］→触覚・深部感覚の障害，延髄外側症候

● 表3　脳神経の主な作用

名称	機能		分類
1　嗅神経	嗅覚		中枢神経系
2　視神経	視覚		中枢神経系
3　動眼神経	眼球運動，瞳孔の調節[1)]，眼瞼の挙上		末梢神経系
4　滑車神経	眼球運動		末梢神経系
5　三叉神経	顔面の触覚・温度覚・痛覚，咀嚼筋（咬筋など）		末梢神経系
6　外転神経	眼球運動		末梢神経系
7　顔面神経	表情筋を動かす，味覚，唾液腺の分泌		末梢神経系
8　聴神経	平衡覚（前庭神経），聴覚（蝸牛神経）		末梢神経系
9　舌咽神経	咽頭・喉頭の機能を司る	味覚	末梢神経系
10　迷走神経		声帯を動かす[2)]，自律神経（副交感神経）	末梢神経系
11　副神経	胸鎖乳突筋・僧帽筋などを動かす		末梢神経系
12　舌下神経	舌を動かす		末梢神経系

12対ある脳神経のうち嗅神経と視神経は中枢神経系に含まれ，その他は末梢神経に属する．1) 動眼神経が脳ヘルニアなどで障害されると動眼神経麻痺が起こり，眼球運動障害とともに瞳孔異常（瞳孔散大）がみられることがある．2) 迷走神経の分枝である反回神経が障害されると嗄声が起こる．

群［ワレンベルグ症候群］→ 温度覚・痛覚が障害されるが触覚・深部感覚は保たれる［解離性感覚障害］）．

2）異常感覚・しびれ

感覚が鈍くなるのとは逆に過敏に感じたり，何の刺激がなくても正座の時のようなビリビリ感，しびれを感じたりする．強い痛みが生じることもある（神経痛）．神経痛は通常の解熱鎮痛剤が効きにくいことが多い．

6 脳神経の機能と特殊感覚の障害

1）特殊感覚に関与する脳神経の働き

嗅覚，視覚，味覚，聴覚・平衡覚といった感覚は特殊感覚と総称され，12対ある脳神経のうち5対が関与する（表3）．①嗅覚−嗅神経（第1脳神経）．②視覚−視神経（第2）．なお眼球を動かす3本の脳神経−動眼神経（第3），滑車神経（第4），外転神経（第6）は視覚に関与しない．③味覚−顔面神経（第7），舌咽神経（第9）．顔面神経はその他に顔面表情筋を支配する．舌咽神経は迷走神経（第10）と一緒に咽喉頭をコントロールする．④聴覚・平衡覚−聴神経（前庭蝸牛神経，第8）．平衡覚に関与する前庭神経と聴覚に関与する蝸牛神経は合流して聴神経となる．

2）上記以外の脳神経の働き

顔面の皮膚感覚，口腔内粘膜の感覚は三叉神経（第5）が伝える．三叉神経はその他に咀嚼筋（咬筋など）を支配する．迷走神経（第10）は心臓や消化管などに分布して自律神経（副交感神経）として働く．副神経（第11）は胸鎖乳突筋など頸部の筋を支配する．舌下神経（第12）は舌を動かすが，味覚には関与しない．

7 言語機能障害

表情筋，咽頭・喉頭筋，舌筋が複雑に作用して音声が発せられる．それらの筋の運動が障害された結果，呂律が回らず音が歪むことを構音障害とよぶ．

大脳の言語中枢が障害されて言語機能が障害されることは失語（症）とよぶ．失語は高次脳機能障害の一病型と捉えられ，構音障害とは別である．

1）構音障害の原因

❶ 顔面麻痺

脳卒中による顔面麻痺，顔面神経麻痺（ベル麻痺）など．

❷ 球麻痺

第9～12脳神経は脳幹下部，延髄から起始する．それら下位脳神経が麻痺することを球麻痺とよぶ．球麻痺では構音障害や嚥下障害が起こる．

❸ 小脳失調

さまざまな筋の動きをコントロールできず構音障害をきたす．

❹ パーキンソン病

基底核障害の代表であるパーキンソン病では，話し方がボソボソと単調で小声になる．

2）嗄声−構音障害の1つとして

声帯を含めて喉頭が障害された結果，かすれた声が出ることを嗄声とよぶ．声帯を動かす筋は，迷走神経の分枝である上・下喉頭神経によって支配される．下喉頭神経は胸部まで下降した後，右側では鎖骨下動脈，左側では大動脈弓の下を回って再度上行し，声帯筋に分布することから反回神経とよばれる．大動脈弓の動脈瘤は左の反回神経を障害し，嗄声を起こすことがある．

8 高次脳機能障害

大脳は**前頭葉，側頭葉，頭頂葉，後頭葉**に分けられ部位ごとに機能が異なる（図4）．大脳の障害部位に応じてさまざまな**高次脳機能障害**が起こる．大きく分けて中心溝より後方の脳領域は感覚の認知を司り，中心溝より前方の脳領域は身体の運動とともにこころの動きを制御する．ここでいうこころの動きの制御とは，やる気をもって物事に取り組む（自主性，意欲），周囲の雑音に惑わされず物事に集中する（注意の保持），何をやるべきか考える（判断），やってはいけないことを我慢する，己を制して協調的に社会に尽くす（社会性）といった人間らしい精神活動をコントロールすることである．

1）失語

大多数のヒトで言語中枢は左脳にある．中心前回の前方にあるブローカ野，左の一次聴覚野の後方にあるウェルニッケ野を弓状束とよばれる神経線維束が結合し，言語中枢ネットワークの核を形成する．失語にはいくつかの病型が知られるが，言葉の表出が障害されるブローカ失語（非流暢性失語，運動性失語）と，言葉の理解が障害されるウェルニッケ失語（流暢性失語，感覚性失語）に二分される．失語では話し言葉だけでなく，読み・書きも原則的には障害されるため，患者とコミュニケーションをとることが非常に難しい．

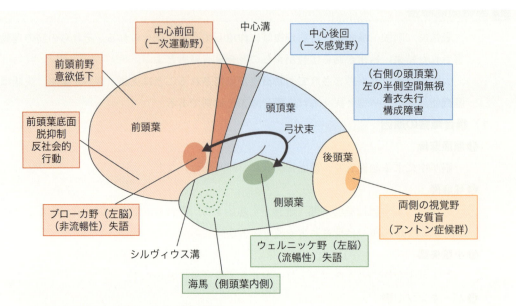

●図4　大脳の機能解剖と高次脳機能障害
大脳を左側面から見た図．中心溝は前頭葉と頭頂葉，シルヴィウス溝は前頭葉と側頭葉の間を分ける．海馬は側頭葉の内側・底面に位置するためこの図では直視できない．

2）その他の高次脳機能障害

❶ 記憶障害

側頭葉内側に位置する海馬が障害されると**記憶障害**〔記憶を新しく書き込むこと（記憶の登録）の障害〕が起こる．アルツハイマー病では病初期より同部位の障害が起こり，物忘れが出現しやすい．

❷ 失認と半側空間無視

感覚神経や脊髄など感覚経路が正常でも，最終的に感覚信号が入力する脳部位が障害されると感覚を認知できない（**失認**）．

例えば右側の頭頂葉が障害されると空間認識の異常が起こり，左側空間を無視することがある．御膳の左側に置かれたおかずに気づかず手をつけない，患者の左側にある障害物にぶつかりやすいといったことで気づかれることが多く，（左側）**半側空間無視**とよばれる．

失認を認める患者では，失認があることを否定することがあり注意を要する．例えば両側の後頭葉視覚野が障害されると，眼や視神経に異常がなくても患者はものをみることができない（皮質盲）．この際，患者がみえていないことを否定することがありアントン症候群とよばれる．

❸ 失行

麻痺や失調などの運動障害がないにもかかわらず，動作や行為ができないことをいう．手でキツネの影絵をつくらせる，敬礼のジェスチャーをさせる，櫛を使って髪をとかすなどを指示して失行をチェックすることが多い．衣服の脱ぎ着が障害されることは着衣失行とよばれ，アルツハイマー病など認知症患者でみられることが多い．

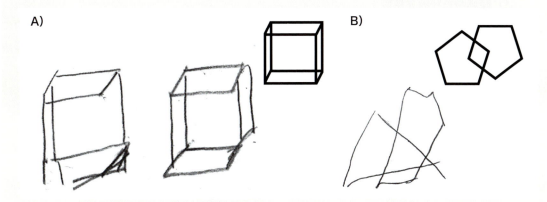

●図5 アルツハイマー病でみられた構成障害
アルツハイマー病患者が描いた図形の模写．A）は立方体，B）は重なる2つの五角形．いずれも右上が患者に示した手本．

❹ 構成障害

図形を模写する際，構成成分の位置関係をきちんと把握して正しく完成することができないことを**構成障害**（構成失行）とよぶ（図5）．アルツハイマー病やレビー小体型認知症（DLB）の患者でよく認められる．

9 睡眠障害

睡眠パターンは年齢に応じて変化する．乳児は1日に何度も睡眠と覚醒をくり返す．5, 6歳頃になると，日中は覚醒して夜間に眠るといった概日リズム[※10]が出来上がってくる．その一方，高齢者では入眠困難，中途覚醒，早朝覚醒，熟眠困難（浅い眠り）などの不眠症がみられるようになることが多い．認知症やせん妄の患者では特に不眠症が起こりやすい．

睡眠に関連する身体症状として，近年いくつかの病態が知られるようになってきた．

1）むずむず脚症候群

むずむず脚症候群（レストレス・レッグス症候群）は眠ろうと布団に入ると脚にむずむず感，何ともいえない不快感，虫が這うような感じといった異常感覚が起こり，入眠が妨げられるものである．つらい症状から逃れるため，夜遅くまで室内を歩き回ったりしていることもある．

2）レム睡眠行動障害

睡眠にはステージがあり，大きく2つに分けて非レム睡眠とレム睡眠がある．レム睡眠期には抗重力筋を中心として骨格筋の活動が消失し，身体が弛緩して動かない．レム睡眠行動障害（RBD）では筋活動の消失がみられず，夢にあわせて大声を出したり隣で寝ているパートナーを蹴ったりといった異常行動が起こる．パーキンソン病やレビー小体型認知症（DLB）の患者でよくみられる．

※10　約24時間の周期を示すリズム．

3）睡眠時無呼吸症候群

睡眠時に起こる換気障害である．重度になると低酸素血症や高二酸化炭素血症が睡眠中に起こる．近年，経鼻的持続陽圧呼吸療法（CPAP療法）とよばれる医療器具を用いた治療法が普及してきた（3章参照）．

---

2 フィジカルアセスメントと臨床検査

1 意識レベルの評価

意識障害では意識のレベル（清明度，覚醒度）が低下する．臨床現場ではジャパン・コーマ[※11]・スケール（JCS）やグラスゴー・コーマ・スケール（GCS）の尺度で評価することが多い（表4）．

2 脳波検査

頭髪をかき分けてペースト糊で頭皮に付着させた電極を通して，脳の電気的活動を記録する．脳波は上下にジグザグと振れる正弦波として記録され，1秒間に何回上下するかを周波数として表現する．健常成人で安静閉眼時の脳波は，周波数8〜13 Hz[※12]のα波とよばれる活動を示す．**脳波は特に意識障害とてんかんの検査として重要**で，多くの意識障害では脳波が徐波化するため周波数が小さくなり，脳波活動が遅くなる．

3 腰椎穿刺・脳脊髄液検査

中枢神経系感染症を疑った場合に必須である．患者を側臥位に寝かせ，首を曲げヘソを覗き込むようにさせる．さらに脚は体育座りをするように曲げて背中を丸めさせる．穿刺部皮膚を消毒したうえで皮下を局所麻酔し，ルンバール針を腰椎方向へ進めていく（図6）．脳や脊髄は髄膜に覆われており，クモ膜下腔に満たされている脳脊髄液を1滴ずつ採取する．脳脊髄液を採取する前に脳脊髄液の圧（頭蓋内圧に相関する）を計測することが多い．抗血栓薬を内服している患者，頭蓋内圧亢進が疑われる患者では検査できないこともある．

採取された脳脊髄液（髄液）を用いて，細胞数を算定したり生化学的検査を行ったりする．感染症を疑った場合，細菌培養検査にも提出することが多い（表5）．

4 運動系の観察と評価

1）日常生活動作（ADL）

日常生活動作（ADL）は食事，更衣，移動，排泄，整容，入浴など日常生活を営むうえで不可欠な基本的行動を指す．リハビリテーションの場では，これらの基本動作を評価しながらゴール設定を行う．ADLの評価法としてモディファイド・ランキン・スケール（mRS），機能的自立度評価法（FIM），バーセル・インデックス（Barthel Index）などがある．

※11　コーマ（coma）は英語で昏睡の意味．
※12　ヘルツ，1秒間にx回波が上下するとx Hz.

274　はじめの一歩の病態・疾患学

●表4 意識障害のスケール

（1）JCS（Japan Coma Scale）：3-3-9度方式

0	清明（クリア：clear）

Ⅰ	刺激しなくても覚醒している状態
1	大体意識清明だが，今ひとつはっきりしない
2	時・人・場所がわからない（見当識障害）
3	自分の名前・生年月日が言えない

Ⅱ	刺激すると覚醒する状態．刺激をやめると眠り込む
10	普通の呼びかけで開眼する．右手を握れ・離せ，などの合目的的な運動をするし，言葉も出るが間違いが多い．
20	大きな声，体をゆすぶることにより開眼する．離握手など簡単な命令に応じる
30	痛み刺激を加えつつ呼びかけを繰り返すと辛うじて開眼する．

Ⅲ	刺激しても覚醒しない状態
100	痛み刺激に対し，払いのけるような動作をする
200	痛み刺激で少し手足を動かしたり，顔をしかめる
300	痛み刺激に全く反応しない

（2）GCS（Glasgow Coma Scale）

開眼（E）	
4	自発的に
3	呼びかけにより
2	痛みにより
1	開眼しない

最良の言語（V）	
5	見当識あり
4	会話混乱（錯乱状態）
3	不適当な言語
2	悲鳴，うなる，理解不明な声
1	言語反応なし

最良の運動機能（M）	
6	命令に従う
5	痛み部位に手足をもってくる
4	痛みに対して逃げる
3	異常な四肢屈曲（除皮質硬直）
2	四肢伸展（除脳硬直）
1	反応なし

GCSでは，例えばE3V2M4のように各項目を評価して記載する．
会話混乱の例：今年は何年ですか？→平成5年
不適当な言語の例：今年は何年ですか？→痛いよ，お母さん

2）関節可動域（ROM）

　関節が動く範囲を**関節可動域**（ROM）という．各関節で関節の運動方向を示す用語（屈曲・伸展，外転・内転，外旋・内旋など）が決められており，可動域を角度で示す．いわゆる五十肩（凍結肩，肩関節周囲炎）では肩関節の外転（体の横で水平に上腕を伸ばす，脇を開く運動）が制限されることが多い．

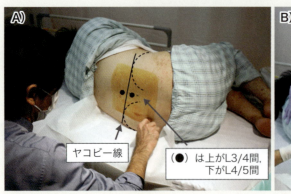
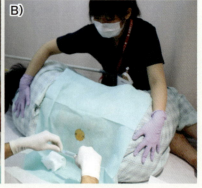

●図6　腰椎穿刺を行う際の患者の姿勢と穿刺部位
A）左右の腸骨稜を結んだ線をヤコビー線とよび，その高さが第4腰椎（L4）棘突起の高さに相当する．脊髄下端（脊髄円錐）はL2の高さにある．穿刺による脊髄損傷を避けるためL3/4間，L4/5間で穿刺することが多い．B）看護師は患者の腹側に立ち，背中を丸めた姿勢を保持したり，患者の表情を確認しながら不安を和らげたりする．呼吸状態をみてチェックし，検査中の安全確認も行う．

●表5　脳脊髄液検査で調べる項目

細胞数（個/mm³）	昔から3 mm³中の細胞数として記載されることも多い（個/3 mm³）．中枢神経系感染症などで炎症がある場合，細胞数が増加する．
糖濃度（mg/mL）	細菌感染症の場合は，糖濃度が著しく低下する．ウイルス感染では正常なことが多い．
タンパク濃度（mg/dL）	中枢神経系感染症などで炎症がある場合，上昇することが多い．
脳脊髄液の培養検査	無菌的に採取液を扱い，細菌や真菌の培養検査を行う
脳脊髄液の圧	頭蓋内圧亢進を調べる，低髄圧症候群という疾患もある

3）徒手筋力テスト（MMT）

　上腕二頭筋，ハムストリングス[※13]など手足の個々の筋力は**徒手筋力テスト**（MMT）とよばれるベッドサイド診察により記述される．全く筋の収縮がない状態（MMT 0）から筋力正常（MMT 5）まで6段階で評価される．筋力低下がある筋が痩せていないか（筋萎縮），筋線維に異常な収縮がないか（線維束性収縮，ファスチキュレーション：fasciculation）などを観察することも重要である．

5　脳卒中の重症度評価－NIHSS

　脳梗塞の超急性期治療として遺伝子組換え組織プラスミノーゲン・アクティベータ〔rt-PA（t-PA），アルテプラーゼ〕静注療法が行われるようになって以降，わが国でも標準的に用いられるようになったベッドサイド診察で行う評価スケールが**NIHSS**（NIH Stroke Scale）である．意識，眼球運動（注視），視野，顔面麻痺，四肢の運動，失調，感覚，言語，構音障害，消去現象と注意障害の15項目からなる．各項目の点数を合計すると0～42点となるが，昏睡例では失調を検査できない（0点）ため最重症で40点となる．

※13　大腿二頭筋，半腱様筋，半膜様筋の3つの大腿後面にある筋の総称．

6 画像診断

1）CT

X線を用いた断層撮影検査である．出血性変化や骨折を検出する感度は高いが，小さな脳梗塞や超急性期の脳梗塞は検出しにくい．

2）MRI

MRIは磁気を用いた検査であるため，ペースメーカーなどの医療機械，ある種の金属類が体内に埋め込まれている患者では検査できないことがある．刺青のある患者では，刺青成分に鉄分が含まれることがあり，磁気の影響で皮膚が熱くなり火傷することがあるため検査ができないことがある．検査室に入る際，ヘアピン，腕時計，携帯電話，財布に入ったクレジットカードなど磁気で障害される物品をもち込まないよう注意することが患者ケアとして重要である．

3）脳血管撮影

血管撮影のことを英語で**アンギオグラフィ**という．頭蓋内や頸部の主幹動脈はMRI〔MRIで血管をみることをMRアンギオグラフィ（MRA）という〕やエコー検査でも調べることができるが，より正確に脳血管病変を評価したい場合，カテーテルを用いた脳血管内治療を行う前などに脳血管撮影が行われる．カテーテルは大腿動脈や上腕動脈，橈骨動脈から挿入される．検査後は穿刺部からの出血，血腫形成など合併症がみられないか注意する．大腿動脈から穿刺した場合，合併症を避けるため検査後の安静保持が不可欠である．

3 疾患

1 脳血管障害・脳卒中

脳血管障害は2015年の日本人死因において，悪性新生物，心疾患，肺炎に次いで第4位である．死亡にいたらずとも，後遺症を残して寝たきりになる患者も多い．脳血管障害は急性発症・突発する疾患の代表で，**脳卒中**（卒中とは急激に起こるという意味）ともよばれる．

1）脳血管障害の三大病型（図7）

❶脳梗塞

脳動脈閉塞による脳虚血と脳組織の壊死である．

❷脳出血

脳実質内を走行する脳動脈の破綻により，脳実質内に出血する．出血によりできた血腫が周囲の脳組織を圧迫して神経症状を起こす．

❸クモ膜下出血

脳実質外・クモ膜下腔を走行する脳動脈の破綻によりクモ膜下腔に出血する．脳動脈瘤の破裂によるものが多い．

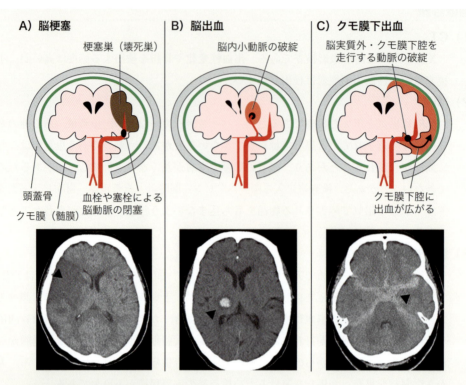

●図7 脳血管障害の三大病型
下段はCT画像．A）脳実質より低吸収な（黒くみえる，▶）部位が脳梗塞巣．脳梗塞は発症当日にはCTで検出しにくいことが多く，MRIの方が検出しやすい．B）血腫は高吸収（白色，▶）を呈する．C）大の字様に白く高吸収域として出血が広がる（▶）．クモ膜下腔は本来脳脊髄液で満たされていて低吸収を呈する（黒くみえる）．

2) 脳梗塞の三大病型

脳梗塞は病態機序によりさらに細分される．

❶ アテローム血栓性脳梗塞

頭蓋内外の主幹動脈（太い動脈）に起こったアテローム動脈硬化による疾患である．治療開始後も時間・日の単位で進行することが多い．

❷ 心原性脳塞栓症

心房細動などで心臓内に形成された血栓が脳動脈に飛んでいって詰まる疾患である．脳動脈に飛んでいく血栓を塞栓子とよぶ．

❸ ラクナ梗塞

脳実質内小動脈の変性による疾患である．MRIでは直径15 mm以下の小さな脳梗塞として検出される．

3) 一過性脳虚血発作

脳動脈閉塞による神経症状が一過性で終わるものである．多くは数分～15分程度の持続で，ほとんどは1時間以内に症状が消失する．脳梗塞の前兆として起こることもあるため，脳梗塞に準じて経過観察・治療するべき病態で，決して軽症の脳血管障害として軽視しないよう注意する．

2 神経変性疾患と認知症

神経変性疾患とは血管・代謝障害，感染など原因が特定できず（原因不明），ゆっくりと年単位で神経細胞が障害されていく疾患群の総称である．ごく一部の患者で遺伝子異常がみつかっているが，大多数の例で遺伝性はない．

神経変性疾患ではランダムに神経細胞が障害されるのではなく，まとまった神経組織，神経伝達路などが選択的に障害されることが多い．

1）神経変性疾患の代表例

❶ パーキンソン病

中脳の黒質とよばれる部位に存在する神経細胞は軸索末端から神経伝達物質の一種である**ドパミン**を放出する（ドパミン作動性神経細胞，ドパミン作動性ニューロン）．**パーキンソン病**では中脳黒質の神経細胞変性が主病巣となり，脳内ドパミンが不足する結果，パーキンソニズムを呈する．

❷ 脊髄小脳変性症

小脳と連絡する神経回路が主に障害され，小脳失調，構音障害を主徴とする．脊髄小脳変性症のなかで，多系統萎縮症は小脳障害以外にパーキンソニズムや自律神経障害（起立性低血圧，排尿障害など）を合併しうる．

❸ 筋萎縮性側索硬化症（ALS）

上位と下位運動ニューロンが障害される．筋萎縮性側索硬化症（ALS）は神経変性疾患のなかでも特に障害の選択性が高く重度の麻痺が起こる一方，感覚障害は起こらない．その他，眼球運動障害，膀胱直腸障害，褥瘡はみられず，感覚障害と合わせて陰性徴候とよばれる．

2）認知症

認知症＝物忘れではない．認知症の定義を平易な言葉で示すことは非常に難しい．ここでは，ヒトが成長する過程で獲得した高度な脳機能—記憶力，言葉を話す能力，集中して物事に取り組む注意力，我慢力，社会のなかで協調的に生きる力など—がゆっくりと年単位で進行性に失われていくことによって，日常生活に支障をきたすようになることと定義する（**1 8**参照）．

記憶障害，見当識障害，失語・失認・失行，実行機能（抽象的な思考，複雑な行為を計画し行うことなど）の障害は認知症の中核症状とよばれる．認知症では精神症状（妄想・幻覚・

Column

パーキンソン病とパーキンソン症候群．ことばの違いは？

静止時振戦，動作緩慢，筋強剛，姿勢反射障害の4症候をパーキンソニズム（パーキンソン症状）とよぶ．

パーキンソン症状を呈するすべての病態をパーキンソン症候群と総称する．このなかに①パーキンソン病，②二次性パーキンソニズム，③症候性パーキンソニズムが含まれる．②はパーキンソン病以外の神経変性疾患でパーキンソニズムを伴うもの（多系統萎縮症，進行性核上性麻痺など），③は脳血管障害や抗精神病薬の副作用など原因が明確で，たまたま基底核が障害された結果パーキンソニズムを呈するもの（脳血管障害性パーキンソニズム，薬物性パーキンソニズム，外傷性パーキンソニズム，正常圧水頭症など）である．

パーキンソニズムという言葉は，症状・症候に対してと②，③のような病態・疾患に対してとの2つの意味があるため，注意を要する．

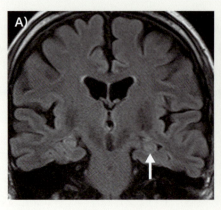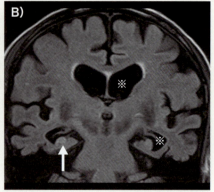

●図8　アルツハイマー病患者のMRI（冠状断）
A）正常例の海馬（⇨）．B）アルツハイマー病では海馬が萎縮している．大脳全体も萎縮しており側脳室（※）のスペースが目立つ．

不安・抑うつ・暴力など），徘徊，不眠症，食行動の異常（過食）などの症状がみられることも多く，認知症の周辺症状あるいは行動・心理症状（BPSD）とよばれる．

アルツハイマー病（図8）やレビー小体型認知症（DLB）は認知症の代表的原因疾患であり，神経変性疾患の範疇に属する．DLBは神経細胞内にレビー小体とよばれる異常な構造物が認められ，病理学的にはパーキンソン病と同じ病態である（両者を併せてレビー小体病とよぶこともある）．

神経変性疾患以外に，感染症（神経梅毒），ビタミンB_{12}欠乏症（亜急性連合性脊髄変性症）や甲状腺機能低下症などの内分泌・代謝異常，脳血管障害（脳血管性認知症）も認知症の原因となりうるがその頻度は減少してきた．その一方，手術（脳室−腹腔［V-P］シャント術，4❷3）図14B参照）により改善しうる正常圧水頭症（認知症，歩行障害，尿失禁を三徴とする）は認知症の原因の1つとして忘れてはならない．

3 中枢神経系感染症と炎症性疾患

髄膜に炎症の主座があるものを**髄膜炎**，脳実質を炎症性に障害するものを**脳炎**とよぶ（表6）．脊髄に炎症が起こった場合は**脊髄炎**とよばれる．脊髄炎は微生物のなかではウイルスによることが多い．

ウイルスは細菌培養では検出できないため**無菌性**とよばれることもある．その一方，全身性エリテマトーデス（SLE）などの膠原病・自己免疫疾患でも非感染性（ゆえに無菌性）の中枢神経系炎症をきたすことがある．すなわち無菌性の言葉を使う際には①ウイルス性，②非感染性，③両者を併せて，のいくつかの意味がありうることに注意を要する．脊髄炎はウイルス性だけでなく，自己免疫機序による非感染性の原因で起こることも多い．

● 表6 中枢神経系感染症—起因微生物と炎症の主座による分類

	髄膜炎	脳炎
細菌性	・発熱，意識障害を来たし緊急性が高い． ・治療開始時には考えられる原因菌を広くカバーするため，数種類の抗生剤を大量に投与することも多い． ・抗生剤投与を開始する直前あるいは同時に，副腎皮質ステロイドホルモンを投与することもある．	※中耳炎や副鼻腔炎から直接，菌血症による血行性，頭部外傷や術後など様々なルートで細菌が脳実質内に侵入し，化膿性炎症を起こして脳内に膿が貯留することを脳膿瘍とよぶ．
抗酸菌性 （結核性）	結核は脳幹・間脳近くの髄膜を障害し，脳神経麻痺やSIADHの合併症を起こしやすい．近年は，髄液の抗酸菌DNA検査で診断することが多い．	
真菌性 （クリプトコッカス）	クリプトコッカス髄膜炎は月の単位で慢性髄膜炎を起こし，治療が長引くこともある．髄液の墨汁染色や髄液中のクリプトコッカス抗原を検出して診断する．	
ウイルス性 （無菌性）	・発熱と頭痛をきたす． ・細菌性髄膜炎，ウイルス性脳炎のような意識障害は伴わず，緊急性は低い． ・コモン・ディジーズ（common disease）として頻度が高く，健康な若年者が罹患することも稀でない．	単純ヘルペスウイルスによるヘルペス脳炎は，辺縁系とよばれる部位を障害し意識障害，記憶障害，精神障害などを起こす．ヘルペス脳炎は髄液のDNA検査で診断されることが多い．緊急性が高く，疑った時点で抗ウイルス薬（アシクロビル）による治療を開始する．

枠内の色分けで，□は緊急度の高い病態，□は慢性経過をとることが多い病態，□は頻度が高い病態を示す．

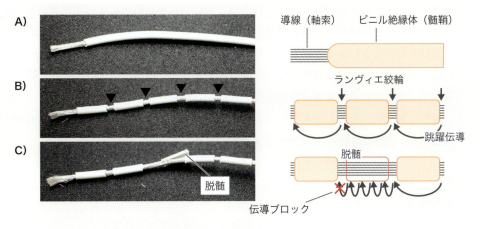

● 図9 電気ケーブルで脱髄性疾患をイメージする
A）導線が軸索，ビニル素材の絶縁体が髄鞘．B）有髄神経の軸索では，規則的な間隔で髄鞘に覆われていない部分が存在する（ランヴィエ絞輪）．軸索を伝わる電気信号はランヴィエ絞輪部を跳ぶように高速で伝わる（跳躍伝導）．C）脱髄部では高速の電気伝導が遅くなり（伝導遅延），最終的には伝達が途絶えてしまう（伝導ブロック）．

4 脱髄性疾患−多発性硬化症（MS）

　神経細胞から長く伸びる軸索は，髄鞘（ミエリン鞘）とよばれる絶縁体で覆われているものとそうでないものの2種類があり，それぞれ有髄神経，無髄神経とよばれる．軸索は電気ケーブルの導線，髄鞘は導線を被覆するビニル・プラスチック素材に置き換えるとイメージが湧くだろうか．有髄神経は軸索の直径が太く，跳躍伝導とよばれる電気信号伝達を行うため伝導速度が速い（図9）．

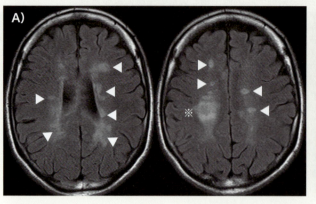
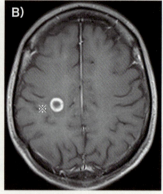

●図10　MS患者のMRI画像
A）MRI FLAIR画像．側脳室周囲に多数の脱髄病変を認める（▷）．B）T1強調画像（ガドリニウム造影）．A）で示した病変のなかで，新しい急性期病変（※）はガドリニウムで造影される．

　髄鞘が障害され，神経軸索を介した信号伝達が障害される病態を脱髄性疾患と総称する．中枢神経系における脱髄性疾患の代表が**多発性硬化症**（MS）であり，末梢神経系における代表がギラン・バレー症候群である．両者はともに自己免疫機序によって脱髄を起こす．MSでは免疫異常を反映して，脳脊髄液中にオリゴクローナル・バンドとよばれる異常な免疫グロブリンが検出されることがある．MSには自己注射，経口内服薬，モノクローナル抗体の点滴静注などさまざまな免疫治療が開発されてきたが，いまだ完全に再発を予防することは難しく，中枢神経系に多数の脱髄病変をきたす（図10）．
　近年，血清中に抗アクアポリン-4抗体とよばれる自己抗体が検出される患者群がMSから分離され，**視神経脊髄炎**（NMO）とよばれるようになった．

5　脳腫瘍

1）主な腫瘍

　頭蓋内には病理組織学的にさまざまな種類の腫瘍が発生しうる．
　脳内には信号伝達を担う神経細胞以外に，神経細胞の機能をサポートする**グリア細胞**（神経膠細胞）が存在する．グリア細胞のなかには**アストロサイト**（星状膠細胞），**オリゴデンドロサイト**（乏突起膠細胞），**ミクログリア**（小膠細胞）など数種類の細胞がある．オリゴデンドロサイトは中枢神経系で髄鞘形成の役割を果たす（末梢神経系ではシュワン細胞が髄鞘を形成する）．グリオーマ（神経膠腫）はグリア細胞由来の脳原発腫瘍の総称である．

2）その他の腫瘍

❶髄膜種

　髄膜から派生し，脳実質を外側から圧排して神経症状をきたす腫瘍である．

❷下垂体腺腫

　大脳底面にぶら下がって位置する下垂体に起こる腫瘍である．さまざまな内分泌異常を起こしたり，下垂体の上に位置する視神経交叉を圧迫することで視野異常を起こしたりする．

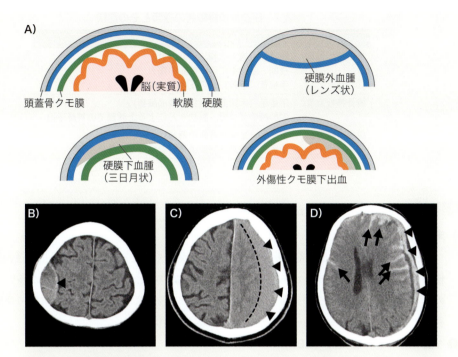

● 図11 外傷性頭蓋内出血
A) 頭蓋骨，髄膜，脳実質の位置関係と頭蓋内出血の分布．B) 急性硬膜外血腫（▶）．C) 慢性硬膜下血腫．点線より外側が血腫（▶）．慢性の血腫は脳実質と区別しにくいことがある．D) 高吸収な（白い）層を形成する急性硬膜下血腫（▶）に合併した外傷性クモ膜下出血（→）．クモ膜下出血は脳溝に沿って脳実質に入り込むようにみえる．

❸ 転移性脳腫瘍

がんが脳へ転移することで発生する腫瘍である．肺がんや乳がんの転移が多い．

❹ 中枢神経原発悪性リンパ腫

節外性リンパ腫の1つとして中枢神経系内に原発する．近年，高齢者に多くみられるようになってきた．脳内に腫瘍が急速に広がり急性の認知障害をきたすことがある（アルツハイマー病など神経変性疾患に比して認知障害の出現・進行が圧倒的に早い）．また膠原病に伴う中枢神経系炎症や脱髄性疾患と鑑別が必要なこともあり確定診断が難しく，脳生検を要することもある．

6 頭部と脊髄の外傷

頭部外傷では，頭蓋骨や髄膜，脳実質が損傷されて出血性病態を呈することが多い．頭蓋内出血が起こる部位に応じて硬膜外血腫，硬膜下血腫，（外傷性）クモ膜下出血とよばれる（図1A，11）．脳挫傷は脳実質の障害で，脳内に血腫を形成することもある．

特に高齢者では，自宅の鴨居にちょっと頭をぶつけるといった軽微な外傷をきっかけに硬膜下にゆっくりと血腫が形成され，数週間も経って忘れた頃に歩行障害や認知障害をきたすことがある（慢性硬膜下血腫，図11C）．

脊髄損傷は四肢麻痺や対麻痺をきたし重篤な後遺症を残すことも多い．

●表7　圧迫性神経障害の種類とその症状

疾患	症状
手根管症候群	親指側（第1-3指）のしびれ， 夜間・就寝中に手・前腕の痛み 手根管（手首）での正中神経障害
橈骨神経麻痺	下垂手（手関節，手指の伸展障害） 泥酔時のザコ寝，腕枕などによる上腕部での神経圧迫
腓骨神経麻痺	下垂足（足関節背屈の麻痺） 手術時や長期臥床による腓骨頭部での神経圧迫

7 末梢神経，骨格筋，神経筋接合部を障害する疾患

1）末梢神経障害

末梢神経障害は四肢遠位部に症状をきたすことが多く，足先のしびれや手指の運動障害（箸使いが下手になる，ペットボトルの蓋を開けられないなど）がみられることが多い．手足先のしびれ・感覚障害はその分布から手袋・靴下型の感覚障害とよばれる．末梢神経障害を総称してニューロパチーという言葉が用いられることがある．

❶ ギラン・バレー症候群（GBS）

ギラン・バレー症候群（GBS）は自己免疫機序により末梢神経が障害される疾患である．脱髄性病態によることが多い．感冒・腸炎などの感染症が治癒したあと遅れて発症することが多い（感染後性，傍感染性）．GBSは麻痺を主徴とするが，脳神経障害，呼吸障害，自律神経障害を合併し，球麻痺，呼吸・循環不全をきたして人工呼吸・ICU管理となることがある．免疫治療として免疫グロブリン大量静注療法や血液浄化療法（血漿交換）が行われる．

❷ 糖尿病性（末梢）神経障害

多くの内分泌・代謝異常が二次性に末梢神経を障害する．糖尿病は網膜症，腎症に並んで慢性期合併症の1つとして神経障害を起こす（8章参照）．難治性のしびれや神経痛をきたしてQOLを障害する．

❸ 圧迫性（絞扼性）神経障害

末梢神経はその走行中にところどころ脆弱な部位があり，圧迫による急性・慢性の障害を被ることがある（表7）．

2）筋疾患

筋疾患は四肢近位部を障害することが多く，腕を挙げてものをもち上げる・洗髪する，階段を昇るなどの動作が障害されることが多い．

膠原病としての炎症性筋疾患（多発性筋炎，皮膚筋炎），筋ジストロフィー（多くの遺伝子異常がわかってきた），ミトコンドリア病や稀な先天性・遺伝性代謝性の筋疾患などさまざまな原因病態がある．これらの筋疾患は神経疾患全体のなかで頻度は多くない．その一方，甲状腺機能低下症や長期・大量の副腎皮質ステロイドホルモン治療による内分泌・代謝性筋障害，スタチン（8章参照）などによる薬剤性筋障害は実際の臨床現場でも遭遇することが多い．

なお筋疾患の総称としてミオパチーという言葉が用いられることがある．

3）神経筋接合部を障害する疾患－重症筋無力症（MG）

神経筋接合部は運動神経の末端が骨格筋と接する部位である（本章導入文，概略図参照）．運動神経の末端からはアセチルコリンという神経伝達物質が放出される．アセチルコリンが骨格筋細胞膜上にあるアセチルコリン受容体（レセプター）に結合することによって，骨格筋に信号が伝達され筋収縮にいたる．

重症筋無力症（MG）では自己免疫機序により神経筋接合部が障害される結果，眼瞼下垂や複視，球麻痺（構音障害，嚥下障害），頸部や体幹・上肢優位の近位部筋力低下が起こる．眼症状のみきたすものを眼筋型MG，症状が広がると全身型MGとよぶ．全身型MGでは重度の呼吸障害をきたすことがあり（クリーゼ），人工呼吸・ICU管理となることもある．MGでは甲状腺疾患や胸腺腫を合併することが多い．近年，高齢発症MG患者が増加している．

自己免疫異常を反映して，患者血清中に自己抗体（抗アセチルコリン受容体抗体，抗MuSK抗体など）が検出されることがあり診断に役立つ．

副腎皮質ステロイドホルモンや免疫抑制薬，血液浄化療法，免疫グロブリン大量静注療法などの免疫療法が組合わされて治療が行われることが多い．古くからMGの治療として胸腺摘出術が行われてきたが，最近ではあまり行われなくなってきた．

---

4 治療

1 脳梗塞の治療

脳卒中の治療は大きく（超）急性期，慢性期に分けられる．脳卒中の中でも脳梗塞は近年治療の進歩が著しいが，その効果は依然不十分である（神経障害を元通りに戻すことは難しく，できるだけ神経後遺症を少なくすることを目標とする）．

1）脳梗塞（超）急性期の治療
❶ 血栓溶解療法（線溶療法）

遺伝子組換え組織プラスミノーゲン・アクティベータ〔rt-PA（t-PA），アルテプラーゼ〕の静脈内投与を行う．発症から4.5時間以内に治療可能で（とにかく脳梗塞を疑ったら迷わず救急車をよぶ！）慎重に適応判断された患者のみに投与できる．強力な血栓溶解薬を投与するため，出血性合併症をきたしやすいと考えられる症例などは治療適応外になる．81歳以上の高齢者，NIHSS（**2 5**参照）が4点以下の軽症例，NIHSS 26点以上の重症例などではより慎重に治療適応を検討する．すべての症例で治療により閉塞動脈が再開通し神経症状が劇的によくなるわけではないが，血栓溶解療法を行うことができた患者の方が3～6カ月後のmRS（**2 4 1**）参照）でみたADLが良好な割合が多い．

❷ 経皮経管的脳血栓回収療法

脳卒中に対する十分な人材と設備を有する病院では，rt-PA治療ができなかった症例に対してやrt-PA治療にさらに組合わせる形で，脳血管内治療によって血栓を取り除くことが行えるようになった．

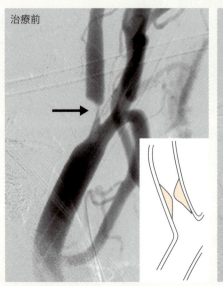
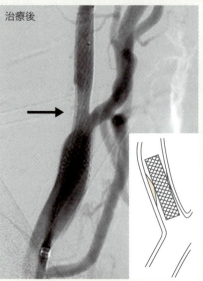

●図12　頸動脈ステント留置術（CAS）
血管内治療時の脳血管撮影．頸部内頸動脈の重度狭窄（→）に対してステントを留置した．

❸ 急性期に行われる薬物療法

　rt-PA治療ができなかった発症早期の患者には，アスピリンなどの経口抗血小板薬が投与される．エダラボン（抗酸化薬，脳保護薬）やグリセロール（抗脳浮腫作用）が点滴投与されることも多い．その他，脳梗塞急性期に用いられる点滴静注薬としてヘパリンやアルガトロバン（抗凝固薬），オザグレル（抗血小板薬）がある．

2）脳梗塞慢性期の薬物治療

　脳梗塞の再発を防ぐため，脂質異常症や高血圧の治療を行うとともにさまざまな経口抗血栓薬（血栓形成※11を阻害する薬）が用いられる．抗血栓薬には抗血小板薬と抗凝固薬の2種類がある．

❶ 抗血小板薬

　血小板凝集を抑制する．アスピリン，クロピドグレル，シロスタゾールなどがあり，非心原性脳梗塞（アテローム血栓性脳梗塞，ラクナ梗塞）に対して用いられる．

❷ 抗凝固薬

　凝固カスケードの進行を抑制しフィブリン形成を阻害する．心原性脳塞栓症に対して用いられ，次の2種類がある．

①ワルファリン

　ワルファリンはビタミンKに拮抗することで抗凝固作用を発揮するため，ビタミンKを多く含む食品（納豆，ほうれん草，ブロッコリーなど）の摂取を控えるよう指導する．血液凝

※11　止血が必要な部位では血小板が活性化され，血小板が粘着・凝集することによって血小板血栓ができる（一次止血）．続いて血小板のうえで複数の凝固因子が関与する凝固カスケードが活性化され，最終的にフィブリノーゲンがフィブリンに変わる．フィブリンは糊のように血小板血栓を固めて，血栓をより強固なものとする（二次止血）．なおフィブリンを分解する過程は線溶とよばれ，t-PAは線溶を促進して血栓を溶解する．

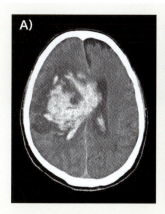 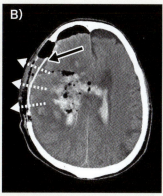 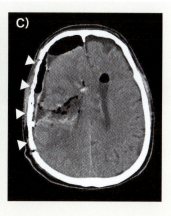

● 図 13　開頭減圧術（外減圧術）の実際（CT画像）
A）出血により急性に脳圧亢進をきたした症例．B）頭蓋骨を一時的に取り除き人工硬膜（→）で覆っている．圧を外側に逃がして（▷方向）頭蓋内圧亢進を乗り切った．C）頭蓋内圧亢進が収まった後人工素材（▷）で頭蓋形成をした．

固検査（PT-INR）を行って適切な投与量を患者ごとに設定する．

② NOAC（DOAC）

凝固カスケードを選択的に阻害する新しい経口抗凝固薬．食事や併用薬との相互作用が少なく，効果・安全性を管理するための頻回な血液検査モニタリングが不要である．次の2種類が治療に用いられている．a) 抗トロンビン薬－ダビガトラン，b) Xa阻害薬－リバーロキサバン，アピキサバン，エドキサバン．

3）脳梗塞予防のための外科的治療

重度の頸動脈狭窄症に対して，全身麻酔下に行う頸動脈内膜剥離術（CEA）やカテーテルを用いた脳血管内治療として頸動脈ステント留置術（CAS，図12）が広く行われるようになった．

主幹動脈のアテローム血栓性狭窄に対して血管バイパス術が行われることもある．特殊な脳血管障害の1つであるもやもや病[※12]ではバイパス術が行われることが多い．

2　神経疾患の（外科的）治療手技

1）開頭術，穿頭術

外科的治療で脳にアプローチするためには，頭皮を切開し頭蓋骨の一部を骨片として取り外して硬膜を切り開く．大きな脳病変では脳浮腫や出血による頭蓋内圧亢進から一時的に脳を保護するため，開頭減圧術（外減圧術）を行うことがある．急性期を脱して脳浮腫が改善した後，改めて人工素材を用いて頭蓋形成する（図13）．

局所麻酔下で10 mm程度の小孔を頭蓋骨に開けることを穿頭術（バーホール術）という．慢性硬膜下血腫などではこの小孔を介して血腫を除去する．

※12　特発性ウィリス動脈輪閉塞症が正式名称で，日本で最初に発見され疾患概念が確立された疾患である．内頸動脈終末部の進行性狭窄・閉塞が主病態で，動脈閉塞による脳虚血を代償するために側副血行路として異常血管が増生する．脳血管撮影で異常血管がもやもやと描出されるため，もやもや病とよばれることが多い．

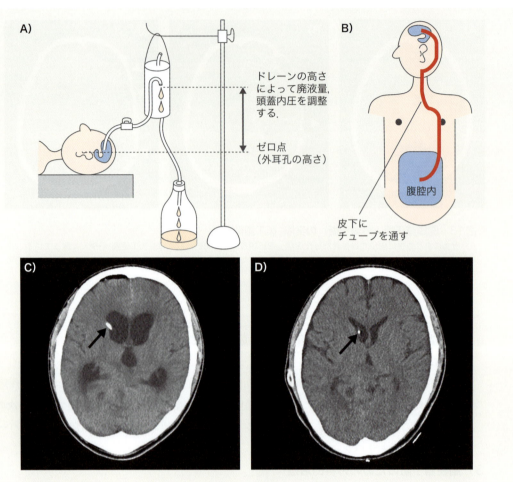

●図14 脳室ドレナージ術，V-Pシャント術の概要
A) 脳室ドレナージ術．チャンバーの空気抜きはドレナージの操作をする時以外は解放し，チャンバー内を大気圧と同じにする．排液バッグの空気抜きはバッグ内の空気を抜く時以外は閉鎖し，髄液が漏れないようにする．B) V-Pシャント術．管の途中には逆流防止と圧コントロールを行うバルブが付いている．C) 閉塞性水頭症によって頭蓋内圧亢進をきたした患者にV-Pシャント術を行った直後のCT画像．D) 治療によって脳室拡大が消失した．➡はシャントチューブ脳室端．

2）動脈瘤塞栓術

カテーテルを用いて脳動脈瘤の内部にコイルを詰めて破裂を予防する．開頭手術によって脳動脈瘤の根元をクリップで止めるクリッピング術も行われる．

3）脳室ドレナージ術，脳室－腹腔（V-P）シャント術

水頭症（**1 2**参照）によって頭蓋内圧亢進をきたした際，一時的に頭蓋内圧をコントロールするために脳室ドレナージ術が行われる．拡張した脳室にカテーテルを留置し体外に脳脊髄液を排液する（図14A）．カテーテルを介した中枢神経系感染に注意しなければならない．

慢性的に脳室ドレナージが必要になった場合，カテーテルの一端を体外でなく腹腔内に留置する〔脳室－腹腔（V-P）シャント術，図14B〕．V-Pシャント術は正常圧水頭症の治療としても行われる．

4）低体温療法（体温管理療法）

全身麻酔下で人工呼吸器を用いながら行う治療法で，目標体温を32〜36℃に設定し，冷却水を灌流させた冷却ブランケット，氷水を用いた胃洗浄，冷却した製剤を用いた急速輸液などを組合わせて体温を下げる．心停止後の蘇生後脳症など重度の脳障害患者において，脳神経細胞の保護，脳浮腫や頭蓋内圧亢進の抑制などを目的としてICU管理にて行われることがある．

3 神経疾患に対する主な薬物治療

中枢神経作用薬の種類はさまざまだが，作用機序の点からみると，化学シナプス[13]での信号伝達を調節する薬，電気信号を発生・伝導するために神経細胞膜上で機能するイオンチャネルの開閉を調節する薬に分類されるものが多い．以下では個々の薬剤名記載は少数にとどめ，大きな薬剤分類に応じて記述する．

1）抗アルツハイマー病薬（抗認知症薬）

❶コリンエステラーゼ阻害薬

神経伝達物質アセチルコリンの分解を抑制し，脳内でのアセチルコリンによる神経伝達を促進する．ドネペジルは本阻害薬に分類されるが，アルツハイマー病だけでなくDLBにも保険適応がある．

❷メマンチン

神経伝達物質グルタミン酸の受容体は数種類ある．そのうちのNMDA受容体の機能を部分的に阻害する薬（拮抗薬，アンタゴニスト）がメマンチンである．

2）抗パーキンソン病薬

脳内ドパミン不足を補うことがパーキンソン病治療の中核的な考え方である．ドパミン前駆物質（L-ドパ），ドパミン受容体に結合し受容体を活性化する薬（作動薬，アゴニスト），ドパミン分解・代謝を抑制する薬，などを組合わせて治療する．ドパミンアゴニストに属する薬剤はむずむず脚症候群の治療にも用いられる．

3）抗精神病薬

統合失調症を含めてさまざまな精神疾患に対して用いられる．認知症の周辺症状やせん妄に対して投与されることも多い．中脳−大脳辺縁系[14]のドパミン作動性神経回路を抑制することが主な作用機序である（抗パーキンソン病薬と逆の作用）．薬物性パーキンソニズムなど運動障害（錐体外路症状）の副作用に注意する．古典的な定型抗精神病薬（ブチロフェノン系，フェノチアジン系）は錐体外路症状を起こしやすい．そのため近年では，錐体外路症状を起こしにくいとされる非定型抗精神病薬の使用頻度が多い．

4）抗うつ薬

うつ病ではモノアミン系神経伝達物質（セロトニン，ノルアドレナリン，ドパミン）の活

---

[13] ある神経細胞の軸索末端が，信号を受けとる別の神経細胞と近接した部位をシナプスとよぶ．化学シナプスでは，軸索末端から放出された神経伝達物質が信号を受けとる神経細胞膜上の受容体に結合することによって信号が伝わる．信号を受けとった神経細胞を興奮させる（＋）作用をもったシナプスは興奮性シナプス，抑制する（−）作用をもったシナプスは抑制性シナプスとよばれる．末梢神経運動神経と骨格筋が形成する神経筋接合部も化学シナプスの一種である．

[14] 大脳辺縁系は大脳奥深くに位置する複数の解剖学的部位（扁桃体や海馬など）からなる神経ネットワークである．記憶，自律神経機能，情動，本能行動などに関与する．

●表8　抗てんかん薬の種類とその作用

抗てんかん薬	作用
カルバマゼピン	ナトリウムチャネル阻害薬
クロナゼパム，フェノバルビタール	GABA$_A$受容体に作用して塩素イオンチャネルを調整する
バルプロ酸，ラモトリギン	複数のイオンチャネルに作用し化学シナプス調節作用も併せもつ
レベチラセタム	シナプス小胞タンパク質に作用し他剤とは異なる作用機序を示す

性が低下しているという病態仮説がある．抗うつ病薬はモノアミンの作用を強める方向に作用する．

　古典的な三環系抗うつ薬，四環系抗うつ薬に加え，SSRI（選択的セロトニン再取り込み阻害薬），SNRI（セロトニン・ノルアドレナリン再取り込み阻害薬），NaSSA（ノルアドレナリン作動性・特異的セロトニン作動性抗うつ薬）などに分類される多くの薬が用いられるようになった．三環系抗うつ薬やSNRIは神経痛など痛みの治療に用いられることもある．

5）片頭痛発作に対する薬

　トリプタン製剤はセロトニン受容体のサブタイプ（5-HT$_{1B}$ / 5-HT$_{1D}$）に作用する．

6）抗不安薬，睡眠薬

　ベンゾジアゼピン系薬剤は脳内の受容体に結合し，抑制性神経伝達物質GABA受容体（GABA$_A$受容体）の作用を増強する．GABA$_A$受容体の活性化は塩素イオンチャネルを開き神経細胞に作用を及ぼす．

　ベンゾジアゼピン系薬剤は特に高齢者では脳を過鎮静することがあり，その使用量はなるべく少量にとどめる（ベンゾジアゼピン系薬物の常用が高齢者の認知障害の原因となることもある）．ベンゾジアゼピン系薬剤は呼吸抑制作用もありうる．

　近年，非ベンゾジアゼピン系薬剤やメラトニン受容体作動薬がベンゾジアゼピン系薬剤に変わり睡眠薬として使用されることが多い．

7）抗てんかん薬

　カルバマゼピン，ラモトリギンは薬疹，レベチラセタム，クロナゼパム，フェノバルビタールは過鎮静・眠気の副作用に注意する．バルプロ酸は胎児奇形の可能性が有名で，若年女性に使用しにくい．加えて長期使用は体重増加など代謝に悪影響を及ぼしうる（表8）．

まとめ

□ 意識障害は一次性・二次性に脳がびまん性に障害される結果生じる．
□ 神経系疾患では，解剖学的病巣部位に応じてさまざまな病態・症候を呈する．
□ 神経疾患のフィジカルアセスメントとして，意識状態やADLの評価が重要である．
□ 神経系疾患は脳卒中，認知症から稀な神経変性疾患や脱髄性疾患にいたるまで種類が多い．
□ 中枢神経系疾患に加えて，末梢神経，骨格筋，神経筋接合部を障害する末梢性疾患まで広くカバーする必要がある．
□ 脳梗塞の超急性期治療は内科的・外科的治療ともに進歩したが，いまだ十分ではない．
□ 中枢神経作用薬は化学シナプスやイオンチャネルの機能を修飾するものが多い．

12章 臨床検査値異常

臨床検査の各項目には健常人のデータから得られた基準値（下限値〜上限値）が設定してある．つまり検査値がこの基準値の範囲から外れている場合を異常値として扱う．疾患によって異常を示す項目は異なるので，異常な検査値をみれば体のどこに異常があってどの程度悪いのかある程度の判断ができる．すなわち臨床検査値は病気の診断や重症度の判定にきわめて重要な情報を与えてくれる．しかし，すべての項目を検査することは多量の血液量と膨大な検査費用が必要なためできないので，医師は患者を診察して可能性のある疾患をいくつかに絞って，その診断に必要な検査項目をオーダーする．本章では基本的かつ重要な検査項目を取り上げ，それぞれの異常値がどのような意味をもつのか，その臨床的意義について解説する．

1 試料

　　臨床検査で扱う試料には血液のほか，尿，便，脳脊髄液，喀痰，膿瘍の内容液などがあげられ，人体から得られるものはすべて対象となりうる．

1 血液

　　一般に血液は肘窩部の静脈から採取する．駆血帯を穿刺部位8〜12 cm程度上方に巻いて静脈を怒張させる．血管は尺骨神経を損傷しないように，なるべく肘の正中線と橈側間に位置する前腕正中皮静脈や橈側正中皮静脈を選ぶ．なお，血管を触知できず採血が困難な場合は手背静脈など別の部位を選択する．血管に針を穿刺して採血管をホルダー突起部に差し込むと，採血管は陰圧になっているので血液が流入してくる．血液の流入が終わったら採血管をホルダーから外して2本目の採血管を差し込む．次いで3本目というように穿刺した部位をそのまま固定しながら必要量を連続して採血する（図1A）．測定項目によって必要な試料は血清，血漿あるいは全血と異なるので，事前に項目に応じた採血管を準備しておく（図1B）．全血および血漿用の採血管にはEDTA-2Kなどの抗凝固剤が入っており，血液を入れたらすみやかに混和して抗凝固剤を血液に溶解させる．

12章-1　試料　**291**

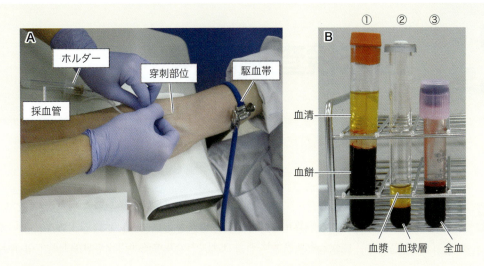

●図1 採血
A）採血の様子．B）採血管の一部．この他にも種々採血管がある．①血清遠心分離後：生化学項目用，②血漿遠心分離後（フッ化ナトリウム入り）：血糖，HbA1c測定用，③全血（EDTA-2K入り）血球計算用．

2 尿

最初に排出される尿（初期尿）には，尿道口や外陰部周辺の雑菌混入の可能性があるので中間尿[※1]が望ましい．また，尿を遠心分離[※2]して沈渣[※3]を顕微鏡で観察する場合もあるので，50 mL程度の尿が必要である．

3 便

主に便潜血の検査が目的である．専用の採便棒（スティック）で便の表面をこすりとり，保存液の入った専用の容器内に便の付着したスティックを入れて蓋をする．一般に異なる日にちで2回分の便を検査する．

2 臨床検査値

1 基準値

検査結果の値が異常であるかどうかを判断するときに，比較する健常人の値が必要である．健常人から採取した血液を試料として目的とする項目を測定し，そのデータが正規分布[※4]を

※1 初期尿は採らず，排尿途中に紙コップなどで採取した尿のこと．
※2 ある試料に対して遠心力（g：重力）をかけることにより，その試料を構成する成分を分離する方法．尿沈渣の場合は懸垂（スイング）型の遠心分離機にスピッツ管をセットして500 g（一般的な遠心機では1500回転/分）で5分間回転させる．
※3 10 mLの尿を入れた底部の尖ったスピッツ管を遠心分離機にセットして遠心分離をするとスピッツ管の底に沈殿物が生じる．この沈殿物を尿沈渣といい，スピッツ管を静かに傾けて上の水分を捨て，管壁に残存する尿で沈渣を懸濁して0.2 mLの容量とする．
※4 データが左右対称で平均を中心に左右に裾野をもち，富士山のような形を示す分布．

示すかどうか統計学的に検証をする．正規分布を示せば平均値とSD（標準偏差[※5]）が算出でき，平均値±2SD（下限値を平均値−2SD，上限値を平均値+2SD）が**基準値**（範囲）となる．これで健常人全体の95.5％が含まれるが，残り4.5％の人は本来，健常ではあるが基準値の定義上では異常と判定される．基準値を平均値±3SDにしてもっと広い範囲（99.7％）に設定すれば健康な人を異常と誤って判定することは少なくなる．しかし基準範囲を広げ過ぎると，異常のある人を見逃す確率が高くなり検査としての意義がなくなるので，一般的には前述の範囲を基準値として設定されている．なお正規分布を示さないときは対数変換などの処理をしていったん正規分布に置き換えて平均値±2SDを算出する．

現在用いられている多くの検査項目は日本臨床検査標準協議会の標準化対応法が採用されているので，どこで測定してもほぼ同じ値が得られる．一方，各医療機関で使用している基準値は同一健常人の集団から算出したものではないので，各基準値は若干異なっていることが多い．そのため日本臨床検査標準協議会では国内の基準値共用化を目的として40項目について**共用基準値**を設定し公開した[1]．本章の表中で共用基準値を用いた項目は ▊ で表示し，異常値が示す病態および疾患で特に重要と思われるものを**太字**で記した．

また，基準値はこのほかに**臨床判断値**（管理目標値や健診基準値など）とよばれるものがある．例えば，LDL-Cや中性脂肪などの脂質の基準値は動脈硬化性疾患予防ガイドラインで設定されている値である[2]．これらの値は健常人の平均値±2SDを表したものではなく，疾患予防的な見地から疫学データを根拠に学会が設定したものである．同様に学会が臨床判断値を設定しているものとしてほかに尿酸，血糖，HbA1cがある．これらの値は共用基準値と併記することが望ましい．

2 パニック値

医療現場では特に生死にかかわる測定値を**パニック値**として別に設定している．この言葉は「生命が危ぶまれるほど危険な状態にあることを示唆する異常値で，直ちに治療を開始すれば救命しうるが，その診断は臨床的な診察だけでは困難で検査によってのみ可能である」と定義される[3]．つまり，パニック値に遭遇したときは可及的すみやかに担当医師に伝えな

Column

血管迷走神経反射

採血中あるいは採血後に患者さんの気分が悪くなり，顔面蒼白，冷汗が生じて後ろに倒れそうになることがある．重症時には血圧が低下して失神する場合があるが，その多くは下肢を少し挙上してベッドで安静にしていれば回復する．これは採血針を刺す痛みや，採血されるという恐怖心などのストレスが副交感神経である迷走神経を刺激して，反射的に血圧の低下をもたらすものである．その可能性のある患者さんはなるべく穿刺部位をみないようにすることが必要であり，毎回起きるような場合は最初からベッドの仰臥位で採血する．回数を重ねると患者さんも慣れてきて問題なく採血できるようになるが，ごく稀に病院を出てから気分が悪くなる事例もあるので，採血は安全であることを説明して不安を取り除いてあげることが大切である．

[※5] データのバラツキの度合いを示す値で，分散（個々の値と平均値の差を二乗した平均値）の正の平方根．小さい標準偏差はデータが平均値の近くに集中していて，バラツキが小さいことを示す．

12章-2　臨床検査値　**293**

ければならない．その値は患者の経過から考えて十分に予想される場合もあるが，念のため医師に情報として伝えておくべきである．パニック値の項目と数値は各医師の専門性の違いなどから若干異なっている場合があるが，本章では日本臨床検査医学会のガイドライン[4] を参考にした．当該項目のパニック値が出現する時の病態を理解し，その緊急性について十分に認識しておくことが必要である．

3 臨床検査値異常からわかる病態および疾患

1 血球検査

1）赤血球数（red blood cell：RBC）

血液1μL中に含まれる赤血球の数である．貧血の時はその数値が低下するが，鉄欠乏性貧血ではそれほど数は低下せず，個々の赤血球が小さくなるのが特徴である．

	男性	女性
基準値	$435\sim555\times10^4/\mu$L	$386\sim492\times10^4/\mu$L

2）ヘモグロビン（hemoglobin：Hb）

赤血球内に含まれているヘム（鉄とポルフィリン物質との錯体[※6]）とグロビンが結合したタンパク質である．

	男性	女性
基準値	13.7〜16.8 g/dL	11.6〜14.8 g/dL
パニック値	5 g/dL以下/20 g/dL以上	

3）ヘマトクリット（hematocrit：Ht）

赤血球体積の一定の血液容量に対する割合である．

	男性	女性
基準値	40.7〜50.1 %	35.1〜44.4 %

4）前述3項目（赤血球数，ヘモグロビン，ヘマトクリット）は高値と低値で次のような病態および疾患を示す．

高値	多血症
低値	消化管出血（潰瘍，がん），痔，月経過多，子宮筋腫

5）白血球数（white blood cell：WBC）

白血球は好中球，好酸球，好塩基球，単球，リンパ球に分類される．リンパ球はさらにT細胞とB細胞に分けられる．敗血症など重症感染症の場合は好中球が増え，2〜3万に増えることがある．アレルギー性疾患の場合は好酸球が増加する．また，白血病の場合も数万以上

[※6] 金属と非金属の原子が結合した構造をもつ化合物のこと．

294　　はじめの一歩の病態・疾患学

になることがあるが，そのほとんどは異常な白血球（白血病細胞）である．

基準値	3,300〜8,600/μL
パニック値	1,500/μL以下または20,000/μL以上
高値	感染症（細菌性），敗血症，白血病（骨髄性，リンパ球性）
低値	顆粒球減少症，骨髄抑制（抗がん剤服用など）

6）血小板数

止血に必要な血球であり，減少すると出血時間が延長する．5万以下になると打撲によって容易に内出血を起こす．2万以下になると体内出血の可能性があり，危険である．

基準値	158〜348×10^3/μL
パニック値	30×10^3/μL以下または1,000×10^3/μL以上
高値	血小板増多症
低値	血小板減少症，骨髄抑制（抗がん剤の服用）

2 血液生化学検査

1）電解質

ナトリウム（Na），クロール（Cl），カリウム（K）の血中濃度はいずれも個体間の差が少なく一定の濃度に保持されている．つまり，それだけ電解質は人体にとって重要であることを意味している．なお，Kが高値の場合は採血時の溶血[7]がないか確認する必要がある（溶血ではLDHやASTも同時に高くなるので判別可能）．

	Na	K	Cl
基準値	138〜145 mmol/L	3.6〜4.8 mmol/L	101〜108 mmol/L
パニック値	115以下または165以上	1.5以下または7.0以上	85以下または120以上
高値	脱水，尿崩症	腎不全	脱水，意識障害
低値	SIADH[8]，水中毒	下痢，嘔吐	SIADH，水中毒

2）総タンパク質

血中のタンパク質のうち最も濃度の高いタンパク質はアルブミンで，50〜60％を占める．次いで免疫グロブリン（IgG, A, M, D, E），凝固因子タンパク質や補体がある．多発性骨髄腫（形質細胞が腫瘍化した疾患）ではMタンパク[9]という異常な成分が増え，総タンパク質濃度が上昇する．そのため血漿は非常に粘稠となる．

基準値	6.6〜8.1 g/dL
高値	多発性骨髄腫，Mタンパク血症
低値	肝硬変，ネフローゼ症候群

3）アルブミン

アルブミンの合成部位は肝臓であり，肝硬変では血中アルブミン値は低下する．そのため血漿膠質浸透圧が低下し，血管内から水分が周囲組織に移行し浮腫が発生する．腹部では腹

---

[7] 赤血球が破壊されること．赤血球内に高濃度に含まれているKが血清中に出てくるので血清Kが誤って高値に測定される．採血が困難な時，強い陰圧で採血しようとした場合に溶血しやすい．

[8] 下垂体後葉からバゾプレッシン（ADH）が過剰に分泌されるため尿細管での水分の再吸収が亢進する．

[9] 腫瘍化した形質細胞がモノクローナルなタンパク質（Mタンパク）を産生し，血中に高濃度のMタンパクが存在する疾患．多発性骨髄腫が代表的な疾患であり，その他がん，自己免疫疾患などにおいてみられることがある．

12章-3　臨床検査値異常からわかる病態および疾患　295

水が貯留する．また，ネフローゼ症候群のように腎から尿中へのアルブミン排泄が増えると血中アルブミン値は低下し，前述と同様に浮腫を生じる．

基準値	4.1～5.1 g/dL
パニック値	2.0 g/dL以下または6.0 g/dL以上
高値	脂肪肝
低値	肝硬変，ネフローゼ症候群

4）トランスアミナーゼ（AST，ALT）

両者とも肝細胞内に含まれているアミノ基転移酵素で，肝炎ウイルスなどが肝臓に感染すると肝細胞が障害され細胞内に含まれているこれら酵素が血中に逸脱して高値を示す．その数値は障害の程度を表し，劇症肝炎では数千の値になり，肝性脳症が出現して血液凝固能が著しく低下することで致死的な場合がある．また，心筋細胞にもASTが多く含まれているので心筋梗塞でもASTが上昇するが，ほかの心筋マーカー（トロポニンTなど）も上昇するので肝炎との鑑別は容易である．

基準値	AST：13～30 U/L　　　ALT：10～42 U/L（男性），7～23 U/L（女性）
パニック値	1,000 U/L以上
高値	急性肝炎，劇症肝炎，慢性肝炎，肝硬変，薬剤性肝障害

5）ビリルビン

肝臓でグルクロン酸抱合を受ける前のビリルビンを間接ビリルビンといい，原料はHbのヘムである．溶血性貧血のように破壊される赤血球が多いと高値となる．一方，抱合された直接ビリルビンは胆汁となって総胆管を通って小腸に排泄されるが，胆管がんなどで閉塞されると血中に逆流し，血中直接ビリルビンが高値となる．

①総ビリルビン（直接ビリルビン＋間接ビリルビン）	
基準値	0.4～1.5 mg/dL
パニック値	20 mg/dL以上（新生児[※10]）
②直接ビリルビン	
基準値	0.0～0.3 mg/dL
高値	胆汁うっ滞
③間接ビリルビン	
基準値	0.1～0.8 mg/dL
高値	溶血性貧血，核黄疸[※11]，肝硬変

6）LDLコレステロール

粥状動脈硬化を促進し，心筋梗塞などの冠動脈硬化性疾患を惹起する．悪玉コレステロールともいわれている．

基準値	65～163 mg/dL
臨床判断値	140 mg/dL以上
高値	（家族性）高コレステロール血症，甲状腺機能低下症
低値	低βリポタンパク血症[※12]，甲状腺機能亢進症，肝硬変

※10　生後0～28日未満の児のこと．
※11　新生児期黄疸の原因であるビリルビンが高値となり，脳の基底核にビリルビンが沈着して生じる病態．脳性麻痺や死亡の原因となるため，出産直後に光線療法や交換輸血などの早期治療が必要である．

296　はじめの一歩の病態・疾患学

7）中性脂肪（トリグリセリド）

血中の中性脂肪には，食事内容を吸収した小腸由来のものと肝臓で合成されたものがある．

	男性	女性
基準値	40〜234 mg/dL	30〜117 mg/dL
臨床判断値	150 mg/dL	
高値	高トリグリセリド血症	
低値	低βリポタンパク血症	

8）HDLコレステロール

末梢の細胞膜からコレステロールを抜きとって肝臓へ運ぶリポタンパク質（HDL）に含まれるコレステロールである．値が高ければコレステロールの抜きとり作用が強いと考えられ，善玉コレステロールといわれている．女性は男性より高値である．

	男性	女性
基準値	38〜90 mg/dL	48〜103 mg/dL
臨床判断値	40 mg/dL	
高値	CETP欠損症，有酸素運動，適量のアルコール	
低値	男性，肥満，メタボリック症候群	

9）クレアチン・ホスホキナーゼ（CK）

筋細胞内に豊富に含まれている酵素で，肉体運動によって血中濃度は高値となる．遺伝的な神経・筋疾患や多発性筋炎などの自己免疫疾患で高値となる．薬剤の副作用として生じる横紋筋融解症や，麻酔時に遺伝的な要因で生じる悪性高熱症ではCKは10,000 U/Lを超え，ミオグロビン尿[13]が出現して急性腎不全となる．

	男性	女性
基準値	59〜248 U/L	41〜153 U/L
パニック値	5,000 U/L以上	
高値	激しい運動，横紋筋融解症，悪性高熱症，甲状腺機能低下症	

10）アミラーゼ

アミラーゼはでんぷんを分解する酵素で唾液腺と膵臓からそれぞれ口内，十二指腸へ分泌され，その一部が血中に出現したものである．

基準値	44〜132 U/L
パニック値	1,000 U/L以上
高値	急性耳下腺炎，急性膵炎，慢性膵炎，マクロアミラーゼ血症[14]

11）尿素窒素（BUN）

血中に存在する尿素中の窒素量である．腎糸球体で濾過されるが，尿細管細胞で一部は再吸収される．腎機能が低下すると血液中の尿素窒素が十分に濾過されないため，血液中の尿

※12　血中のコレステロールや中性脂肪の脂質が低値を示す常染色体性優性遺伝疾患である．ホモ接合体は神経筋症状，網膜色素変性，脂肪吸収障害などを示すが，ヘテロ接合体は脂質低下が軽度であり無症状のことが多い．

※13　ミオグロビンは筋細胞に含まれているヘムタンパク質で筋細胞障害によって血中に出現する．重篤な筋障害では大量のミオグロビンが腎臓を通過して暗赤色のミオグロビン尿となり，腎尿細管を傷害するため腎機能障害の指標となる．

※14　原因は不明であるが血中のアミラーゼに免疫グロブリンが結合し，アミラーゼの代謝が遅延して血中アミラーゼが高くなる病態．臨床的に無症状であり，特に治療の必要はない．

12章-3　臨床検査値異常からわかる病態および疾患　**297**

素窒素が上昇する.

基準値	8〜20 mg/dL
パニック値	80 mg/dL 以上
高値	腎不全

12）クレアチニン

クレアチニンは筋肉にあるクレアチンから産生されるもので，腎糸球体で容易に濾過され尿とともに排泄される．腎機能が低下するにつれてクレアチニンは増加する.

	男性	女性
基準値	0.65〜1.07 mg/dL	0.46〜0.79 mg/dL
パニック値	3 mg/dL 以上（急性腎不全）または 8 mg/dL 以上（慢性腎不全）	
高値	腎不全	

13）尿酸

尿酸は，細胞の核の成分であるプリン体が分解されてできる老廃物で，血液中の尿酸濃度が基準値より高いと**高尿酸血症**と診断される．8.0 mg/dL 以上では足親指の付け根が赤く腫れて激しく痛む**痛風発作**が起きる可能性が高くなる.

	男性	女性
基準値	3.7〜7.8 mg/dL	2.6〜5.5 mg/dL
パニック値	1.0 mg/dL 以下または 10.0 mg/dL 以上	
臨床判断値	7 mg/dL	
高値	痛風，高尿酸血症	

14）血糖（グルコース，ブドウ糖）

血糖値はインスリンによって低下するが，糖尿病になるとインスリン不足のため血糖値は上昇する．血糖が300 mg/dL 以上ではのどが渇き，500 mg/dL 以上になると意識障害をきたす可能性がある．また，反対に20 mg/dL 以下では昏睡状態になり意識障害が長時間に及ぶと非可逆性の脳障害をきたす.

基準値	73〜109 mg/dL
臨床判断値	109 mg/dL
パニック値	40 mg/dL 以下または 500 mg/dL 以上
高値	糖尿病
低値	低血糖発作，インスリノーマ

15）HbA1c

赤血球内 Hb が血中のグルコースと長時間，接触することで Hb の一部に安定した糖化タンパク質すなわち HbA1c が生じる．基準値はその濃度の全 Hb 濃度に対する割合から求められる．赤血球の寿命は120日程度であるが，毎日骨髄から新しい赤血球が補充される．したがって寿命寸前の赤血球は最も長い期間血中の糖に曝露されることになって最も HbA1c 濃度が高いが，新しい赤血球の HbA1c はほとんどゼロである．HbA1c はこれら赤血球全体の平均値であるため，採血前1〜2カ月間の血糖値を反映しているといわれている.

基準値	4.9～6.0 %
臨床判断値	6.0 %
高値	採血前1～2カ月間の高血糖状態を反映

3 血清検査

1）C-反応性タンパク（C-reactive protein：CRP）

感染症やその他の炎症性疾患で上昇する．特異性に乏しいが病勢を把握するのに有益な指標である．

基準値	0～0.14 mg/dL
高値	炎症性疾患

2）免疫グロブリン

IgG, A, M, D, Eの5種類があり，IgG, A, Mの3種類がよく測定される．IgDの役割はまだよくわかっていない．IgEはアレルギーと強い関連性をもつ免疫グロブリンである．感染症ではまず急激にIgMが上昇し，次いでIgGがゆっくりと増加する．自己免疫性疾患ではこれら免疫グロブリンが増加していることが多い．

	IgG	IgA	IgM
基準値	861～1,747 mg/dL	93～393 mg/dL	男性 33～183　女性 50～269 mg/dL
高値	自己免疫疾患 感染症（慢性期）	自己免疫疾患	自己免疫疾患 感染症（急性期）
低値	免疫不全症	免疫不全症	免疫不全症

3）肝炎ウイルス

臨床的に重要な肝炎ウイルスはA型肝炎ウイルス（HAV），B型肝炎ウイルス（HBV），C型肝炎ウイルス（HCV）の3種類である．HAVは経口感染であり，HAVを含む食材や不衛生な下水環境などが原因でA型急性肝炎として集団発生することがある．HBVとHCVは輸血やその他の非経口的経路によって感染し，体内からウイルスを排除できない慢性感染では両ウイルスとも肝硬変や肝がんの原因となることが知られている．

	HAV （A型肝炎ウイルス）	HBV （B型肝炎ウイルス）	HCV （C型肝炎ウイルス）
基準値	IgM-HAV（－）	HBs抗原（－） HBc抗体（－）	HCV抗体（－）

4）ヒト免疫不全ウイルス（HIV）

AIDSの原因ウイルスであり，血中にその抗体（HIV抗体）が陽性であればウイルスの存在が強く疑われる．確認試験はRT-PCR[15]によるRNA定量によって行う．

基準値	HIV抗体（－）

※15　real time-polymerase chain reactionの略．ポリメラーゼ連鎖反応（PCR）による増幅を経時的（リアルタイム）に測定してRNAの定量を行う分子生物学的手法の1つ．

4 凝固検査

1）プロトロンビン時間（prothrombin time：PT）

外因性凝固と共通系凝固を総合的に評価するスクリーニング検査である．

基準値	10〜14秒
高値（延長）	凝固因子欠乏，胆道閉塞，経口抗凝固剤投与，DIC

2）活性化部分トロンボプラスチン時間（activated partial thromboplastin time：APTT）

内因系凝固機序と共通系凝固機序を総合的に評価するスクリーニング検査である．

基準値	20〜40秒
高値（延長）	凝固因子欠乏，肝障害，新生児出血症，DIC，抗凝固因子抗体

5 ホルモン

1）インスリン

膵ランゲルハンス島のβ細胞で合成され，血糖の上昇に応じて分泌されるホルモンである．

基準値	5〜15 μU/mL
高値	インスリノーマ，肥満，クッシング症候群
低値	糖尿病，慢性膵炎，神経性食思不振症

2）甲状腺関連ホルモン

❶TSH（甲状腺刺激ホルモン）

下垂体から分泌され，甲状腺ホルモンの合成分泌を促進するが，甲状腺ホルモンはTSHを抑制する（ネガティブフィードバック[※16]）．

基準値	0.5〜5.5 μU/mL
高値	FT_3，FT_4が正常：潜在性甲状腺機能低下症 低値：原発性甲状腺機能低下症
低値	FT_3，FT_4が高値：バセドウ病，亜急性甲状腺炎 低値：中枢性甲状腺機能低下症

❷FT₃（遊離トリヨードサイロニン）

血中トリヨードサイロニン（T_3）の20％は甲状腺から分泌され，残りは肝臓などでT_4からヨードが1個外れてT_3に変換される．T_3の大部分（99.7％）はホルモン結合タンパク質と結合してホルモン作用を示さないが，結合していない遊離型のFT_3（0.3％）は活性型ホルモンとして臓器に働いて新陳代謝の亢進などの作用を示す．FT_3濃度は甲状腺ホルモンの全身臓器に対する作用の程度を示す．

基準値	2.6〜5.4 pg/mL
高値	バセドウ病，亜急性甲状腺炎，多結節性甲状腺腫
低値	原発性甲状腺機能低下症，ヨード過剰摂取

[※16] AがBの合成を刺激してBの血中濃度が高くなると，BがAの合成分泌を抑制する機構．ホルモン分泌でよくみられ，体の状態を一定に保とうとする働きのこと（恒常性維持）．

300　はじめの一歩の病態・疾患学

❸FT₄（遊離サイロキシン）

サイロキシン（T_4）は甲状腺で合成され，必要に応じて血中に分泌されるホルモンである．その大部分（99.97％）は甲状腺ホルモン結合タンパク質に結合しており，0.03％は遊離型のFT_4として存在する．FT_4はFT_3よりもホルモン作用は弱いが，FT_4濃度は臓器としての甲状腺のホルモン産生能力を示す．

基準値	0.80〜2.12 ng/dL
高値	バセドウ病，亜急性甲状腺炎，多結節性甲状腺腫
低値	原発性甲状腺機能低下症，ヨード過剰摂取

6 腫瘍マーカー

腫瘍マーカー検出によって腫瘍の存在が推定可能であるが，必ずしも早期発見につながらない．すなわち検出時点で腫瘍はすでに進行して増大していることが多い．そのため抗がん剤による治療効果の判定や，外科的手術によって腫瘍を除去した後の再発を早期発見する目的で利用されているのが現状である．臓器特異性の低いマーカーから比較的高いマーカーまで現在では30種類以上存在する．そのうちで比較的よく利用されているマーカーを示す．腫瘍マーカーでは基準値ではなく，カットオフ値[17]を用いる．

腫瘍マーカー	カットオフ値	陽性となる腫瘍，疾患
AFP	20 ng/mL	肝がん，肝硬変
CEA	5.0 ng/mL	大腸がん，膵がん，肺がん，胃がん
CA19-9	37 U/mL	膵がん，胆道がん，卵巣がん
SCC	2.0 ng/mL	扁平上皮がん
Pro GRP	46 pg/mL	肺がん（小細胞がん）甲状腺髄様がん
CYFRA21-1	3.5 ng/mL	肺がん（小細胞がん），食道がんほか
NSE	10 ng/mL	肺がん（小細胞がん），神経芽細胞腫，神経内分泌腫瘍
PSA	4.0 ng/mL	前立腺がん，前立腺肥大

7 血液ガス

動脈から採取した後，直ちに分析装置で測定する．採取後時間が経過すると正しい値は得られないので，すぐ測定できるように手術室やICUに装置が設置してある．血液ガス測定値は重症の患者や手術後の病態の経時的観察に利用する．値によっては生命に危険を及ぼす場合があるのでたいへん重要な検査である．

項目	基準値	パニック値
pH	7.35〜7.45	7.2以下または7.6以上
$PaCO_2$（二酸化炭素分圧）	35〜45 Torr	20 Torr以下または70 Torr以上
PaO_2（酸素分圧）	80〜100 Torr	40 Torr以下
BE（塩基過剰）	−2.5〜2.5 mmol/L	−10 mmol/L以下または10 mmol/L以上
HCO_3^-（重炭酸イオン）	21〜30 mmol/L	14 mmol/L以下または40 mmol/L以上

---

[17] 腫瘍マーカーでは陽性と陰性の判定基準となるカットオフ値を設定しており，基準値の一種である．

8 尿検査

1）尿潜血

肉眼でわからないくらいの微量な血液の尿への混入は試験紙法で検出できる．ただし女性の場合，月経の前後2日間程度は，尿中に月経血が混じることがあるので注意が必要である．

基準値	陰性
陽性	尿管結石，急性糸球体腎炎，膀胱がん

2）白血球

白血球が多い場合は尿路系に炎症が存在していることを意味し，膀胱炎や腎盂腎炎などが考えられる．特に白血球が多い場合は膿尿とよぶ．

基準値	1〜2個/HPF[※18]
陽性	尿道炎，膀胱炎，腎盂腎炎

3）尿タンパク

正常でもほんのわずかにタンパク質が排泄されているが，一般の検査では陰性である．ネフローゼ症候群の場合は腎の糸球体基底膜が障害されて，アルブミンなどの血中タンパク質が尿中に排泄される．なお，激しい運動後，発熱時，月経前後にも，一時的に陽性になる場合がある．

基準値	陰性
陽性	急性糸球体腎炎，ネフローゼ症候群，腎不全，膀胱がん，妊娠中毒

4）糖

腎における糖排泄閾値は血糖値160〜180 mg/dLといわれているので，血糖がそれ以上になれば尿糖が陽性になる．ただし，最近経口糖尿薬として使用されているSGLT$_2$阻害薬は尿細管細胞での糖の再吸収を阻害するので，服薬中は血糖が基準値以内であっても尿糖陽性となることがある．

基準値	陰性
陽性	糖尿病，腎性糖尿病

5）ケトン体

飢餓状態では血中ケトン体がつくられ，その一部が尿中に排泄される．

基準値	陰性
陽性	糖尿病ケトアシドーシス，飢餓，周期性嘔吐症（小児）

[※18] high power fieldの略．強拡大野のことで，顕微鏡の倍率を400倍で観察したときの視野のこと．

302　はじめの一歩の病態・疾患学

9 便検査

　便潜血は正常では陰性であるが，食道から直腸にいたるまでの消化管のどこかで出血していた場合陽性になる．ヒトヘモグロビンに対する抗体を用いた検査試薬は前日の食事内容に左右されない（肉に含まれる動物由来のヘモグロビンに反応しない）ことが長所である．しかし，上部消化管での出血ではHbの抗原性が胃酸などの消化液で変性し，検査が陰性となることがあるので注意が必要である．したがって，陽性であればまず下部消化管の出血を疑って大腸内視鏡検査に進むべきである．便検査では寄生虫の検査もあるが，最近は非常に少なくなってきており，特に疑われる場合にのみ施行される．

基準値	陰性
陽性	消化管の潰瘍，がん，痔

まとめ

- □ 血液は測定項目により血清用，血漿用，全血用のそれぞれ専用の採血管に入れて試料を調整する．
- □ 各項目には健常人データから算出した基準値（平均値±2SD）が設定されている．
- □ 生命にとって危機状態といえるパニック値が基準値とは別に設定してあり，パニック値の場合は迅速な対応が必要である．
- □ 脂質などの項目では各学会が定めた臨床判断値があるが，これは基準値とは利用目的が異なるものである．
- □ 異常値がどのような病態を反映しているのかを理解し，特に生命の危機をもたらすような項目の異常値は覚えておくことが望ましい．

＜文献＞

1）日本における主要な臨床検査項目の共用基準範囲案－解説と利用の手引き－ http://www.miyazaki-mt.or.jp/JCCLS/public_comment_201405.pdf
2）「動脈硬化性疾患予防ガイドライン 2017 年版」（日本動脈硬化学会／編），2017
3）Lundberg GD：Panic values five years later. Lab Observer, 9：27–34, 1977
4）「臨床検査のガイドライン JSLM2009」（日本臨床検査医学会ガイドライン作成委員会／編），日本臨床検査医学会，2009

Column

血清と血漿は何が違う？

　採血した血液を採血管に入れたまま室温で放置すると 10 〜 15 分ぐらいで凝固する．この凝固した血液を遠心分離すると血清と血餅に分かれる（図2）．一方，血液に EDTA-2K などの抗凝固剤を入れた採血管に血液を入れてよく混和すると血液は凝固しない．これを遠心分離すると血漿と血球層に分かれる（図2）．血漿には血液が凝固するときに消費されるフィブリノーゲンをはじめとする多くの凝固因子が存在するが，血清中にはこれらが含まれていない．しかし外観上の区別はつかない．検査項目によって血清と血漿のどちらを使用するか決まっているので，指定された採血管に血液を入れて遠心分離しなければならない．また，血球数などは抗凝固剤を入れ，全血のままで測定する．

12章-3　臨床検査値異常からわかる病態および疾患

索 引

数 字

- Ⅰ型アレルギー反応 ……… 214, 229
- Ⅰ型呼吸不全 ……… 53
- 1型糖尿病 ……… 194
- Ⅱ型アレルギー反応 ……… 215
- Ⅱ型呼吸不全 ……… 53
- 2型糖尿病 ……… 195
- Ⅲ型アレルギー反応 ……… 215
- Ⅳ型アレルギー反応 ……… 215
- 5FU ……… 95
- 17-OHP ……… 183
- 21-水酸化酵素欠損症 ……… 182
- ^{99m}Tc-MIBI シンチグラフィ ……… 178
- ^{131}I-MIBG シンチグラフィ ……… 184
- ^{131}I内服療法 ……… 177

欧 文

A
- ACTH非依存性CS症候群 179
- ACTH非依存性大結節性副腎皮質過形成 (AIMAH) … 179
- ADH ……… 141
- ADL ……… 274
- AFP ……… 129
- AIDS ……… 230, 299
- AIH ……… 127
- AIMAH ……… 179
- APA ……… 180
- aplastic anemia ……… 248
- APS ……… 183
- APTT ……… 246, 300
- APUD系細胞 ……… 184
- ARDS ……… 53, 73

B
- β細胞 ……… 194
- β遮断薬 ……… 45
- bacterial translocation ……… 127
- BMI ……… 189
- BUN ……… 297

C
- CK ……… 297
- CO_2 ナルコーシス ……… 53
- complete remission (CR) ……… 251
- COPD ……… 68
- CS徴候 ……… 166
- CS病 ……… 166
- CT ……… 277
- C-反応性タンパク ……… 299

D
- DAA ……… 136
- disseminated intravascular coagulation (DIC) … 243
- DLB ……… 280
- DOTS ……… 65
- D-二量体 ……… 72

E
- EBウイルス ……… 126
- EDTA-2K ……… 291
- eGFR ……… 144
- EMR ……… 99
- ESD ……… 99
- ESWL ……… 150

F
- familial medullary thyroid carcinoma (FMTC) … 184
- FDG-PET ……… 254
- FDP ……… 244
- FDP-DD ……… 244
- Fisher比 ……… 119
- FT_4 ……… 173

G
- GFR ……… 143
- GH単独欠損症 ……… 170
- graft-versus-host disease (GVHD) ……… 262
- Gsαタンパク ……… 179
- GVL効果 ……… 262

H
- H_2受容体拮抗薬 (H_2RA) … 92
- HAV ……… 125
- Hb ……… 294
- HbA1c ……… 192, 298

HBV
- HBV ……… 125
- HCV ……… 125
- HDLコレステロール ……… 297
- HDV ……… 125
- hemolytic uremic syndrome (HUS) ……… 259
- HEV ……… 125
- HIV ……… 230, 299
- Hodgkin lymphoma ……… 253
- hypereosinophilic syndrome (HES) ……… 238

I～L
- idiopathic thrombocytopenic purpura (ITP) ……… 258
- IFN ……… 136
- IgG4関連疾患 ……… 132
- IGRA ……… 65
- IHA ……… 180
- KL-6 ……… 71
- LDLコレステロール ……… 296

M
- malignant lymphoma ……… 121, 176, 253
- MEN1型 ……… 184
- MEN2A ……… 176
- MEN2B ……… 176
- MEN2型 ……… 184
- MMT ……… 276
- monoclonal gammopathy of undetermined significance (MGUS) ……… 255
- MRC息切れスケール ……… 55
- MRI ……… 277
- MS ……… 282
- multiple endocrine neoplasma (MEN) ……… 184
- multiple myeloma (MM) ……… 255

N～O
- nCPAP療法 ……… 74
- NIPPV ……… 75
- non Hodgkin lymphoma (NHL) ……… 253
- NSAIDs ……… 97
- number connection test 119
- overactive bladder (OAB) ……… 151

P
- $PaCO_2$ ……… 50
- PAIgG ……… 246
- PaO_2 ……… 50
- PBC ……… 127
- PEEP ……… 53
- PHPT ……… 177

Ph
- Ph (Philadelphia) 染色体 ……… 251
- PIVKA II ……… 129
- PPNAD ……… 179
- proton pomp inhibitor (PPI) ……… 92
- PSA ……… 149
- PT ……… 246, 300

R, S
- RAS阻害薬 ……… 45
- RET遺伝子 ……… 176
- ROM ……… 275
- SAS ……… 74, 165, 274
- SCC ……… 94
- SIADH ……… 162
- Struma ovarii ……… 172

T
- thrombotic microangiopathy (TMA) ……… 259
- thrombotic thrombocytopenic purpura (TTP) ……… 259
- Thyrotoxicosis factitia … 172
- TSH受容体抗体 ……… 173
- TTP/HUS ……… 235

V～X
- VIP産生腫瘍 ……… 162
- von Willebrand disease (VWD) ……… 243
- von Willebrand factor (VWF) ……… 239
- V-Pシャント術 ……… 288
- WPW症候群 ……… 40
- X線検査 ……… 19

和 文

あ
- 亜急性肝炎 ……… 120
- 亜急性感染性心内膜炎 ……… 34
- 亜急性甲状腺炎 ……… 174
- 悪性関節リウマチ ……… 219
- 悪性貧血 ……… 247
- 悪性リンパ腫 … 121, 176, 253
- 悪玉コレステロール ……… 296
- アジソン病 ……… 183
- アシドーシス ……… 141
- アスピリン喘息 ……… 67
- アスベスト ……… 70
- アダムス・ストークス症候群 39
- 圧痛 ……… 90
- 圧負荷 ……… 32
- アテローム血栓性脳梗塞 … 278
- アナフィラキシー ……… 229
- アナフィラキシー型反応 … 214

INDEX

あ

アナフィラキシーショック ……………… 29, 229
アポタンパク質 ………………… 201
アミオダロン ………………… 172
アミラーゼ ………………… 131, 297
アルカローシス ………………… 141
アルツハイマー病 ………………… 280
アルドステロン産生腺腫 ………………… 180
アルブミン ………………… 140, 189, 295
アレルギー性疾患 ………………… 213
アレルギー性鼻炎 ………………… 227
安定狭心症 ………………… 35
アンモニア ………………… 119

い

胃がん ………………… 98
易感染性 ………………… 237
意識障害 ………………… 265
胃・十二指腸潰瘍 ………………… 97
胃静脈瘤 ………………… 92
胃食道逆流症 ………………… 91
移植片対宿主病 ………………… 262
異所性ACTH産生腫瘍 … 166
異所性ACTH症候群 …… 166
石綿 ………………… 70
胃切除後症候群 ………………… 100
胃全摘術 ………………… 100
位置覚 ………………… 269
一次血栓 ………………… 239
一次止血 ………………… 239
一次性多血症 ………………… 236
一過性脳虚血発作 ………………… 278
溢流性尿失禁 ………………… 151
遺伝性大腸がん ………………… 110
遺伝的要因 ………………… 26, 195
易疲労感 ………………… 235
医療・介護関連肺炎 ………………… 63
医療面接 ………………… 18
イレウス ………………… 103
インクレチン ………………… 196
インスリノーマ…… 132, 162
インスリン…… 208, 298, 300
インスリン抵抗性 ………………… 195
陰性所見 ………………… 19
インターフェロンγ遊離試験 ………………… 65
インターフェロン ………………… 136
インタクトPTH ………… 178
院内肺炎 ………………… 63
インフルエンザ ………………… 62
インフルエンザワクチン 63, 68

う

植込み型デバイス治療 ………… 44
ウェルナー症候群 ………… 184
ウェルニッケ失語 ………… 271
ウェルニッケ野 ………… 271
右脚 ………………… 25
右心不全 ………………… 28

うっ血 ………………… 27
うっ血性心不全 ………………… 27
運動誘発喘息 ………………… 67
運動療法 ………………… 207

え

栄養素 ………………… 189
エコー検査 ………………… 175
エコノミークラス症候群 43, 72
エリスロポエチン ………… 234
エルスワース-ハワード試験 ………………… 179
嚥下 ………………… 81
嚥下困難 ………………… 81
嚥下障害 ………………… 81
炎症性腸疾患 ………………… 105, 106
エンプティセラ ………… 169

お

黄体刺激ホルモン ………… 164
嘔吐 ………………… 84
オールブライト骨異栄養症 179
オキサリプラチン ………… 111
小口症 ………………… 222
悪心 ………………… 84

か

外因系 ………………… 242
外呼吸 ………………… 48
海綿静脈洞 ………………… 165
潰瘍性大腸炎 ………………… 105
過活動膀胱 ………………… 151
過換気症候群 ………………… 73
核黄疸 ………………… 296
拡散 ………………… 49
核酸アナログ製剤 ………… 136
拡散障害 ………………… 53
喀痰細胞診 ………………… 61, 69
拡張型心筋症 ………………… 37
拡張能 ………………… 27
下肢静脈瘤 ………………… 140
下肢深部静脈血栓症 ………… 72
下垂体 ………………… 157
下垂体後葉 ………………… 170
下錐体静脈洞サンプリング 166
下垂体性CS症候群 ………… 166
下垂体性巨人症 ………………… 164
下垂体腺腫 ………… 167, 282
下垂体前葉 ………………… 164
下垂体前葉機能低下症 ………… 168
ガス交換 ………………… 48, 49
ガストリノーマ ………………… 132
画像検査 ………………… 19
家族性高コレステロール血症 ………………… 202
家族性甲状腺髄様がん ………… 184
家族性大腸腺腫症 ………… 109
家族性中枢性尿崩症 ………… 170
喀血 ………………… 54

褐色細胞腫 …… 183, 184, 197
活性化部分トロンボプラスチン時間 ………………… 246, 300
活動電位 ………………… 24
カットオフ値 ………………… 301
カテーテル ………………… 31
カテーテル治療 ………………… 44
カテコールアミン ………… 45
過敏症 ………………… 214
過敏性腸症候群 …… 96, 107
カプセル内視鏡 ………………… 91
花粉症 ………………… 227
仮面高血圧 ………………… 42
仮面様顔貌 ………………… 222
顆粒球 ………………… 237
肝移植 ………………… 128
肝炎ウイルス ………………… 299
肝外シャント ………………… 115
換気 ………………… 49
換気血流不均等分布 ………… 52
換気不全 ………………… 52
環境因子 ………………… 195
間欠熱 ………………… 21
看護 ………………… 17
肝硬変 ………………… 296
ガンシクロビル ………………… 78
間質性肺炎 …… 218, 219, 226
肝腎症候群 ………………… 128
乾性咳嗽 ………………… 54
肝性口臭 ………………… 119
関節炎 ………………… 212, 218
関節可動域 ………………… 275
関節痛 ………………… 212
間接ビリルビン …… 113, 296
関節リウマチ …… 212, 218
完全寛解 ………………… 251
感染性心内膜炎 ………………… 34
感染性腸炎 ………………… 101
肝臓 ………………… 189
乾燥性角結膜炎 ………………… 226
冠動脈造影 ………………… 30
肝内シャント ………………… 115
肝内胆汁うっ滞 ………………… 114
鑑別診断 ………………… 18
感冒症候群 ………………… 62
関連痛 ………………… 84

き

期外収縮 ………………… 39
機械性イレウス ………………… 104
機械的黄疸 ………………… 114
機械的補助循環装置 ………… 44
気管支鏡検査 ………………… 61
気管支喘息 ………………… 66
気胸 ………………… 71
危険因子 ………………… 35
起坐呼吸 ………………… 28
基準値 ………………… 292
偽性血小板減少 ………………… 240
偽性副甲状腺機能低下症 … 178

気道の確保 ………………… 75
機能亢進症 ………………… 160
機能性胃腸症 ………………… 96
機能性便秘 ………………… 86
機能性イレウス ………………… 104
機能低下症 ………………… 160
偽ポリポーシス ………………… 105
逆流性食道炎 ………………… 91
急性胃炎 ………………… 95
急性胃粘膜病変 ………………… 96
急性合併症 ………………… 199
急性冠症候群 ………………… 36
急性感染性心内膜炎 ………… 34
急性気管支炎 ………………… 62
急性下痢 ………………… 86
急性呼吸促迫症候群 ………… 73
急性呼吸不全 ………………… 53
急性骨髄性白血病 ………… 249
急性糸球体腎炎 ………………… 146
急性上気道炎 ………………… 62
急性腎盂腎炎 …… 142, 149
急性心筋梗塞 ………………… 36
急性腎不全 ………………… 147
急性尿細管壊死 ………………… 147
急性白血病 ………………… 249
急性腹症 ………………… 84
急性膀胱炎 ………………… 149
急性リンパ性白血病 ………… 250
急速進行性腎炎症候群 ………… 148
吸入ステロイド ………………… 67
球麻痺 ………………… 271
凝固因子 ………………… 241
凝固阻止因子 ………………… 242
胸式呼吸 ………………… 51
狭心症 ………………… 35
胸膜炎 ………………… 72
胸膜中皮腫 …… 70, 77
胸膜摩擦音 ………………… 58
胸膜癒着術 ………………… 72
共用基準値 ………………… 293
局在診断 ………………… 181
虚血 ………………… 34
虚血性心筋症 ………………… 36
虚血性心疾患 ………………… 34
虚血性腸炎 ………………… 104
巨赤芽球性貧血 ………………… 247
拒絶反応 ………………… 155
ギラン・バレー症候群 …… 284
起立性低血圧 ………………… 265
近位指節間関節 ………………… 218
筋萎縮性側索硬化症 ………… 279
筋性防御 ………………… 108
金属音 ………………… 104
緊張性気胸 ………………… 71
筋肉ポンプ ………………… 43

く

クイノーの分類 ………… 134
空気感染 ………………… 64
クールボアジエ兆候 ………… 131

クスマウル呼吸………… 20, 56
クッシング症候群… 166, 197
クッシング病…………… 166
クボステック徴候………… 73
クモ膜下出血…………… 278
グリオーマ……………… 282
クリグラー・ナジャール症候群
……………………… 114
グル音…………………… 89
グルクロン酸抱合……… 113
グルコース……………… 189
クレアチニン…… 143, 298
クレアチン・ホスホキナーゼ
……………………… 297
クローン病……………… 106

■ け ■

経蝶形骨洞的下垂体腫瘍摘出術
………………… 166, 186
経鼻式持続陽圧呼吸療法… 74
稽留熱…………………… 21
けいれん………………… 268
けいれん性便秘………… 86
劇症肝炎………………… 120
下血……………………… 85
血圧……………………… 19
血液…………… 233, 291
血液ガス………………… 301
血液凝固因子…………… 122
血液透析………………… 153
血管平滑筋……………… 26
血管迷走神経性失神…… 265
血球検査………………… 294
血算……………………… 245
血漿……………………… 292
血漿交換………………… 128
血小板…………………… 232
血小板血栓……………… 239
血小板減少……………… 239
血小板減少症…… 233, 258
血小板増加……………… 240
血小板無力症…………… 240
血清……………………… 292
結節性多発動脈炎… 212, 225
血栓性血小板減少性紫斑病
……………………… 259
血栓性微小血管症……… 259
血栓溶解療法…………… 285
血痰……………………… 54
血糖……………………… 298
血糖値…………………… 192
血友病…………………… 259
ケトアシドーシス……… 194
ケトン体………………… 194
下痢…………… 86, 107
減感作療法……………… 229
献腎移植………………… 155
原発性アルドステロン症
………………… 141, 180
原発性骨髄線維症……… 253

原発性色素沈着結節性
　副腎皮質病…………… 179
原発性胆汁性胆管炎…… 127
原発性肺がん……… 68, 77
原発性副甲状腺機能亢進症 177
原発性免疫不全症……… 216

■ こ ■

高K血症………………… 141
高Na血症………………… 140
降圧薬…………………… 152
降圧利尿薬……………… 152
抗アレルギー薬………… 67
高インスリン血症……… 196
抗インフルエンザ薬… 63, 78
構音障害………………… 271
抗核抗体………………… 127
交感神経………………… 28
後期胃切除後症候群…… 101
抗凝固剤………………… 291
抗凝固薬………………… 286
口腔咽頭性嚥下障害…… 82
口腔潰瘍………………… 221
高血圧症………………… 42
抗血小板薬……………… 286
高血糖高浸透圧症候群… 200
膠原病…………………… 212
好酸球増多症候群……… 238
膠質浸透圧……… 116, 139
高次脳機能障害………… 271
甲状腺…………………… 157
甲状腺関連ホルモン…… 300
甲状腺機能亢進症……… 171
甲状腺機能低下症……… 174
甲状腺刺激ホルモン…… 164
甲状腺腫瘍……………… 175
甲状腺切除術…………… 186
甲状腺中毒症…… 161, 173
甲状腺ホルモン不応症… 172
甲状腺ホルモン補充療法… 186
拘束性換気障害…… 59, 71
好中球減少……………… 237
後天性免疫不全症候群… 230
後天的要因……………… 26
高尿酸血症…… 203, 209, 298
抗平滑筋抗体…………… 127
硬膜外血腫……………… 283
硬膜下血腫……………… 283
抗ミトコンドリア抗体… 127
抗リウマチ薬…………… 219
抗利尿ホルモン………… 141
呼気終末陽圧換気……… 53
呼吸……………………… 20
呼吸性アシドーシス… 49, 52
呼吸性アルカローシス… 49, 73
呼吸中枢………………… 50
呼吸調節系……………… 50
呼吸不全………………… 52
鼓腸……………………… 88
骨髄異形成症候群……… 253

骨髄増殖性腫瘍………… 253
骨粗鬆症………………… 206
骨端線…………………… 164
ゴットロン徴候…… 213, 223
骨盤底筋訓練…………… 151
混合型…………………… 107

■ さ ■

再活性化………………… 126
採血……………………… 292
細小血管障害…………… 198
再生結節………………… 114
再生不良性貧血………… 248
砕石位…………………… 90
臍帯血移植……………… 262
在宅酸素療法……… 68, 76
再分極…………………… 24
再膨張性肺水腫………… 78
左脚……………………… 25
左室駆出率……………… 27
左心不全………………… 28
サブクリニカルCS症候群 179
サブトラクション法…… 178
サルコイドーシス……… 177
酸塩基平衡……………… 141
酸化LDL………………… 40
酸素中毒………………… 76
酸素飽和度……………… 60
酸素療法………………… 76

■ し ■

シェーグレン症候群…… 226
自家移植………………… 261
弛緩性便秘……………… 86
敷石像…………………… 107
糸球体腎炎……… 142, 146
糸球体濾過量…………… 143
刺激伝導系……… 23, 25
自己分泌………………… 157
自己免疫性肝炎………… 127
脂質異常症……… 200, 209
視神経脊髄炎…………… 282
シスタチンC…………… 143
シスプラチン…………… 95
持続緩徐式血液濾過…… 153
市中肺炎………………… 63
弛張熱…………………… 21
失語（症）……………… 271
失神……………………… 265
湿性咳嗽………………… 54
失調……………………… 268
失認……………………… 272
シップル症候群………… 184
シャント………………… 53
周期熱…………………… 21
収縮……………………… 24
収縮能…………………… 27
重症筋無力症…………… 285
縦走潰瘍………………… 107

粥状硬化巣……………… 26
受容体…………………… 159
腫瘍摘出術……………… 167
腫瘍マーカー…………… 301
循環器疾患……………… 24
消化管機能障害………… 83
消化管ポリポーシス…… 109
症候……………………… 18
症候性PBC……………… 127
小細胞がん……………… 69
症状……………………… 18
上大静脈症候群………… 69
上部消化管造影検査…… 91
小脈……………………… 20
静脈……………………… 25
静脈血栓症……………… 43
静脈疾患………………… 43
静脈弁…………………… 43
静脈瘤………… 43, 92
初期尿…………………… 291
食事療法………………… 207
食道胃静脈瘤…………… 92
食道がん………………… 93
食道静脈瘤……………… 92
食道性嚥下障害………… 82
ショック………… 20, 28
徐脈……………………… 20
徐脈性不整脈…………… 38
ジルベール症候群……… 114
腎盂腎炎………………… 143
心エコー………………… 30
心筋虚血………………… 34
心筋梗塞………………… 35
心筋症…………………… 36
神経因性膀胱…………… 151
神経膠腫………………… 282
神経性食欲不振症……… 162
神経痛…………………… 270
腎結核…………………… 150
心血管疾患……………… 26
心原性ショック………… 29
心原性脳塞栓症………… 278
腎硬化症………………… 148
人工呼吸管理…………… 75
腎細胞がん……………… 149
心室細動………………… 37
心室中隔欠損症………… 32
心室頻拍………………… 37
滲出性腹水……………… 88
腎症……………………… 193
腎生検…………………… 145
新生児マススクリーニング 183
真性多血症……………… 236
腎性糖尿………………… 143
腎性貧血………… 143, 234
新鮮凍結血漿…………… 244
心尖部肥大型心筋症…… 37
心臓……………………… 24
心臓カテーテル検査…… 30, 31
心臓リハビリテーション… 45

306　はじめの一歩の病態・疾患学

身体計測……………………… 191
身体診察……………………… 19
腎代替療法……………… 148, 153
心タンポナーデ……………… 41
心電図………………………… 30
心内膜炎……………………… 32
心拍出量……………………… 28
深部感覚……………………… 269
深部静脈血栓症……………… 140
心不全………………… 26, 140
腎不全………………… 140, 147
心房中隔欠損症……………… 32
蕁麻疹………………………… 229

■ す

膵 β 細胞…………………… 195
水腎症………………………… 150
錐体路………………………… 268
膵胆管合流異常……………… 130
垂直感染……………………… 126
水頭症………………………… 266
髄膜…………………………… 264
髄膜炎………………………… 280
髄膜種………………………… 282
睡眠時無呼吸症候群
……………………74, 165, 274
髄様がん……………………… 176
スクイージング……………… 77
スクラッチ反応……………… 218
スタチン……………………… 46
ステロイドホルモン補充療法
……………………………… 186
ステロイド薬………………… 152
ステント……………………… 44
スパイログラム……………… 59

■ せ

生活習慣病…………… 191, 207
正規分布……………………… 292
脆弱性骨折…………………… 206
成人呼吸窮迫症候群………… 53
生体腎移植…………………… 155
成長ホルモン………………… 164
成長ホルモン分泌不全性低身長
症 ………………………… 170
生命徴候……………………… 19
脊髄損傷……………………… 151
咳喘息………………………… 67
赤痢アメーバ………………… 129
赤血球………………… 232, 234
赤血球数……………………… 294
接触性皮膚炎………………… 229
先行的腎移植………………… 155
穿刺吸引細胞診……… 175, 176
全身性エリテマトーデス
……………………… 212, 221
全身性強皮症………… 212, 222
善玉コレステロール………… 297
先端巨大症…………… 164, 197

先端巨大症様顔貌…………… 164
先天性欠乏症………………… 243
先天性心疾患………………… 31
先天性胆道拡張症…………… 130
蠕動運動……………………… 82
せん妄………………………… 266
線溶…………………………… 242
線溶因子……………………… 242
線溶阻止因子………………… 242
前立腺がん…………………… 149
前立腺肥大…………………… 150

■ そ

早期胃切除後症候群………… 100
造血幹細胞移植……………… 261
造血器腫瘍…………………… 249
総ビリルビン………………… 113
僧帽弁逸脱…………………… 33
僧帽弁狭窄…………………… 33
僧帽弁閉鎖不全……………… 33
ソーセージ指………………… 222
続発性自然気胸……………… 71
続発性中枢性尿崩症………… 170
続発性免疫不全症…………… 216
側方発育型腫瘍……………… 109
速脈…………………………… 20
組織因子……………………… 40
組織間液……………………… 139
ソマトスタチノーマ………… 132
ゾリンジャーエリソン症候群
……………………………… 132
存在診断……………………… 180

■ た

体位ドレナージ……………… 77
体温…………………………… 21
体外衝撃波…………………… 150
大血管合併症………………… 198
代謝………………… 188, 189
代謝疾患……………………… 189
体性痛………………………… 84
大腸がん……………… 106, 110
大腸ポリープ………………… 109
耐糖能障害…………………… 192
大動脈解離…………………… 41
大動脈狭窄…………………… 34
大動脈弁閉鎖不全…………… 34
大動脈瘤……………………… 42
タイプⅣコラーゲン………… 127
大脈…………………………… 20
多血症………………………… 235
多剤併用療法………………… 260
多臓器不全…………………… 153
脱分極………………………… 24
多内分泌自己免疫症候群…… 183
多尿…………………………… 139
多のう胞性卵巣症候群……… 162
多発性筋炎…………………… 284
多発性筋炎 / 皮膚筋炎 212, 223

多発性硬化症………………… 282
多発性骨髄腫………………… 255
多発性内分泌腺腫症………… 184
多発内分泌腺腫症 2A …… 176
多発嚢胞腎…………………… 148
ダブルバルーン小腸内視鏡… 91
胆管ステント………………… 133
単クローン性ガンマグロブリン血
症 ………………………… 255
短時間作用性 β₂刺激薬 …… 67
弾性ストッキング…………… 73
弾性線維……………………… 26
断続性ラ音…………………… 57
タンパク尿…………………… 217
ダンピング症候群…………… 100

■ ち, つ

チアノーゼ…………………… 56
チェーン・ストークス呼吸
……………………… 20, 56
遅延過大反応………………… 196
遅脈…………………………… 20
チャイルドピュー分類……… 122
中間尿………………………… 291
虫垂炎………………………… 108
中枢化学受容体……………… 50
中枢神経系…………………… 264
中枢性尿崩症………………… 170
中性脂肪……………………… 297
中毒性巨大結腸……………… 106
中毒性多結節性甲状腺腫瘍
……………………………… 171
蝶形紅斑……………… 213, 221
徴候…………………………… 18
腸雑音の亢進………………… 104
長時間作用性 β2刺激薬…… 67
長時間作用性吸入抗コリン薬
……………………………… 68
腸閉塞………………………… 103
直接監視下短期化学療法…… 65
直接ビリルビン……… 113, 296
直腸診………………………… 90
直腸性便秘…………………… 87
痛風……… 143, 203, 209, 298

■ て

低 K 血症…………………… 141
低 Na 血症…………………… 140
定型的肺炎…………………… 63
低血糖性昏睡………………… 200
低酸素血症…………………… 52
デキサメタゾン抑制試験…… 166
テタニー……………… 73, 178
鉄欠乏性貧血………… 247, 294
電解質………………………… 295
電解質の調節………………… 138
てんかん……………… 266, 268
電気生理学的検査…………… 30
電気的興奮…………………… 24

伝染性単核症………………… 121

■ と

糖化Hb……………………… 192
頭蓋内圧亢進………………… 266
洞結節………………………… 25
同種移植……………………… 261
洞徐脈………………………… 39
痘瘡様皮疹…………………… 213
糖尿病…… 165, 191, 193, 298
糖尿病合併妊娠……………… 197
糖尿病性ケトアシドーシス… 199
糖尿病性神経障害…………… 198
糖尿病性腎症………… 148, 198
糖尿病性網膜症……………… 198
洞不全………………………… 39
動脈…………………………… 25
動脈血液ガス分析…………… 60
動脈血酸素分圧……………… 50
動脈硬化症…………………… 40
動脈硬化性疾患……………… 191
動脈疾患……………………… 40
特発性アジソン病…………… 183
特発性アルドステロン症… 180
特発性間質性肺炎…………… 71
特発性血小板減少性紫斑病 258
特発性細菌性腹膜炎………… 127
特発性自然気胸……………… 71
特発性心筋症………………… 36
特発性中枢性尿崩症………… 170
特発性肺線維症……………… 71
特発性副甲状腺機能低下症
……………………………… 178
吐血…………………………… 85
徒手筋力テスト……………… 276
突然死………………………… 23
トランスアミナーゼ………… 296
トリグリセリド……………… 297
トリプシン…………………… 131
トルソー徴候………… 73, 178
呑酸…………………………… 91

■ な

内因系………………………… 242
内因子………………………… 248
内因性プロスタグランジン… 97
内呼吸………………………… 48
内視鏡検査…………………… 91
内視鏡切除術………………… 95
内臓脂肪……………………… 191
内臓痛………………………… 84
内皮細胞……………………… 25
内分泌系……………………… 157

■ に

肉芽腫性疾患………… 114, 123
二酸化炭素分圧……………… 50
二次血栓……………………… 239
二次止血……………………… 239

二次性アルドステロン症… 118
二次性高血圧症… 42
二次性多血症… 236
日常生活動作… 274
乳酸アシドーシス… 200
乳頭がん… 175
ニューロパチー… 284
尿… 291
尿管結石… 142
尿検査… 302
尿細管性アシドーシス… 226
尿酸… 143, 298
尿酸生成阻害薬… 152
尿潜血… 302
尿素窒素… 143, 297
尿沈渣… 217
尿毒症… 142
尿閉… 139
尿崩症… 141
尿流動態検査… 146
妊娠糖尿病… 197

■ね
ネガティブ・フィードバック… 159
熱型… 21
ネフローゼ症候群… 147, 296

■の
脳炎… 280
脳血管撮影… 277
脳血管障害… 151, 277
濃厚血小板… 244, 250
濃厚赤血球… 250
脳梗塞… 278
脳挫傷… 283
脳室−腹腔シャント術… 288
脳出血… 278
脳脊髄液検査… 274
脳脊髄液（髄液）… 266
脳卒中… 277
脳波… 274
脳浮腫… 266
脳ヘルニア… 266
ノルメタネフリン… 184
ノロウイルス… 102

■は
パーキンソニズム… 268, 279
パーキンソン症候群… 279
パーキンソン病… 151, 279
肺移植… 77
肺炎… 63
肺・胸膜合併切除術… 77
肺結核… 64
敗血症… 294
肺血栓塞栓症… 44, 72
肺梗塞… 72
肺循環… 50

肺水腫… 73
肺切除術… 77
バイタルサイン… 19
排尿障害… 151
肺の拡散能… 59
肺胞低換気… 52
破壊性甲状腺炎… 161
白衣高血圧… 42
橋本病… 174, 226
播種性血管内凝固… 243
バスキュラーアクセス… 153
バセドウ眼症… 171
バセドウ病… 160, 171
ばち指… 57, 68
白血球… 232, 294
白血球減少… 237
白血球減少症… 233
白血球数… 294
白血球増加… 238
白血球分画… 245
白血病… 249, 294
白血病裂孔… 249
パッチテスト… 218, 229
バッド・キアリ症候群… 128
波動… 121
パニック値… 293
羽ばたき振戦… 119
ハプトグロビン… 246
パラガングリオーマ… 184
パルスオキシメータ… 60
反回神経麻痺… 55
汎下垂体機能低下症… 168
汎血球減少… 233
パンコースト肺がん… 69
半側空間無視… 272

■ひ
ヒアルロン酸… 127
ビオー呼吸… 20, 56
非小細胞肺がん… 69
皮疹… 212
非侵襲的陽圧換気療法… 75
ヒス束… 25
肥大型心筋症… 36
非代償肝硬変… 119
ビタミンK… 243
ビタミン過剰症… 204
ビタミン欠乏… 209
ビタミン欠乏症… 204
非定型肺炎… 63
ヒト免疫不全ウイルス… 230, 299
皮内反応… 218
鼻粘膜誘発試験… 228
皮膚潰瘍… 213
皮膚筋炎… 284
非ホジキンリンパ腫… 253
飛沫感染… 62
肥満… 189
肥満症… 190, 203, 209

びまん性非特異性炎症… 105
ヒュージョーンズの
　呼吸困難度分類… 55
病因… 17
標準体重… 190
病態… 17
病態学… 17
病名… 17
日和見感染症… 216
ビリルビン… 296
ピロリ菌… 97, 98
貧血… 233, 234
頻尿… 139
頻拍誘発性心筋症… 36
頻脈… 20
頻脈性不整脈… 38

■ふ
ファウラー位… 54
ファウラー体位… 73
ファロー四徴症… 32
不安定狭心症… 35
フィジカルアセスメント… 19
フェリチン… 247
不応期… 38
フォンビルブランド因子… 239
フォンビルブランド病… 243
腹腔鏡下腫瘍切除… 184
腹腔鏡下副腎切除… 186
複合型下垂体ホルモン欠損症
　　　　　　… 170
副交感神経… 28
副甲状腺… 157
副甲状腺機能亢進症… 177
副甲状腺機能低下症… 178
腹式呼吸… 51
副腎… 157
副腎静脈サンプリング… 181
副腎性器症候群… 182
副腎皮質刺激ホルモン… 164
副腎皮質ステロイド… 220
腹水… 88
副伝導路… 40
腹部膨満… 88
腹部膨隆… 88
腹膜硬化症… 154
腹膜透析… 153
腹鳴… 89
浮腫… 139, 295
不随意運動… 268
不整脈… 37, 38
ブドウ糖負荷試験… 192
不明熱… 212
プラーク… 26
振り子運動… 83
プリックテスト… 229
プリン体… 203
プルキンエ線維… 25
ブルンベルグ徴候… 108
ブローカ失語… 271

ブローカ野… 271
プロトロンビン時間
　　　　　　… 246, 300
プロトンポンプ阻害薬… 92
プロラクチン… 164
分化誘導療法… 251
分子標的薬… 70, 260
分子標的療法… 260
分節運動… 83
分類不能型… 107

■へ
閉塞性黄疸… 114
閉塞性換気障害… 59, 68
閉塞性肥大型心筋症… 36
ヘマトクリット… 294
ヘモグロビン… 234, 294
ヘモグロビンA1c… 192, 298
ヘモグロビンの酸素解離曲線
　　　　　　… 61
ヘモジデリン… 246
ヘモジデローシス… 247
ヘリオトロープ疹… 213, 223
ベルクロ・ラ音… 58, 71
変形性関節症… 218
便検査… 303
片頭痛… 267
便潜血… 292
便秘… 86
便秘型… 107
弁膜疾患… 32

■ほ
膀胱炎… 143
膀胱がん… 149
膀胱鏡… 145
房室結節… 25
放射線療法… 77
乏尿… 139
傍分泌… 157
泡沫細胞… 40
ホジキンリンパ腫… 253
補充収縮… 39
補充療法… 169
ホメオスタシス… 138
ボルグスケール… 55
ホルモン… 157
ホルモン療法… 152
本態性血小板血症… 253
本態性高血圧症… 42

■ま
マックバーネー点… 90, 108
末梢化学受容体… 51
末梢血幹細胞移植… 262
末梢神経… 264
末梢神経障害… 193
麻痺性イレウス… 104
慢性胃炎… 95

慢性合併症·················· 197
慢性下痢····················· 86
慢性甲状腺炎················ 174
慢性硬膜下血腫·············· 283
慢性呼吸不全················· 53
慢性骨髄性白血病············ 251
慢性糸球体腎炎·············· 146
慢性腎臓病·················· 149
慢性腎不全·················· 148
慢性白血病·················· 249
慢性閉塞性肺疾患············· 68
慢性リンパ性白血病·········· 252

み

未分化がん·················· 176
脈拍······················· 20

む

無顆粒球症·················· 173
無効造血·················· 234
無症候性PBC ·············· 127
むずむず脚症候群············ 273
無痛性甲状腺炎·············· 173
無尿······················ 139

め

メタネフリン················ 184

メタボリックシンドローム
························ 204
メチラポン··········· 163, 167
メトトレキサート············ 220
免疫グロブリン·············· 299
免疫チェックポイント阻害薬 70
免疫不全·················· 216
免疫抑制薬·················· 152

も

網状赤血球·················· 234
網状赤血球数················ 245
網膜症···················· 193
もやもや病·················· 287
問診························ 18
門脈······················ 189
門脈圧····················· 114

や

薬物代謝酵素（群）········· 128
薬物治療·················· 208

ゆ

有酸素運動·················· 207
幽門温存胃切除術············ 100
幽門側胃切除術·············· 100
輸液治療·················· 195

よ

溶血················· 235, 295
溶血性尿毒症症候群·········· 259
溶血性貧血··········· 235, 296
腰椎穿刺··········· 268, 274
容量負荷·················· 32
溶連菌感染後急性糸球体腎炎
························ 146

ら

ラクナ梗塞·················· 278
ランゲルハンス島············ 112
ランツ点············· 90, 108
卵胞刺激ホルモン············ 164

り

リウマチ結節················ 219
リウマチ熱··········· 33, 212
リウマトイド因子··· 217, 219
リウマトイド結節············ 213
リエントリー················ 46
リパーゼ·················· 131
リフィーディング症候群··· 204
リポタンパク質·············· 201
両側副腎摘出術·············· 167
臨床検査············· 19, 291

臨床検査値·················· 292
臨床判断値·················· 293
リンパ球············· 237, 294
リンパ球減少················ 238

る

るいそう·················· 189
類白血病反応················ 238

れ

レイノー現象········· 221, 222
レビー小体型認知症·········· 280
レム睡眠行動障害············ 273
連続性ラ音·················· 57
レンメル症候群·············· 130

ろ

漏出性腹水·················· 88
濾胞がん·················· 175

わ

ワルファリン················ 243

INDEX

索引　309

執筆者一覧

※所属は執筆時のもの

■ 編　者

林　　洋　　東京有明医療大学看護学部看護学科

■ 執筆者 (五十音順)

市岡正彦　　東京都立広尾病院

入岡　隆　　横須賀共済病院神経内科

岩井秀之　　東京医科歯科大学医学部

小野澤祐輔　静岡県立静岡がんセンター原発不明科

川村光信　　東京逓信病院内分泌・代謝内科

笹野哲郎　　東京医科歯科大学大学院生命機能情報解析学

清島　満　　岐阜大学大学院医学系研究科病態情報解析医学

林　　洋　　東京有明医療大学看護学部看護学科

堀川和裕　　医療法人社団偕翔会 / 豊島中央病院内科

前田正人　　地域医療機能推進機構三島総合病院

山田佳彦　　国際医療福祉大学熱海病院内分泌・代謝内科

吉永治彦　　医療法人社団永仁会 吉永医院

編者プロフィール

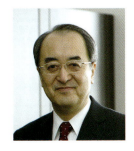

林 洋 [はやし ひろし]

1978年東京医科歯科大学医学部卒.東京医科歯科大学医学部付属病院第一内科（研修医），東京逓信病院内科勤務を経て，1987〜89年米国ルイジアナ州立大学医学部に博士研究員として勤務．1990年東京医科歯科大学医学部公衆衛生学講座講師，1997年横浜赤十字病院内科部長，2006年国際医療福祉大学熱海病院内科教授，2009年東京有明医療大学看護学部看護学科教授，2015年同学部長，2017年より同副学長．著書として『初めの一歩は絵で学ぶ解剖生理学』（監修，じほう），『「糖尿病」と言われたら』（保健同人社），『嘘をつくコレステロール』（日本経済新聞出版社）など.

はじめの一歩の病態・疾患学
病態生理から治療までわかる

2018年 1月 1日 第1刷発行	編 集	林　洋
2023年 2月25日 第3刷発行	発行人	一戸裕子
	発行所	株式会社 羊 土 社
		〒101-0052
		東京都千代田区神田小川町2-5-1
		TEL　03（5282）1211
		FAX　03（5282）1212
		E-mail　eigyo@yodosha.co.jp
ⓒ YODOSHA CO., LTD. 2018		URL　www.yodosha.co.jp/
Printed in Japan	表紙イラスト	エンド譲
ISBN978-4-7581-2085-2	印刷所	株式会社 Sun Fuerza

本書に掲載する著作物の複製権，上映権，譲渡権，公衆送信権（送信可能化権を含む）は（株）羊土社が保有します．
本書を無断で複製する行為（コピー，スキャン，デジタルデータ化など）は，著作権法上での限られた例外（「私的使用のための複製」など）を除き禁じられています．研究活動，診療を含み業務上使用する目的で上記の行為を行うことは大学，病院，企業などにおける内部的な利用であっても，私的使用には該当せず，違法です．また私的使用のためであっても，代行業者等の第三者に依頼して上記の行為を行うことは違法となります．

JCOPY ＜（社）出版者著作権管理機構 委託出版物＞
本書の無断複写は著作権法上での例外を除き禁じられています．複写される場合は，そのつど事前に，（社）出版者著作権管理機構（TEL 03-5244-5088, FAX 03-5244-5089, e-mail：info@jcopy.or.jp）の許諾を得てください．

乱丁，落丁，印刷の不具合はお取り替えいたします．小社までご連絡ください．

羊土社　発行書籍

はじめの一歩の病理学　第2版

深山正久／編
定価 3,190円（本体 2,900円＋税10％）　B5判　279頁　ISBN 978-4-7581-2084-5

病理学の各論には敢えて立ち入らず，総論に重点をおいた編集方針はそのままに，近年注目の代謝障害や認知症の記述を強化して改訂．看護など医療系学生の教科書として最適．

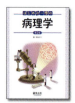

はじめの一歩のイラスト生理学　改訂第2版

照井直人／編
定価 3,850円（本体 3,500円＋税10％）　B5判　213頁　ISBN 978-4-7581-2029-6

豊富なイラストとやさしい解説がわかりやすいと大好評の，目で見てわかる教科書が改訂！膨大な生理学の内容をコンパクトにまとめた，はじめて学ぶ人に最適の一冊！

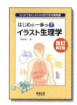

はじめの一歩の薬理学　第2版

石井邦雄，坂本謙司／著
定価 3,190円（本体 2,900円＋税10％）　B5判　310頁　ISBN 978-4-7581-2094-4

身近な薬が「どうして効くのか」を丁寧に解説した薬理学の定番テキスト．カラーイラストで作用機序がよく解り記憶に残ると，医療系養成校を中心に絶大な支持．

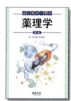

はじめの一歩の生化学・分子生物学　第3版

前野正夫，磯川桂太郎／著
定価 4,180円（本体 3,800円＋税10％）　B5判　238頁　ISBN 978-4-7581-2072-2

初版より長く愛され続ける教科書が待望のカラー化！丁寧な解説と細部までこだわったイラストが満載．第3版では，幹細胞・血液検査など医療分野の学習に役立つ内容を追加！

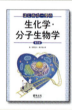

解剖生理や生化学をまなぶ前の　楽しくわかる生物・化学・物理

岡田隆夫／著　村山絵里子／イラスト
定価 2,860円（本体 2,600円＋税10％）　B5判　215頁　ISBN 978-4-7581-2073-9

理科が不得意な医療系学生のリメディアルに最適！必要な知識を厳選解説，専門基礎を学ぶ実力が身につく．たとえ話とイラスト満載で，最後まで飽きずに学べるテキスト．

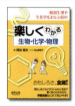

QUICK生理学・解剖学　人体の構造と機能・病態生理

松尾 理／編
定価 5,940円（本体 5,400円＋税10％）　B5判　437頁　ISBN 978-4-7581-2118-7

効率的に学習できる，最初に読むべき生理学・解剖学の統合型教科書！要点整理と明解な図表で長期記憶に結びつきやすく，国試練習問題で到達目標がわかりやすい．

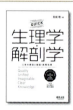

ひと目でわかるビジュアル人体発生学

山田重人，山口 豊／著
定価 3,960円（本体 3,600円＋税10％）　A5判　189頁　ISBN 978-4-7581-2109-5

受精や筋骨格・臓器・神経系形成など幅広い項目を精密なイラストで解説し，ヒトの発生がすぐわかる！分子生命科学分野は省き，立体的・連続的な発生学を学習できます！

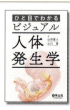